全国高职高专药学类专业规划教材（第三轮）

制药设备运维技术

（供药品与医疗器械类及相关专业用）

主　编　于天明　朱国民

副主编　杨佃志　江丽芸　董　斌

编　者　（以姓氏笔画为序）

于天明（山东药品食品职业学院）

王　龙（辽宁医药职业学院）

朱国民（浙江药科职业大学）

江丽芸（江西省医药技师学院）

杨佃志（山东医药技师学院）

李文婷（楚雄医药高等专科学校）

李银塔（威海海洋职业学院）

罗仁瑜（山东药品食品职业学院）

唐大芳（重庆三峡医药高等专科学校）

董　斌（山东威高医疗控股有限公司）

中国健康传媒集团

中国医药科技出版社

内 容 提 要

本教材是"全国高职高专药学类专业规划教材（第三轮）"之一，系根据制药设备运维技术课程标准的基本要求和课程特点编写而成，内容涵盖常见的原料药机械及设备（化学原料药、生物制药、中药制药）、制药用水设备、制冷与净化空调系统等设备类型。本教材具有简化理论知识，强化设备运维技术，突出职业能力培养的特点。本教材为书网融合教材，即纸质教材有机融合电子教材、教学配套资源（PPT、微课、视频、图片等）、题库系统、数字化教学服务（在线教学在线作业、在线考试），使教学资源更加多样化、立体化。

本教材可供全国高等职业院校药品与医疗器械类及相关专业师生作为教材使用，也可作为相关从业人员的参考用书。

图书在版编目（CIP）数据

制药设备运维技术 / 于天明，朱国民主编. -- 北京：中国医药科技出版社，2024.11. -- （全国高职高专药学类专业规划教材）. -- ISBN 978-7-5214-4938-9

Ⅰ. TQ460.3

中国国家版本馆 CIP 数据核字第 2024HS9791 号

美术编辑　陈君杞
版式设计　友全图文

出版　**中国健康传媒集团** | 中国医药科技出版社
地址　北京市海淀区文慧园北路甲 22 号
邮编　100082
电话　发行：010 - 62227427　邮购：010 - 62236938
网址　www.cmstp.com
规格　889mm × 1194mm $^1/_{16}$
印张　$12\,^3/_4$
字数　366 千字
版次　2025 年 1 月第 1 版
印次　2025 年 1 月第 1 次印刷
印刷　天津市银博印刷集团有限公司
经销　全国各地新华书店
书号　ISBN 978 - 7 - 5214 - 4938 - 9
定价　**45.00 元**

获取新书信息、投稿、为图书纠错，请扫码联系我们。

数字化教材编委会

主　编　于天明　朱国民

副主编　杨佃志　江丽芸　董　斌

编　者　(以姓氏笔画为序)

于天明 (山东药品食品职业学院)

王　龙 (辽宁医药职业学院)

朱国民 (浙江药科职业大学)

江丽芸 (江西省医药技师学院)

杨佃志 (山东医药技师学院)

李文婷 (楚雄医药高等专科学校)

李银塔 (威海海洋职业学院)

罗仁瑜 (山东药品食品职业学院)

唐大芳 (重庆三峡医药高等专科学校)

董　斌 (山东威高医疗控股有限公司)

出版说明

　　全国高职高专药学类专业规划教材，第一轮于2015年出版，第二轮于2019年出版，自出版以来受到各院校师生的欢迎和好评。为深入学习贯彻党的二十大精神，落实《国务院关于印发国家职业教育改革实施方案的通知》《关于深化现代职业教育体系建设改革的意见》《关于推动现代职业教育高质量发展的意见》等有关文件精神，适应学科发展和高等职业教育教学改革等新要求，对标国家健康战略、对接医药市场需求、服务健康产业转型升级，进一步提升教材质量、优化教材品种，支撑高质量现代职业教育体系发展的需要，使教材更好地服务于院校教学，中国健康传媒集团中国医药科技出版社在教育部、国家药品监督管理局的领导下，组织和规划了"全国高职高专药学类专业规划教材（第三轮）"的修订和编写工作。本轮教材共包含39门，其中32门为修订教材，7门为新增教材。本套教材定位清晰、特色鲜明，主要体现在以下方面。

1. 强化课程思政，辅助三全育人

　　贯彻党的教育方针，坚决把立德树人贯穿、落实到教材建设全过程的各方面、各环节。教材编写将价值塑造、知识传授和能力培养三者融为一体。深度挖掘提炼专业知识体系中所蕴含的思想价值和精神内涵，科学合理拓展课程的广度、深度和温度，多角度增加课程的知识性、人文性，提升引领性、时代性和开放性，辅助实现"三全育人"（全员育人、全程育人、全方位育人），培养新时代技能型创新人才。

2. 推进产教融合，体现职教特色

　　围绕"教随产出、产教同行"，引入行业人员参与到教材编写的各环节，为教材内容适应行业发展献言献策。教材内容体现行业最新、成熟的技术和标准，充分体现新技术、新工艺、新规范。

3. 创新教材模式，岗课赛证融通

　　教材紧密结合当前实际要求，教材内容与技术发展衔接、与生产过程对接、人才培养与现代产业需求融合。教材内容对标岗位职业能力，以学生为中心、成果为导向，持续改进，确立"真懂（知识目标）、真用（能力目标）、真爱（素质目标）"的教学目标，从知识、能力、素养三个方面培养学生的理想信念，提升学生的创新思维和意识；梳理技能竞赛、职业技能等级考证中的理论知识、实操技能、职业素养等内容，将其对应的知识点、技能点、竞赛点与教学内容深度衔接；调整和重构教材内容，推进与技能竞赛考核、职业技能等级证书考核的有机结合。

4. 建新型态教材，适应转型需求

　　适应职业教育数字化转型趋势和变革要求，依托"医药大学堂"在线学习平台，搭建与教材配套的数字化课程教学资源（数字教材、教学课件、视频及练习题等），丰富多样化、立体化教学资源，并提升教学手段，促进师生互动，满足教学管理需要，为提高教育教学水平和质量提供支撑。

前言 PREFACE

本教材以《国家职业技能标准》中的技能要求和知识要求为基础，将 GMP 规范贯穿整个教材中，注重知识点和技能点的融合，突出技能教育特色，着力培养学生运用知识和解决生产中实际问题的能力。以专业教学的针对性、实践性、实用性和先进性为指导思想，以培养生产一线高技术技能型人才为目标，在淡化理论的同时，紧紧围绕职业能力训练的教学需要构建知识技能和组织教学内容，力求把理论和实训统一起来，实现理论学习和技能训练的有机结合。

在分析制药设备运行维护现状、广泛调研征求行业企业专家意见的基础上，融合职业资格标准要求，突出职业能力培养，追踪国家、行业等标准最新进展，力求反映制药设备的发展前沿，通过任务引领，项目导向，体现工学结合的教学思路，遴选了制药生产中常见的原料药机械及设备（化学原料药、生物制药、中药）、制药用水设备、制冷与净化空调系统等设备类型，分为十个项目：液体输送设备运维技术；气体压缩及输送设备运维技术；分离设备运维技术；反应设备运维技术；换热设备运维技术；蒸发设备运维技术；干燥设备运维技术；灭菌设备运维技术；制药用水设备运维技术；制冷与净化空调系统运维技术。每个项目以通用设备和典型制药单元设备为载体，结合设备运维技术先进理念，简化基础理论，侧重知识的应用，同时融入课程思政内容，突出职业素养和能力的培养。

本教材十个项目既有联系又相对独立，可根据不同专业和基础灵活选取。每个项目均设立"学习目标""情境导入""知识链接""重点小结"和"目标检测"模块，提高学生学习的目的性和主动性，增强教材的知识性和趣味性，便于学生自主学习和教师选用。本教材为书网融合教材，即纸质教材有机融合电子教材、教学配套资源（PPT、微课、视频、图片等）、题库系统、数字化教学服务（在线教学、在线作业、在线考试），使教学资源更加多样化、立体化。

本教材编写分工如下：于天明统稿并编写绪论、项目一；罗仁瑜编写项目二；朱国民编写项目三；王龙编写项目四；唐大芳编写项目五；李文婷编写项目六；江丽芸编写项目七；杨佃志编写项目八；董斌编写项目九；李银塔编写项目十。本书编写过程中得到中国制药装备行业协会专家委员会、全国制药装备标准化技术委员会和威高集团有限公司的大力支持和帮助，在此一并致谢！

本教材可供全国高等职业院校制药设备应用技术、化学制药技术、药品生产技术、中药制药技术等专业选用，也可作为制药企业职工培训的教材或参考用书。

由于编者水平所限，疏漏之处在所难免，恳请广大读者批评指正，以便修订时完善。

编 者
2024 年 8 月

CONTENTS 目录

绪　论

制药工业是投资比较大、生产要求严格、利润比较高的朝阳产业，也是发展迅猛，竞争激烈，已成为国民经济发展中的重要产业。

制药工业与制药设备和制药工程的发展水平紧密相关，制药设备既是药品生产的手段，同时又是不可忽略的污染因素之一。制药设备在药品生产中是保证药品质量的关键手段，如果没有品质精良的制药设备，那么要生产出高质量的药品是不可能的。药品生产过程中所采用的各种机械设备统称为制药设备，包括制药专用设备和非制药专用的其他设备。

一、制药设备的类型

GB/T 15692 将制药设备分为以下八类。

1. 原料药机械及设备　即采用化学及物理方法实现生物、化学物质转化，利用动物、植物、矿物，制取医药原料的机械及工艺设备。包括反应设备、塔设备、结晶设备、分离机械及设备、萃取设备、浓缩设备、提取浓缩设备、蒸发设备、蒸馏设备、换热器、干燥机械及设备、贮存设备、灭菌设备等。

2. 制剂机械及设备　即将药物原料制成各种剂型药品的机械及设备。包括备料设备、颗粒剂机械、片剂机械、胶囊剂机械、粉针剂机械、小容量注射剂机械及设备、大容量注射剂机械及设备、丸剂机械、散剂机械、栓剂机械、软膏剂机械、口服液体制剂机械、气雾剂机械、眼用制剂机械、药膜剂机械等。

3. 药用粉碎机械　即以机械力、气流、研磨等方式粉碎药物的机械。包括机械式粉碎机、气流式粉碎机、研磨机械等。

4. 饮片机械　即对天然药用动物、植物、矿物通过选、洗、润、切、烘等方法制取中药饮片的机械。包括净制机械、切制机械、炮炙机械、药材烘干机械等。

5. 制药工艺用水、气（汽）设备　即采用各种方法制取制药用纯水（含蒸馏水）和制药用气（汽）的设备。包括制药工艺用气（汽）设备、制药工艺用水设备等。

6. 药品包装机械　即完成药品包装过程以及与包装过程相关的机械与设备。包括药品直接包装机械、药品包装物外包装机械、药包材制造机械等。

7. 药物检测设备　即检测各种药物制品或半制品质量的仪器与设备。包括测定仪、崩解仪、溶出试验仪、融变仪、脆碎度仪、分光光度计、高效液相色谱仪、气相色谱仪等。

8. 其他制药机械及设备　即辅助制药生产设备用的其他设备。包括空调净化设备、局部层流罩、送料传输装置、提升加料设备、管道弯头卡箍及阀门、不锈钢卫生泵、冲头冲模等。

二、GMP 与制药设备

《药品生产质量管理规范》的英文简称是 GMP，起源于国外，是英文 Good Manufacturing Practice for Drugs 缩写。在国际上，GMP 已成为药品生产和质量管理的基本准则，它是一套系统的、科学的管理制度。实施 GMP，是在药品生产的全过程中实施科学的全面管理和严密的监控，以获得预期的质量，可以防止生产过程中药品的污染、混药和错药，保证药品质量的不断提高。

自 1988 年 3 月 18 日，卫生部发布第一版 GMP 至今，我国一共发布了四版 GMP，分别是 1988 年版、1992 年版、1998 年版和 2010 年版。每次版本的修订都有其特定的历史背景，并发挥了不同作用，GMP 的推行极大地促进了中国制药工业的发展。

2010 年版 GMP 于 2011 年 3 月 1 日起施行，有四个特点：①与国际接轨，要求企业诚实守信，禁止任何虚假、欺骗行为；②继承了 1998 年版 GMP 的合理条款，增加了新内容；③洁净区级别采用了 ISO 国际化标准，细化了动态监测指标和方法；④强化药品生产过程质量管理，新建药品生产企业、药品生产企业新建（改、扩建）车间应符合新版药品 GMP 的要求。现有药品生产企业给予不超过 5 年的过渡期，并依据产品风险程度，按类别、分阶段达到新版 GMP 的要求。

2010 年版 GMP 第五章第七十一条至第一百零一条对直接参与药品生产的制药设备作出指导性的规定，对制药设备有如下要求。

第七十一条　设备的设计、选型、安装、改造和维护必须符合预定用途，应当尽可能降低产生污染、交叉污染、混淆和差错的风险，便于操作、清洁、维护，以及必要时进行的消毒或灭菌。

第七十二条　应当建立设备使用、清洁、维护和维修的操作规程，并保存相应的操作记录。

第七十三条　应当建立并保存设备采购、安装、确认的文件和记录。

第七十四条　生产设备不得对药品质量产生任何不利影响。与药品直接接触的生产设备表面应当平整、光洁、易清洗或消毒、耐腐蚀，不得与药品发生化学反应、吸附药品或向药品中释放物质。

第七十五条　应当配备有适当量程和精度的衡器、量具、仪器和仪表。

第七十六条　应当选择适当的清洗、清洁设备，并防止这类设备成为污染源。

第七十七条　设备所用的润滑剂、冷却剂等不得对药品或容器造成污染，应当尽可能使用食用级或级别相当的润滑剂。

第七十八条　生产用模具的采购、验收、保管、维护、发放及报废应当制定相应操作规程，设专人专柜保管，并有相应记录。

第七十九条　设备的维护和维修不得影响产品质量。

第八十条　应当制定设备的预防性维护计划和操作规程，设备的维护和维修应当有相应的记录。

第八十一条　经改造或重大维修的设备应当进行再确认，符合要求后方可用于生产。

第八十二条　主要生产和检验设备都应当有明确的操作规程。

第八十三条　生产设备应当在确认的参数范围内使用。

第八十四条　应当按照详细规定的操作规程清洁生产设备。

生产设备清洁的操作规程应当规定具体而完整的清洁方法、清洁用设备或工具、清洁剂的名称和配制方法、去除前一批次标识的方法、保护已清洁设备在使用前免受污染的方法、已清洁设备最长的保存时限、使用前检查设备清洁状况的方法，使操作者能以可重现的、有效的方式对各类设备进行清洁。

如需拆装设备，还应当规定设备拆装的顺序和方法；如需对设备消毒或灭菌，还应当规定消毒或灭菌的具体方法、消毒剂的名称和配制方法。必要时，还应当规定设备生产结束至清洁前所允许的最长间隔时限。

第八十五条　已清洁的生产设备应当在清洁、干燥的条件下存放。

第八十六条　用于药品生产或检验的设备和仪器，应当有使用日志，记录内容包括使用、清洁、维护和维修情况以及日期、时间、所生产及检验的药品名称、规格和批号等。

第八十七条　生产设备应当有明显的状态标识，标明设备编号和内容物（如名称、规格、批号）；没有内容物的应当标明清洁状态。

第八十八条　不合格的设备如有可能应当搬出生产和质量控制区，未搬出前，应当有醒目的状态标识。

第八十九条　主要固定管道应当标明内容物名称和流向。

第九十条　应当按照操作规程和校准计划定期对生产和检验用衡器、量具、仪表、记录和控制设备以及仪器进行校准和检查，并保存相关记录。校准的量程范围应当涵盖实际生产和检验的使用范围。

第九十一条　应当确保生产和检验使用的关键衡器、量具、仪表、记录和控制设备以及仪器经过校准，所得出的数据准确、可靠。

第九十二条　应当使用计量标准器具进行校准，且所用计量标准器具应当符合国家有关规定。校准记录应当标明所用计量标准器具的名称、编号、校准有效期和计量合格证明编号，确保记录的可追溯性。

第九十三条　衡器、量具、仪表、用于记录和控制的设备以及仪器应当有明显的标识，标明其校准有效期。

第九十四条　不得使用未经校准、超过校准有效期、失准的衡器、量具、仪表以及用于记录和控制的设备、仪器。

第九十五条　在生产、包装、仓储过程中使用自动或电子设备的，应当按照操作规程定期进行校准和检查，确保其操作功能正常。校准和检查应当有相应的记录。

第九十六条　制药用水应当适合其用途，并符合《中华人民共和国药典》的质量标准及相关要求。制药用水至少应当采用饮用水。

第九十七条　水处理设备及其输送系统的设计、安装、运行和维护应当确保制药用水达到设定的质量标准。水处理设备的运行不得超出其设计能力。

第九十八条　纯化水、注射用水储罐和输送管道所用材料应当无毒、耐腐蚀；储罐的通气口应当安装不脱落纤维的疏水性除菌滤器；管道的设计和安装应当避免死角、盲管。

第九十九条　纯化水、注射用水的制备、贮存和分配应当能够防止微生物的滋生。纯化水可采用循环，注射用水可采用70℃以上保温循环。

第一百条　应当对制药用水及原水的水质进行定期监测，并有相应的记录。

第一百零一条　应当按照操作规程对纯化水、注射用水管道进行清洗消毒，并有相关记录。发现制药用水微生物污染达到警戒限度、纠偏限度时应当按照操作规程处理。

2019年12月1日施行的新版《中华人民共和国药品管理法》取消了GMP认证，不再受理GMP认证申请，不再发放药品GMP证书。取消认证证书的相关规定，不代表GMP的退出，此法第四十三条还规定从事药品生产活动，应当遵守药品生产质量规范，建立健全药品生产质量管理体系，保证药品生产全过程持续符合法定要求。GMP可归到药品生产许可检查、产品检查和飞行检查三部分，监督检查记录会成为企业符合GMP要求的证明，也就是GMP合规证明。药品生产企业必须时刻保持整个生产状态合规，监管部门不用打招呼，随时推门检查即可，这标志着我国药品生产监管进入了新的阶段。所以说，GMP不是取消了，而是执行得更严格了。

三、制药设备的预防性维护 ⓔ 微课

预防性维护是防止制药设备故障发生的有效手段，已成为现代制药企业所普遍采用的一种设备维护方式。

预防性维护是为消除设备失效和生产计划外中断的原因而制定的措施，作为生产过程设计的一项输出。从预防的立场出发，对设备的异状进行早期发现和早期治疗。

预防性维护以预防故障为目的，通过对设备的检查、检测，发现故障征兆或为防止故障发生，使

其保持规定功能状态，在故障发生之前所进行的各种维护活动，目的是降低设备故障概率，保证设备持续产出高质量的产品。设备进行维护后应及时进行设备清洁，如必要，应进行消毒或灭菌，以保证再次使用时不会对产品质量造成影响。

（一）预防性维护的分类

预防性维护可分为自主维护和专业维护。

1. 自主维护　指由经培训并考核合格的岗位操作人员自主完成的维护工作。主要包括自主清洁、自主点检、自主润滑三个项目。

（1）自主清洁　指每天、每周进行的清洁项目，具体清洁内容规定在岗位操作管理规程中，主要针对设备的外表面进行清洁，并不涉及设备内部传动机构的清洁。

（2）自主点检　指每天或每班生产前、中、后开展的设备运行状态的点检，具体点检内容规定在设备操作管理规程中。

（3）自主润滑　指每天、每周开展的润滑项目，具体内容规定在设备维护规程中，主要内容是添加润滑油和润滑脂，具体润滑方法为油壶注入和油枪压入。

2. 专业维护　是指超出岗位操作人员的能力范围，由专业设备工程师开展的维护项目。其具体内容规定在设备维护规程中，主要包括专业清洁、专业润滑、专业检查、部件更换等项目。

（1）专业清洁　指对设备内部传动机构的清洁，需要拆除设备的外罩或者部件方可开展的清洁。

（2）专业润滑　指对传动部件，尤其是针对需要拆除设备的外罩或者部件方可开展维护的传动部件添加润滑油或者润滑脂。

（3）专业检查　指对设备易损部件进行检查、测试，以判断是否完好。

（4）部件更换　指对易损部件，按照维护周期进行更换。

（二）预防性维护计划的制定与执行

预防性维护计划应由工程/维修部门制定，关键设备的预防性维护计划需经过质量部门的批准。

1. 设备预防性维护计划　通常包含但不限于以下基本内容：①设备名称；②设备编号；③负责部门或人员、具体的维护内容；④每项维护项目的时间及期限、周期（频率）。

2. 预防性维护的频率　可根据以下内容确定：①用途（相同的设备由于用途不同，可能需要设定不同的维护频率）；②经验；③设备回顾报告；④风险分析；⑤供应商的建议。

通常情况下，制定预防性维护计划可从设备的电气和机械方面着手，并结合不同维护周期，侧重不同的检修项目。例如：一般设备的维护和保养计划可以规定每6个月对设备进行小范围的预防性维护；每12个月进行较大范围的预防性维护，同时检查6个月预防性维护中的项目；每48个月进行设备整体范围的预防性维护，同时包含6个月和12个月所实施的维护项目。企业有时将这种整体范围的预防性维护称作大修。

通常，首先确定各生产设备每次维修的项目和维修频率，并综合设备所有的维护项目制定年度维护计划；然后根据年度维护计划制定月度检修计划表，并按照计划实施。

（三）预防性维护计划的执行

日常使用的设备应严格按照"预防性维护计划"开展周期性维护工作。如果因特殊情况无法或不需实施预防性维护工作的，如设备改造/替换、长时间停用、缺少维护备件、生产安排困难等，应经主题专家评估后由相应部门提出申请，基于评估结果决定是否需要执行变更。

实际维护时间与计划维护时间应当相接近，若时间超过允许的偏移范围，应提前发起变更并经过审批。

因车间停产或临时长期停产，导致生产设备及公用系统停止使用或暂停使用时，预防性维护要求应根据相关操作程序或者变更流程执行。

当出现未按照批准的预防性维护计划执行的情况时，应根据偏差处理流程进行调查、评估，并在必要时采取适当的纠正或预防措施。

预防性维护工作完成后及时审核确认，如未能达到预期目的，则申请重新开展维护，维护记录与原记录一并存档。维护完成后由维护责任人对关键设备的维护情况进行评价，并经使用部门确认，评价内容包括但不限于：设备维护计划执行情况、异常记录与评估结果等，必要时需开展调试或确认。

每年根据设备的维护管理规程和维护计划实施情况，制定并复核下一个全年的维护计划，经质量部门确认后执行。

四、制药设备的发展趋势

我国的制药设备随着制药工业的发展得到了快速发展，制药设备生产企业通过技术引进、消化吸收、科研开发，使得我国的制药设备不论是品种还是质量，都已基本满足药品生产企业的装备需要。在这些产品中，不但有先进的、符合 GMP 要求的单机设备，还有整套全自动生产机组。不仅为国内药品生产企业的基本建设、技术改造、设备更新提供了大量的优质先进装备，还出口到欧美等世界30 多个国家和地区。但是，还应该清醒地认识到，与国际先进水平相比，我国制药设备的自控水平、品种规格、稳定性、可靠性等还存在一定的差距。

制药设备发展的特点是向密闭、高效、多功能、连续化、自动化、智能化水平发展，因为密闭生产和多功能化，除可以提高生产效率、节省能源、节约投资外，更重要的是符合 GMP 要求，防止生产过程中对药物可能造成的各种污染以及可能影响环境和对人体健康造成的危害，以获得药品质量的更大保障和用药安全。具体包括装置设计和工程设计相结合；装备的联机性、配套性好，具有模块化设计；具有先进的在线清洗和在线灭菌等。

书网融合……

微课

项目一　液体输送设备运维技术

知识目标：通过本项目的学习，应能掌握离心泵的结构、工作原理、性能参数、流量调节、运行和维护；熟悉各类泵的特点和用途；了解其他类型泵的结构和工作原理。

能力目标：具备常见液体输送设备运行与维护的能力。

素质目标：通过本项目的学习，树立药品生产从业者严谨细致的工作作风和精益求精的工匠精神。

情境：某制药厂员工小王在将地下水池中的水输送到屋顶冷却水塔的任务中，启动离心泵时发现离心泵出口不出水。小王停止离心泵启动操作后，检查离心泵进出口阀门均已打开，检查电源也没问题。

思考：1. 离心泵不出水的原因有哪些？

2. 如何排除故障，恢复离心泵正常出水？

3. 如何避免此类事故再次发生？

任务一　概　述

PPT

制药生产中有大量的原料、半成品是液体，输送液体、提升液体或使液体增加压力是生产过程中经常遇到的操作之一。为保证生产过程连续进行，就要用泵将这些液体物料从一处沿管道输送到另一处。泵是把原动机的机械能转换给液体而变成液体势能或动能的机器。

例如：化学制药、生物制药过程中的进料、出料采用泵输送；小容量注射剂生产过程中的灌装要用泵输送；大容量注射剂生产过程中注射用水的输送更离不开泵。泵作为一种通用设备，在制药生产中起着重要作用。

一、泵的类型及特点

（一）泵的分类

按泵的工作原理，可分类如下。

1. 容积泵（正位移泵）　是依靠泵内工作容积的大小做周期性的变化来输送液体的机器，其排液过程是间歇的。此类泵又可分为往复泵和转子泵。属于往复泵的有活塞式往复泵、柱塞式往复泵和隔膜式往复泵等。转子泵，又称旋转泵，它是依靠做旋转运动的部件推挤液体；属于转子泵的有齿轮泵、螺杆泵和滑板泵。

2. 叶片泵（非正位移泵）　是依靠泵内做高速旋转的叶轮将能量传递给液体，从而实现液体输送的机器，其排液过程是连续的。此类型的泵可按叶轮结构的不同，分为离心泵、轴流泵、混流泵及旋涡泵等，如图 1-1 所示。

3. 其他类型泵　除容积泵和叶片泵以外的特殊泵。属于此类型的泵主要有流体动力作用泵、电磁泵等。流体动力作用泵是依靠一种流体（液、气或汽）的静压能或动能来输送液体的泵，如喷射泵（图1-2）、酸蛋、水锤泵等。

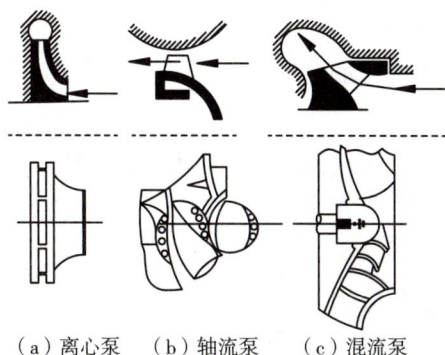

（a）离心泵　（b）轴流泵　（c）混流泵

图1-1　叶片泵

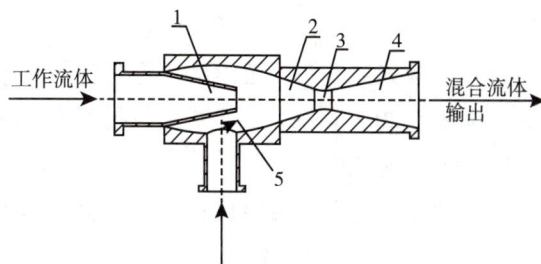

图1-2　喷射泵结构示意图

1—喷嘴；2—混合室；3—喉管；4—扩散室；5—真空室

各类型泵的分类关系如下。

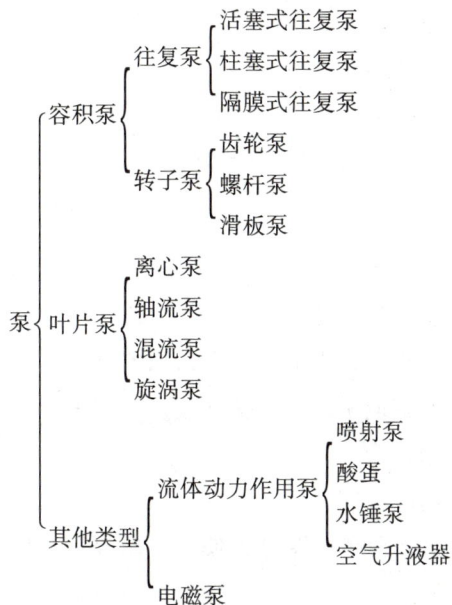

（二）各类泵的特点

目前制药生产中离心泵应用最为广泛，因为它具有结构简单、紧凑，流量均匀，调节简便，运转可靠，可采用各种耐腐蚀材料，适应范围广等优点；缺点是扬程一般不是很高、效率较低、无自吸能力、开泵前必须灌液等。离心泵主要适用于大、中流量和中等压力的场合。

往复泵的优点是压头高、流量固定、效率较高、有自吸能力等。主要适用于小流量和高压力的场合。但其结构复杂、设备笨重、需要减速箱以及曲柄连杆传动机构，目前在不少地方已逐步为其他型式的泵所代替，唯有计量泵还在发展中。

齿轮泵和螺杆泵一般都具有流量小、扬程高的特点，特别适用于输送高黏度的液体。对输送量小、要求扬程高的清洁流体，一般采用旋转泵或旋涡泵，适用于小流量和高压力的场合。

二、离心泵的类型及特点

离心泵具有结构简单、流量大而且均匀、操作方便的优点。它在制药生产中应用最为广泛，占制药生产用泵的80% ~90%。

（一）离心泵的分类

离心泵的分类方法很多，通常可按下述几种方法进行分类。

1. 按叶轮吸入方式分类

（1）单吸式离心泵　叶轮只在一侧有吸入口。此类泵的叶轮制造方便，应用最为广泛，流量为 $4.5 \sim 300 m^3/h$，扬程为 $8 \sim 150 m$。

（2）双吸式离心泵　液体从叶轮两侧同时进入叶轮。此类泵的流量较大，目前我国生产的双吸泵最大流量为 $2000 m^3/h$，甚至更大，扬程为 $10 \sim 110 m$。

2. 按级数分类

（1）单级离心泵　泵中只有一个叶轮。单级离心泵是一种应用最为广泛的泵。由于液体在泵内只有一次增能，所以扬程较低。

（2）多级离心泵　同一根轴上串联两个以上叶轮。级数越多压力越高。这种泵的叶轮一般为单吸式，也有将第一级设计为双吸式的。其扬程可达 $100 \sim 650 m$，甚至更高，流量为 $5 \sim 720 m^3/h$。

3. 按扬程分类

（1）低压离心泵　扬程小于20m。

（2）中压离心泵　扬程为20 ~100m。

（3）高压离心泵　扬程大于100m。

4. 按泵的用途和输送液体的性质分类　可分为清水泵、泥浆泵、酸泵、碱泵、油泵、砂泵、低温泵、高温泵及屏蔽泵等。

（二）离心泵的特点

离心泵和其他泵相比较，具有以下特点。

（1）流量均匀、运转平稳、振动小，不需要特别减振的基础。

（2）转速高，可以与电动机或其他驱动机直接连接，结构紧凑，质量小，占地面积小。

（3）设备安装、维护检修费用较低。

（4）流量和扬程范围宽，应用范围广。

（5）应用排出阀调节流量，操作简单、管理方便，泵站容易实现远距离操作。

任务二　离心泵的结构及性能

PPT

一、离心泵的工作原理

图1-3为离心泵装置简图。离心泵在启动前要灌泵。当叶轮在电机带动下高速旋转时，叶片间的液体随叶轮旋转产生离心力，在离心力的作用下液体自叶轮中心被甩向叶轮边缘，其压力和速度均有所提高，流速可增大至 $15 \sim 25 m/s$，动能得到增加。当液体进入泵壳之后，由于蜗形泵壳中的流道不断扩大，流速逐渐降低，一部分动能转换成静压能，于是液体以较大的压力被压出。与此同时，叶轮中心处由于液体被甩出而形成一定的真空，造成吸入管贮槽液面与叶轮中心处的压差，在此静压差的作用下，液体便沿着吸入管连续地进入叶轮中心，以补充被排出的液体。

由此可见，离心泵之所以能输送液体主要是依靠叶轮的不断高速旋转，使液体在离心力的作用下获得能量以提高压力。因此，离心泵正常工作的条件：一是泵给液体的能量，泵内液体才能排出；二是保证贮槽与泵进口处建立足够压力差，使贮槽中的液体在该压力差推动下能连续不断地进入泵内。

如果离心泵在启动前泵内没有充满液体或运转过程中泵内渗入了空气，由于空气的密度比液体密度小很多，产生的离心力也很小，导致吸入口处所形成的真空度较低，不足以将液体吸入泵内。此时即使启动离心泵也不能输送液体，这种现象称为"气缚"。气缚表示离心泵无自吸能力。为便于启动前向泵内灌液，一般在泵的出口处装有旁通阀，并在泵的吸入管末端安装带滤网的单向底阀。底阀的作用是启动前灌入液体和防止暂停泵时泵内液体返回贮器，给再次启动泵造成困难。滤网的作用是防止杂物吸入而堵塞管道和泵腔。

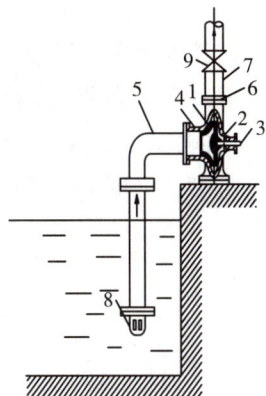

图1-3　离心泵装置简图

1—叶轮；2—泵壳；3—泵轴；

4—吸入口；5—吸入管；6—排出口；

7—排出管；8—底阀；9—调节阀

二、离心泵的结构

（一）总体结构

离心泵的种类很多，各种类型泵的结构又各不一样。但组成泵的主要部件基本相同，如叶轮、泵体、泵盖、泵轴、填料函、轴承、托架及联轴器等。

图1-4所示为B型离心泵结构，叶轮为单吸闭式叶轮，泵体上有螺旋形流道压液室与扩压管。泵轴的一端在托架内用轴承支承，另一端为悬臂端。叶轮装在悬臂端上，故常称为悬臂式离心泵。

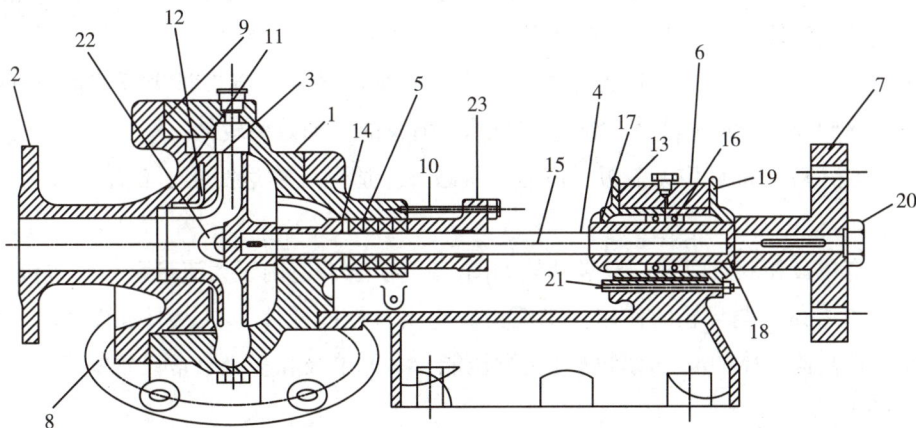

图1-4　B型离心泵结构示意图

1—泵体；2—进口法兰；3—叶轮；4—轴；5—填料；6—托架；7—联轴器；8—出口法兰；

9—垫片；10，21—螺栓；11—泵盖；12—密封环；13，19—轴承盒；14—衬套；15—泵轴；

16—滚动轴承；17，18—轴套；20，22—螺母；23—填料压盖

离心泵主要部件的作用如下：叶轮是泵的核心部件，泵通过叶轮对液体做功。吸液室位于叶轮进口前，主要作用是将液体从吸入管引入叶轮。压液室位于叶轮出口前，用于将叶轮中流出的液体收集起来，并按一定的要求将它们均匀地送入泵出口或下一级叶轮入口。扩压管（扩散管）用于进一步将液体多余的动能转换成静压能。密封装置用于密封泵轴穿出泵体时泵轴与泵体之间的间隙。轴承用于支承泵轴。

（二）主要零部件

1. 叶轮　是离心泵中将驱动机输入的机械能传给液体，并转变为液体静压能和动能的部件。它是离心泵中唯一对液体做功的元件。因此，叶轮是离心泵的重要零件，也是一个易损零件。对叶轮的主要要求：每个单级叶轮能使液体获得最大的理论能头或压力增值；由叶轮组成的级具有较高的级效

率，且性能曲线的稳定工况区较宽；叶轮应有足够的强度和刚度；流道形状为符合液体流动规律的流线型，流体速度分布均匀，流道阻力尽可能小，流道表面粗糙度较小；材料应有较好的耐磨性；叶轮应有良好的静平衡和动平衡性；结构简单，制造工艺性好。叶轮按其需要，可用铸铁、铸钢、青铜、不锈钢、陶瓷、耐酸硅铁及塑料等材料制成。叶轮按其结构型式，可分为闭式叶轮、半开式叶轮和开式叶轮三种，如图 1-5 所示。

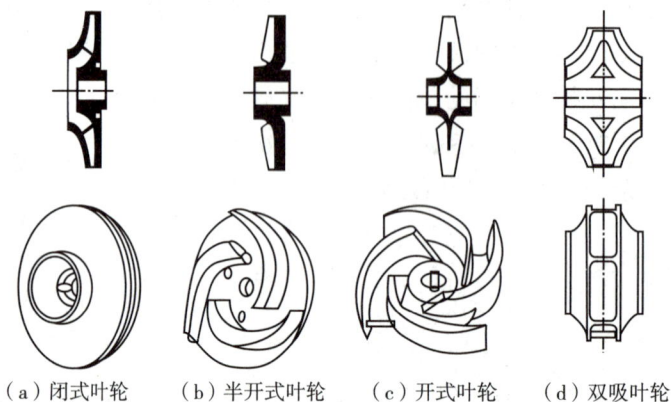

（a）闭式叶轮　　（b）半开式叶轮　　（c）开式叶轮　　（d）双吸叶轮

图 1-5　离心泵叶轮的形式

（1）闭式叶轮　它的两边都有盖板，两盖板间有数片后弯式叶片（一般为 6~8 片），叶轮内形成封闭的流道。这种叶轮对应的泵效率较高，但制造复杂。大多数离心泵都采用闭式叶轮。适用于高扬程泵，输送洁净的液体，有单吸和双吸两种。

（2）半开式叶轮　靠吸入口一边无盖板，只有后盖板和叶片，流道是半开式的。适用于输送具有黏性或含有固体颗粒及杂质的液体，制造较简单，但泵的流动效率较低。

（3）开式叶轮　叶轮前后均无盖板，流道完全敞开。适用于输送污水、含泥沙及含纤维的液体，效率较低。

离心泵叶轮有单吸和双吸两种。双吸叶轮如图 1-5 所示，适用于大流量泵，其抗汽蚀性能较好。

2. 蜗壳与导轮　蜗壳与导轮的作用：①汇集叶轮出口处的液体，引入下一级叶轮入口或泵的出口；②将叶轮出口高速液体的部分动能转变为静压能。一般单级和多级泵常设置蜗壳，分段式多级泵则采用导轮。

（1）蜗壳　是指叶轮出口到下一级叶轮入口或到泵的出口管之间、截面积逐渐增大的螺旋形流道，如图 1-6 所示。其流道逐渐扩大，出口为扩散管状。液体从叶轮流出后，其流速可以平缓地降低，使很大一部分动能转变为静压能。

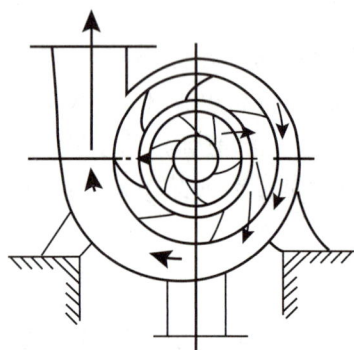

图 1-6　蜗壳

蜗壳的优点是制造方便，高效区宽，车削叶轮后泵的效率变化较小。缺点是蜗壳形状不对称，在使用单蜗壳时作用在转子径向的压力不均匀，易使轴弯曲，所以在多级泵中只是首段（进入段）和尾段（排出段）采用蜗壳，而在中段采用导轮装置。

（2）导轮　是一个固定不动的圆盘，正面有包在叶轮外缘的正向导叶，这些导叶构成了一条条扩散形流道，背面有将液体引向下一级叶轮入口的反向导叶，其结构如图 1-7 所示。液体从叶轮甩出后，平缓地进入导轮，沿着正向导叶继续向外流动，速度逐渐降低，大部分动能转变为静压能。液体经导轮背面的反向导叶被引入下一级叶轮。

图 1 - 7　导轮

1—流道；2—导叶；3—反向

导轮与蜗壳相比，其优点是外形尺寸小，缺点是效率低。这是由于导轮中有多个导叶，当泵的实际工况与设计工况偏离时，液体流出叶轮时的运动轨迹与导叶形状不一致，使其产生较大的冲击损失所致。

3. 密封环　离心泵的叶轮做高速转动，因此它与固定的泵壳之间必有间隙存在，从而造成叶轮出口的液体通过叶轮进口与泵盖之间的间隙漏回到泵的吸液口，以及从叶轮背面与泵壳间的间隙漏出，然后经填料函漏向泵外。为减少这种泄漏，必须尽可能地减小叶轮和泵壳之间的间隙。但是间隙过小容易发生叶轮和泵壳的摩擦，这就要求在此部位的泵壳和叶轮前盖入口处安装一个密封环，以保持叶轮与泵壳之间具有较小的间隙，减少泄漏。当泵运行一段时间后，密封环被磨损造成该处间隙过大时，应更换新的密封环。

密封环按其轴截面的形状，可分为平环式、直角式和迷宫式等，如图 1 - 8 所示。平环式和直角式由于结构简单、便于加工和拆装，在一般离心泵中得到了广泛应用。一般单侧径向间隙 s 在 0.1 ~ 0.2mm。直角式密封环的轴向间隙 s_1 较径向间隙大得多，一般在 3 ~ 7mm，由于漏损的液体在转90°之后速度降低，因此造成的涡流与冲击损失小，密封效果也较平环式好。在高压离心泵中，由于单级扬程较大，为了减少泄漏，可采用密封效果较好的迷宫式密封环。密封环应选用耐磨材料（如优质灰铸铁、青铜或碳钢）制造。

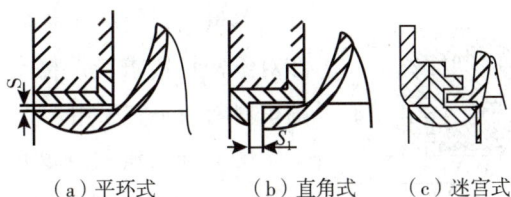

（a）平环式　　　（b）直角式　　　（c）迷宫式

图 1 - 8　密封环的形式

4. 轴封装置　在离心泵中，为了防止泵轴穿过泵壳间隙时液体的泄漏，必须要有轴封装置。如果泵轴在泵吸入口一侧穿过泵壳，由于泵吸入口是在真空状态下，密封装置即可阻止外界空气漏入泵内，保证泵的正常操作。如果泵轴是在排出口一侧穿过泵壳，由于排出液体压力较高，轴封装置便能阻止液体向外泄漏，提高泵的容积效率。离心泵常用的轴封装置有填料密封装置和机械密封装置。近年来，采用机械密封逐渐增多。

（1）填料密封　装置结构简单，一般多用于各种水泵中。填料密封是依靠填料和轴（或轴套）的外圆表面接触来实现密封的，它由填料箱（又称填料函）、填料、液封环、压盖、双头螺栓、底衬套等组成，如图1-9所示。在填料函的外壳中塞有软填料（也称盘根），填料由填料压盖用螺栓压紧，底衬套可防止填料被挤进泵内，在填料中间还装着液封环（也称填料环），可从泵内或者直接引用自来水注入水封环，在这里形成水封，阻止空气漏入，同时起到润滑、冷却的作用。

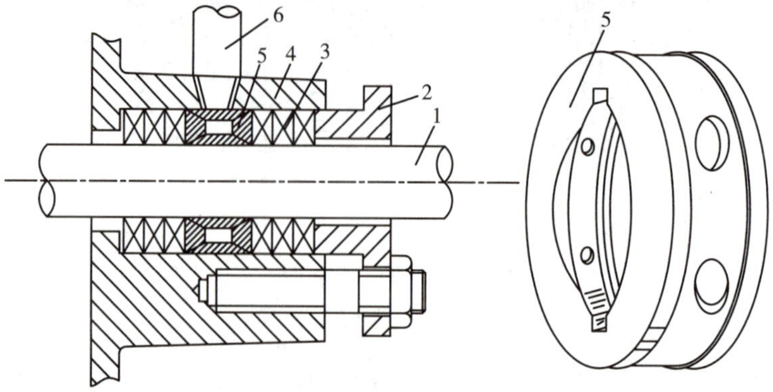

图1-9 带有液封环的填料密封

1—轴；2—压盖；3—填料；4—填料箱；5—液封环；6—引液管

为了避免泵工作时填料与泵轴摩擦过于剧烈，填料不应压得过紧，注意松紧要适度，允许液体成滴状漏出，以10～60滴/分的液体泄漏量为宜。

常用填料有以下三种。

1）石墨或黄油浸透的棉织填料　常用于低压离心泵输送常温清水（T<313K）。

2）石墨浸透的石棉填料　适用于输送温度低于523K，压力不超过1MPa的液体。

3）金属箔包石棉芯子填料　适用于输送最高温度为673K的液体，允许工作压力为2.5MPa的场合。

近年来，在填料密封中，采用柔性石墨填料取得了比较满意的效果。柔性石墨又称膨胀石墨，它是把天然石墨中的杂质除去，再以某种液体浸入石墨层间，用强制手段使其层间间隙扩大，变成质地柔软性石墨。其主要优点：摩擦系数低、自润滑性能好、使用寿命明显增加。柔性石墨已有效地用于高温、低温和具有腐蚀性介质的密封中。

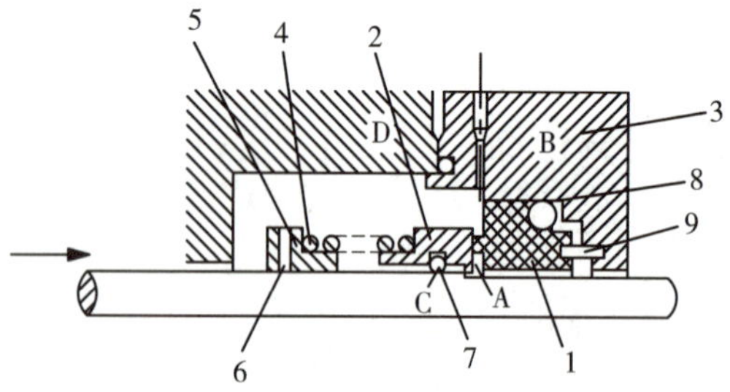

图1-10 机械密封结构示意图

1—静环；2—动环；3—压盖；4—弹簧；5—传动座；6—固定销钉；7，8—O形密封圈；9—防转销

填料密封具有结构简单、成本低等优点。但由于其泄漏量大、使用寿命短，且要经常更换填料，因此，在对于密封要求较严格或密封介质压力较高时，一般的填料密封不宜采用。

（2）机械密封　又称端面密封，它是依靠一组研配的密封端面形成的动密封。机械密封的种类很多，但工作原理基本相同，其典型结构如图1-10所示。

1）机械密封的主要组成部分　①主要动密封件：包括动环和静环。动环与泵轴一起旋转，静环固定在压盖内，用防转销来防止它转动。依靠动环与静环的接触端面A在运动中始终贴合，实现密封。②辅助密封元件：包括各静密封点（B、C、D）所用的O形（或V形）密封圈。③压紧元件：由弹性元件为主要零件的缓冲补偿机构，如弹簧。④传动元件：带动动环随轴一起回转的传动机构，如传动座及键或固定销钉。

2）密封点的密封原理　机械密封中一般有4个可能泄漏点：A、B、C和D。密封点A在动环与静环的接触面上，它主要靠泵内液体压力及弹簧力将动环压贴在静环上，以防止 A 点泄漏。但两环的接触面 A 上总会有少量液体泄漏，它可以形成液膜，一方面因为间隙很小，介质通过时阻力很大，从而阻止其泄漏；另一方面又可起润滑作用。为保证两环的端面贴合良好，两端面必须平直光洁。密封点 B 在静环与压盖之间，属于静密封点。用有弹性的 O 形（或 V 形）密封圈压于静环和压盖之间，依靠弹簧力使弹性密封圈变形而密封。密封点 C 在动环与轴之间，此处也属静密封，考虑到动环可以沿轴向窜动，可采用具有弹性和自紧性的 V 形密封圈来密封。密封点 D 在填料密封箱与压盖之间，也为静密封，可用密封圈或垫片作为密封元件。

3）机械密封的特点　机械密封将容易泄漏的轴封改为较难泄漏的静密封和端面径向接触的动密封。与填料密封相比，机械密封的主要优点如下：①泄漏量小，一般为 10ml/h，仅为填料密封的 1%；②寿命长，一般可连续使用 1~2 年；③与填料密封相比，对轴的精度和表面粗糙度要求相对较低，对轴的振动敏感性相对较小，而且轴不受磨损；④机械密封摩擦力耗功相对较小，为填料密封的 10%~50%。但是，机械密封造价较高，对密封元件的制造要求及安装要求较高，因此，多用于对密封要求较严格的场合。

三、离心泵的主要性能参数及性能曲线

离心泵的主要性能参数是流量、扬程、功率、效率、转速、允许吸上真空高度及允许汽蚀余量等，掌握这些参数的含义及其相互关系，对正确地选择和使用离心泵有重要意义。

（一）主要性能参数

1. 流量　泵的流量又称排量，即泵的输液能力。通常以单位时间内泵所输送的液体量计算。流量有容积流量和质量流量两种表示方法。常用容积流量表示。容积流量 Q：单位为 m^3/h、m^3/min、m^3/s。

一台泵所提供的流量大小，取决于它的结构（如单吸或双吸）、尺寸（主要是叶轮的直径和叶片的宽度等）、转速以及密封装置的可靠程度等。

单位时间内流入泵叶轮中的液体量称为泵的理论流量，用 Q_T 表示。泵的实际送液能力是由实验测定的，泵工作时有内部和外部泄漏，所以 $Q < Q_T$。

2. 扬程　泵的扬程又称为泵的压头，泵的实际扬程是指单位重量的液体通过泵以后所获得的有效能量，用 H 表示，单位为 m 液柱。而理论扬程是泵做功元件给单位重量的液体的能量，用 H_T。液体流经泵有阻力损失，所以 $H < H_T$。

应当注意，不要把泵的扬程与液体的升扬高度等同起来，因为泵的扬程不仅要用来提高液体的位高，还要用来克服液体在输送过程中的流动阻力，以及提高输送液体的静压能和保证液体具有一定的流速。

离心泵扬程的大小取决于泵的结构，如叶轮直径的大小、叶片的弯曲情况、转速及流量等。泵的扬程由实验测定。

3. 功率和效率　泵的功率有下列几种表示方法。

（1）有效功率 N_e　单位时间内泵对输出液体所做的功。计算公式为：

$$N_e = \frac{QH\rho g}{1000} \quad kW \tag{1-1}$$

（2）水利功率 N_i　单位时间内泵做功部件所给出的能量。

（3）泵的功率（或称泵的轴功率）　单位时间内由电动机传递到主轴上的能量称为轴功率 N。

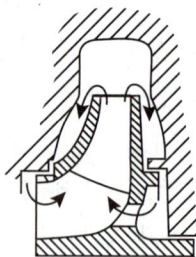

图 1-11 泵内的能量消耗

由于液体在泵内流动时的冲撞与摩擦要产生水利损失；泵的泄漏损失（容积损失），发生在泵轴封不严处和高压液体通过叶轮与泵壳间的缝隙回流至叶轮中心真空区而产生的能量损失（图 1-11）；泵在运转时轴承、轴封装置等机械部件因摩擦引起的机械损失，所以泵轴从电机得到的功率，并不等于液体从泵得到的功率（有效功率）。一般说泵的效率是反映以上三种能量损失的总和，故又称为总效率。泵的效率为有效功率与泵轴功率的比值。常用的小型泵总效率 η 为 50%～70%，精度较高的大型泵，总效率可达 90% 以上。

4. 转速 即离心泵叶轮每分钟旋转的次数，用符号 n 表示，单位为 r/min。

5. 允许吸上真空高度及允许汽蚀余量 也是离心泵很重要的性能参数，表示离心泵抗汽蚀性能的指标。允许吸上真空高度用符号 Hs 表示，允许汽蚀余量用符号 Δh 或 NPSH 表示。

（二）性能曲线

一台离心泵，当工作转速 n 一定时，其扬程 H、功率 N 及效率 η 等参数与泵的流量 Q 之间有一定的对应关系，可以在二维坐标系中用曲线表示这些性能的关系，这种由 $Q-H$、$Q-N$ 及 $Q-\eta$ 曲线组成的图，称为离心泵的性能（特性）曲线图，如图 1-12 所示，它是正确选择、使用离心泵的主要依据。

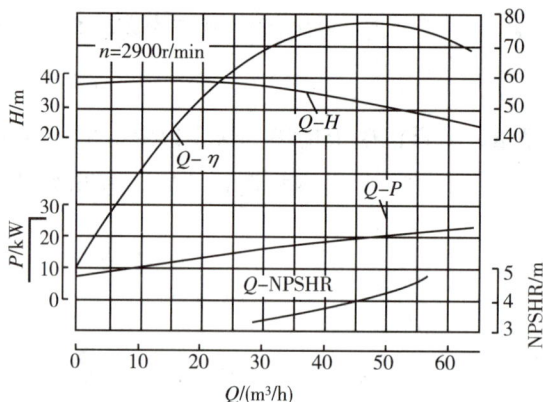

图 1-12 离心泵特性曲线

P—功率；H—扬程；Q—流量；η—效率；NPSHR—汽蚀余量

对离心泵的性能曲线做如下分析。

1. 流量-扬程曲线（$Q-H$） 离心泵的 $Q-H$ 性能曲线是选择泵和使用泵的主要依据。$Q-H$ 性能曲线有陡降、平坦以及驼峰状之分。具有平坦特性的离心泵，其特点是流量 Q 变化较大时扬程变化不大；具有陡降特性的泵，当流量变化不大时扬程变化较大；具有驼峰特性的泵，容易发生不稳定工况。

2. 流量-功率曲线（$Q-N$） 离心泵的 $Q-N$ 性能曲线是合理选择驱动机功率和操作泵的依据。$Q-N$ 特性给出了各流量 Q 对应下的功率大小。从 $Q-N$ 性能曲线上还可以看出，应选在消耗功率最小的工况下启动，以减小启动电流，保护电机，故启动时应关闭排出调节阀。

3. 流量-效率曲线（$Q-\eta$） 离心泵的 $Q-\eta$ 性能曲线是检查泵工作经济性的依据。根据 $Q-\eta$ 性能曲线可知离心泵在什么工况下效率最高。结构一定的泵，其流量等于设计值时，效率最高。如流量小于设计值，则流量越小，效率越低。这是由于叶轮流道内回流液消耗能量增多的缘故，如流量大于设计值，则流量越大，效率也会越低。这是由于泵内流速增加，克服流体阻力要消耗更多的能量。

当然，离心泵还有 $Q - \Delta h_r$ 性能曲线，用来反映泵的汽蚀性能。应全面考虑泵的安装高度、入口阻力损失等，防止泵发生汽蚀。图 1-12 为某种离心水泵的性能曲线，它是把各性能曲线按同一比例放在同一坐标内。其中 $Q - \Delta h_r$ 曲线是通过汽蚀试验绘制的。图中四条性能曲线的纵坐标各不相同，分别代表扬程 H、功率 N（P）、效率 η 和汽蚀余量 Δh_r（NPSHR）。横坐标上的任意一流量值，均可找到一组与其对应的 H、N、η 和汽蚀余量 Δh_r 值。某一流量下的一组参数称为一种工作状况，简称工况。该工况在图中的位置叫作工况点。离心泵实际运行的工况点叫作工作点。与离心泵最高效率点相对应的工况点称为最佳工况点。最佳工况点一般与设计点重合。各种型号的离心泵性能曲线不同。

四、离心泵的工况调节

在生产中，如离心泵所产生的扬程或流量不能满足外界负荷的变化时，常需要人为地对离心泵的工作点进行必要的调节，使泵与管路在新的工作点运行，适应生产的需要。这种人为调节工作点的方法称为工况调节。

生产中最常用的方法是节流法。它是通过改变排液管路上调节阀的开度来改变管路特性曲线，当开大或关小调节阀的开度时，就改变了管路的局部阻力，使管路特性曲线的斜率发生变化，在泵性能曲线不变的情况下，工况点发生变化从而达到调节流量的目的，如图 1-13 所示。由于其装置简单，调节方便，故应用广泛。

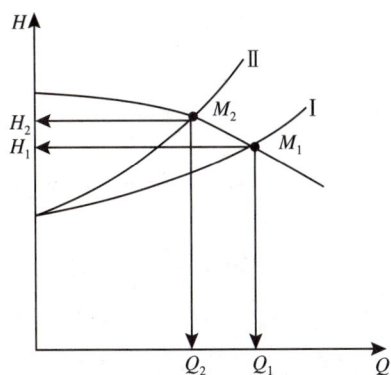

图 1-13　节流法调节流量

五、离心泵的汽蚀

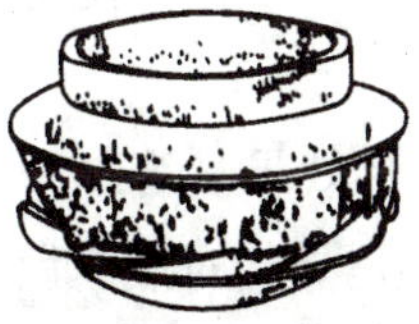

图 1-14　受汽蚀作用而损坏的叶轮

在生产过程中，检修输送清水的离心泵叶轮时，常发现被拆下的叶轮在叶片入口附近和靠近前盖板处有麻点或蜂窝状的痕迹，甚至叶片与盖板均被穿透为一个个孔洞，如图 1-14 所示。叶轮的这种损坏现象是由汽蚀引起的，它是离心泵运行中的一个很不稳定因素。

（一）汽蚀的原因

离心泵从位置较低的贮槽中吸上液体，是因为叶轮的旋转造成泵入口处的真空度，并与贮槽液面上方形成压力差。但泵入口处绝对压力不能太小，当等于或小于该处温度下液体的饱和蒸气压时，液体便开始气化而形成气泡，气泡随之被带入叶轮内的高压区，瞬间溃灭，形成空穴。在气泡凝失的瞬间，气泡周围的液体以极高的速度向空穴冲击，并伴有局部高温、高压水击现象，对叶轮、泵壳产生很大的冲击，会使金属表面出现斑痕和裂纹，甚至完全损坏，若气泡内含有一些活性气体（如氧气等），它们借助气泡凝结时放出的热量，对金属起电化学腐蚀作用，这就加快了金属剥落的速度。这种液体气化、凝结形成高频冲击负荷，造成金属材料的机械剥落和电化学腐蚀的综合现象统称为"汽蚀现象"。

（二）汽蚀的危害

1. 使泵产生振动和噪音 气泡溃灭时，液体相互撞击，同时也冲击金属表面，产生各种频率的噪声，严重时可听见泵内发出"劈劈""啪啪"的爆炸声。同时引起机组振动，若机组振动频率与撞击频率相等，则产生更强烈的汽蚀共振，致使机组被迫停车。

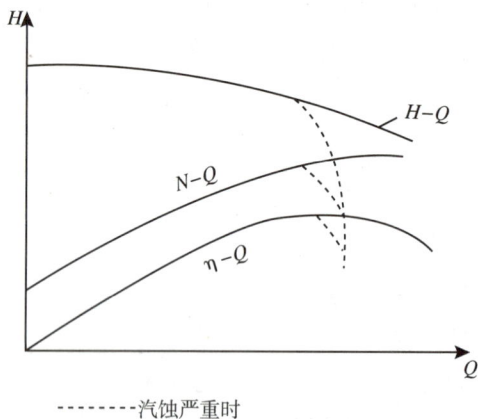

------ 汽蚀严重时

图 1 - 15 汽蚀断裂工况

2. 使过流部件点蚀 通常受汽蚀破坏的部件大多在叶片入口附近。汽蚀初期，表现为金属表面出现麻点，继而表面出现沟槽状、蜂窝状等痕迹，严重时可造成叶片或前后盖板穿孔，甚至叶轮破裂，造成严重事故，因此汽蚀严重影响泵的使用寿命。

3. 使泵的性能下降 汽蚀使叶轮和液体之间的能量传递受到严重干扰。大量气泡的存在，堵塞了流道，破坏了泵内液体的连续流动，使泵的流量、扬程和效率明显下降，表现为泵的性能曲线陡降，如图 1 - 15 中虚线所示，这时泵已无法继续工作，出现"断裂"工况。应当指出的是，在汽蚀初级阶段，泵的性能曲线尚无明显变化，当性能曲线陡降时，汽蚀已相当严重。

（三）预防汽蚀的措施

提高离心泵抗汽蚀性能可以从两方面进行考虑：一方面是合理地设计泵的吸入装置及其安装高度，使泵入口处具有足够大的汽蚀余量；另一方面是改进泵本身的结构参数或结构形式，使泵具有尽可能小的允许汽蚀余量。

1. 降低吸入管阻力 在泵的吸入管路系统中，增大吸入管直径，采用尽可能短的吸入管长度，减少不必要的弯头、阀门等。

2. 采用双吸式叶轮 双吸式叶轮相当于两个单吸叶轮背靠背地并合在一起工作，使每侧通过的流量为总流量的一半，从而使叶轮入口处的流速减小。

3. 采用诱导轮 在离心泵叶轮前加诱导轮能提高泵的抗汽蚀性能，而且效果显著。诱导轮是一个轴流式的螺旋形叶轮，与轴流泵叶轮有明显差别。当液体流过诱导轮时，诱导轮对液体做功而增加能头，即对进入后面离心叶轮的液体起到增压作用，从而提高了泵的吸入性能。

4. 采用超汽蚀叶形诱导轮 近年来，发展了一种超汽蚀泵，在离心泵叶轮前加一轴流式的超汽蚀叶形诱导轮。超汽蚀叶形诱导轮具有薄而尖的前缘，以诱发一种固定型的气泡，并完全覆盖叶片。气泡在叶形诱导轮后的液流中溃灭，即在超汽蚀叶形诱导轮出口和离心叶轮进口之间溃灭，故超汽蚀叶轮叶片的材料不会受汽蚀破坏。这种在汽蚀显著发展时，将整个叶形都包含在汽蚀空气之内的汽蚀阶段称为超汽蚀。

5. 采用抗汽蚀材料 当使用条件受到限制，不可能完全避免发生汽蚀时，应采用抗汽蚀材料制造叶轮，以延长叶轮的使用寿命。常用材料有铝铁青铜 9 - 4、不锈钢 2Crl3、稀土合金铸铁和高镍铬合金等。实践证明，材料强度和韧性越高，硬度和化学稳定性越高，叶道表面越光滑，则材料的抗汽蚀性能也越好。

任务三　离心泵运行与维护 e微课

PPT

一、离心泵的运行

1. 启动前准备工作

（1）检查离心泵和电机是否完好。

（2）轴承润滑油脂是否合乎要求，油盒油位是否合适。检查封油、冷却水系统，应无堵塞、无泄漏。

（3）各部位的螺栓、连接件是否松动、缺少。

（4）检查确认电机与泵的叶轮转向箭头一致，连接好联轴器。

（5）手动盘车3~5圈，检查机组转动是否灵活自如，泵内有无杂音，检查联轴器有无偏磨，是否紧固。

2. 启机前检查各阀门

泵进口阀门是否全部打开，密封液阀门是否打开，将泵轴承、盘根盒的冷却水阀门打开，并控制好流量，检查压力表阀、真空表阀、泵出口阀门是否关闭，泵回流阀门是否关闭，打开泵出口放空阀门，将泵内空气放净，随后立即关闭。

3. 启动

（1）启动前关闭压力表阀、真空表阀、进口阀门。

（2）灌泵或抽出泵内空气。

（3）按下启动按钮，打开压力表阀、真空表阀，观察泵压升至泵最大压力时的情况，将出口阀门慢慢打开，保持泵压平稳，调节到需要工况。

（4）启动后，必须按照听、看、摸、想、闻的方法，对机泵进行全面检查，如发现异常情况，立即停泵检查并排除。

4. 停车

（1）先关闭压力表阀、真空表阀，再将泵出口阀门慢慢关闭。

（2）按停止按钮停泵。

（3）关闭离心泵进口阀及密封液阀、冷却水阀门。

（4）如果环境温度低于液体凝固点，要放净泵内液体，以防冻裂。如果长期停车不用，除将泵内腐蚀性液体放净外，各零部件也要拆卸清洗干净，并做涂油防腐处理，定期检查。

二、离心泵的预防性维护

1. 每日预防性维护

（1）检查泵排出压力是否正常。

（2）检查泵运转时声音及振动、轴承温度。

（3）检查泵体及附属管线是否渗漏。

（4）检查联轴器防护罩是否松动。

（5）检查润滑油量、密封冷却水量。

（6）保持设备清洁。

（7）如果发现异常，及时报告。

2. 每月预防性维护

（1）确定每月预防性维护工作。

（2）对机泵状态检测数值进行统计分析，分析设备运行状态趋势。

（3）做好检查维护记录。

3. 每季度预防性维护

（1）检查泵与电机的对中性，轴向对中误差小于0.05mm；角度对中误差小于0.05mm。

（2）统计季度设备运行状态数据，分析设备运行趋势。

（3）进行设备故障分析报告。

（4）泵体测厚。

4. 每年预防性维护

（1）确认进行离心泵每年预防性维护工作。

（2）结合季度设备状态数据表，对计划维修设备进行维修。

1）泵体解体检查，目视检查泵壳腐蚀与机械损坏，根据泵壳腐蚀或机械损伤程度决定是否修补或更换。

2）检查摩擦环腐蚀及磨损，测量间隙，如果间隙过量，应予更换。

3）检查泵轴、键的腐蚀、磨损及变形情况。

4）检查轴承，检查内、外圈及滚珠有无金属疲劳迹象。

5）检查叶轮有无腐蚀和磨损，有无汽蚀现象。

6）检查锁紧螺母，仔细检查螺纹。

7）更换机械密封；检查轴套，如果配合间隙过大或表面磨损，予以更换。

知识链接

AI设备卫士助力离心泵预防性维护

2023年4月24日，AI设备卫士对某制药厂一台卧式单吸离心泵进行健康状态监测时即发现转子存在不平衡异常；5月6日监测发现设备状态进一步恶化，随即发送警戒事件的诊断报告；5月29日设备状态持续恶化，并引发转子不对中预警，AI设备卫士再次发出预警。5月30日用户对设备进行拆检，更换破碎的联轴器弹性块，维修后设备状态明显好转。但在6月1日，AI设备卫士再次发出警戒事件级别的预警，用户根据现场设备运行状态及时调整电机与泵头的对中情况，设备状态恢复正常，并保持可用状态运行至今。

AI设备卫士基于振动信号分析和AI智能诊断，专注于工业设备状态监测和早期故障预警，为设备预防性维护提供了有力帮助。

三、离心泵的常见故障及处理

离心泵常见故障及处理见表1-1。

表1-1　离心泵常见故障及处理

故障	原因	处理方法
启动时泵不出水	1. 吸入管路系统存气或漏气 2. 吸水扬程过高 3. 底阀漏水 4. 电机转向不对	1. 水注至泵轴心线以上，排除存漏气因素 2. 降低泵的吸水高度 3. 修理或更换底阀 4. 电机重新接线

续表

故障	原因	处理方法
运转过程输水量减少	1. 转速不足 2. 密封环磨损 3. 底阀叶轮存杂物 4. 出口管路阻力大 5. 装置扬程过高	1. 检查电源系统 2. 更换密封环 3. 拆检底阀叶轮 4. 缩短管路或加大管径 5. 重新选泵
水泵内部声音反常	1. 流量太大 2. 所输送的液温过高 3. 有空气渗入 4. 吸程太高	1. 减小出口闸阀的开度 2. 降低液温或增加吸入口压力 3. 检查吸入管路，堵塞漏气处 4. 降低吸入高度
轴承过热，水泵振动	1. 轴承润滑不良 2. 轴承损坏 3. 泵与电机轴线不同心	1. 更换润滑油 2. 更换轴承 3. 调整泵与电机的同心度
电机发热，功耗大	1. 流量太大 2. 填料压得过紧 3. 泵轴弯曲，轴承磨损或损坏 4. 泵内吸进泥沙及其杂物	1. 适当减小出口闸阀的开度 2. 适当放松填料压盖 3. 校直泵轴，更换轴承 4. 拆卸清洗

任务四　其他类型泵

PPT

在制药生产中，被输送的液体性质往往差异很大，工作状态也多种多样，对泵的要求也不尽相同。除了大量地使用离心泵外，还广泛地采用了其他形式的泵，本节将对往复泵、计量泵、转子泵、旋涡泵、真空泵、蠕动泵等做简要介绍。

一、往复泵和计量泵

往复泵为容积式泵中的一种，由泵缸、活塞、吸出和吸出阀等组成，其工作原理如图 1-16 所示。

泵缸内的往复运动件做往复运动，周期性地改变密闭液缸的工作容积，经吸入液单向阀周期性地将被送液体吸入工作腔内，在密闭状态下以往复运动件的位移将原动机的能量传递给被送液体，并使被送液体的压力直接提高，达到需要的压力值后，再通过排液单向阀排出。重复循环上述过程，即完成输送液体。

按往复运动件的形式，往复泵分为以下三类。

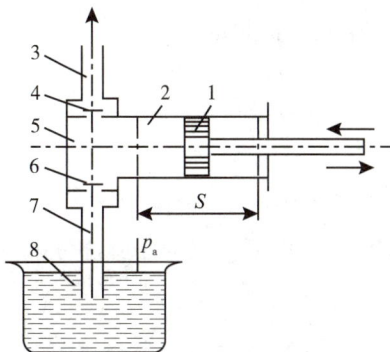

图 1-16　往复泵的工作原理

1—往复运动件（活塞）；2—泵缸；
3—排出管；4—排出阀；5—工作室；
6—吸入阀；7—吸入管；8—容器

1. 往复泵

（1）活塞式往复泵　如图 1-17（a）所示，往复运动件为圆盘（或圆柱）形的活塞，活塞环与液缸内壁贴合而构成密闭的工作腔，活塞在液缸内周期性地运动改变泵工作腔的容积，从而完成输送液体。

活塞泵适用于中、低压工况，最高排出压力≤7.0MPa，可输送运动黏度≤850mm²/s 的液体或物理化学性质接近清水的其他液体。

（2）柱塞式往复泵　如图 1-17（b）所示，往复运动件为表面经精加工的圆柱体，即柱塞。其圆柱表面与液缸之间构成密闭的工作腔，柱塞进入泵工作腔内的长度周期性地改变，从而改变工作腔的容积，完成输送液体。

柱塞泵的排出压力很高，最高可达 1000MPa，甚至更高。

（3）隔膜式往复泵 如图 1-17（c）所示，其往复运动件为膜片，以膜片与液缸之间的静密封构成密闭的工作腔，以膜片的变形周期性地改变泵工作腔的容积，完成输送液体。

隔膜式往复泵的排出压力可达 400MPa。由于隔膜泵没有泄漏，适用于输送强腐蚀性、易燃易爆、易挥发、贵重以及含有固体颗粒的液体和浆状物料。

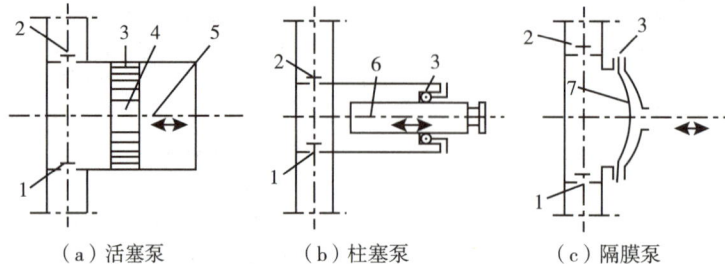

图 1-17 往复泵的基本类型

（a）活塞泵　　（b）柱塞泵　　（c）隔膜泵

1—吸入阀；2—排出阀；3—密封；4—活塞；5—活塞杆；6—柱塞；7—隔膜

上述柱塞式和隔膜式往复泵是计量泵的两种基本形式。在连续和半连续的生产过程中，往往需要按照工艺的要求来精确地输送定量的液体，有时还要将两种或两种以上的液体按比例地进行输送，计量泵就是为了满足这些要求而设计制造的。

2. 计量泵 是基于往复泵的流量固定这一特点而发展起来的。除了装有一套可以准确调节流量的调节机构之外，基本构造和往复泵相同。计量泵的流量调节机构都是由转速稳定的电动机通过可调整的偏心轮装置带动活塞而运行，如图 1-18 所示。改变此轮的偏心程度，就能改变活塞的冲程或隔膜的运动次数。在单位时间内活塞的往复次数不变的情况下，流量与冲程成正比，所以它是利用改变冲程或隔膜运动次数的办法，使流量成比例变化。如果冲程不变，设法调整泵的曲柄转数，亦可达到调节流量的目的。

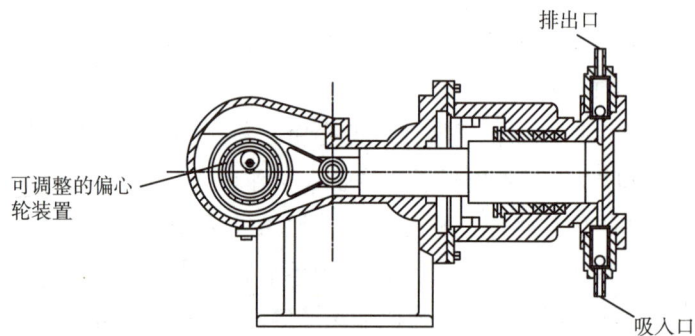

图 1-18 计量泵及其流量调节机构

如果用一个电动机同时带动两台或三台计量泵，每台泵输送不同的液体，便可实现各种流体的流量按一定比例进行输送或混合，故计量泵又称为比例泵。

二、转子泵

转子泵是和往复泵一样属正位移泵的一种类型。转子泵的工作原理是由于泵壳内的转子的旋转作用而吸入和排出液体，又称旋转泵。主要有以下两种基本形式。

1. 齿轮泵 其泵壳内有一对相互啮合的齿轮，其中一个齿轮由电动机带动，称为主动轮，另一个齿轮为从动轮。两齿轮与泵体间形成吸入和排出空间。当两齿轮沿着箭头方向旋转时，在吸入空间因两轮的齿互相分开，形成低压而将液体吸入齿穴中，然后分两路，由齿沿壳壁推送至排出空间，两轮的齿又互相合拢，形成高压而将液体排出。

齿轮泵的压头高而流量小，适用于输送黏稠液体及膏状物料，但不能输送有固体颗粒的悬浮液。

2. 螺杆泵　主要由泵壳与一个或一个以上的螺杆所组成。图 1 - 19 所示为双螺杆泵，工作原理与齿轮泵相似，其利用两根相互啮合的螺杆来排送液体。螺杆泵的扬程高、效率高、无噪声、流量均匀，适用在高压下输送黏稠液体。

3. 蠕动泵　又称恒流泵或软管泵，其结构如图 1 - 20 所示，它是通过旋转的滚柱使泵管交替挤压和释放来输送液体的。蠕动泵能输送一些带有敏感性的、强腐蚀性的、黏稠的、纯度要求高的、具有磨削作用以及含有一定颗粒状物料的介质，广泛应用于制药、化工等行业。

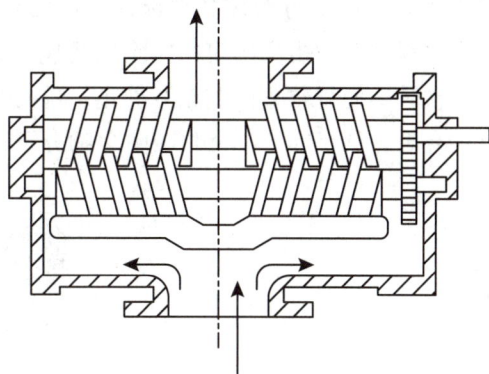

图 1 - 19　双螺杆泵结构示意图

图 1 - 20　蠕动泵

蠕动泵由泵头和泵管组成，泵头分为转子和泵壳两部分，泵管被固定放置在转子和泵壳之间。当转子转动时，转子上的转轮依次碾过泵管，将管中的流体向前推挤。转轮碾过后的泵管因自身弹性恢复原形、在泵管吸入端形成真空，液体因为真空而被吸入。

工作中，两转轮之间有一个距离，这个距离会让泵管形成一个封闭空间，即泵室。泵室容积大小与泵管内径及转轮的回转直径与轮距有关。理论流量为泵室的容积、360°内泵室数量和转速三者间的乘积，流速取决于转速与泵室的容积的乘积。回转直径相同的泵，若产生较大泵室的泵，其转子每转一圈所输送的流体容积也较大，产生的脉冲也较大；相反，若产生较小泵室的泵，其转子每转一圈所输送的流体容积也较小，产生的脉冲也较小，快速、连续的泵送可以非常理想地降低脉冲。

蠕动泵的负压与液体的吸入是靠泵管自身的弹力所产生的，泵管的回弹速度和时间是固定的，回弹力也是固定的，这种特性决定了蠕动泵的吸力与泵管的硬度密切相关。

蠕动泵转子每转动一圈将产生一个固定不变的液体量。因此，蠕动泵可以通过调节其转速来改变流量的大小，同时输送的精度也非常高。

蠕动泵具有以下优点。

（1）无污染　流体只接触泵管，不接触泵体。

（2）精度高　重复精度，稳定性精度高。

（3）密封性好　具有良好的自吸能力，可空转，防止回流。

（4）维护简单　软管是唯一的易损件。

三、无泵灌装系统

作为现代医学发展的重要里程碑，生物制剂在疾病治疗领域实现了革命性的突破。值得注意的是，为了维持生物活性，生物制剂中的生物分子必须保持其特定的分子构型。相较于传统化学合成药物，这些生物分子体积更大、结构更复杂，因此在生产过程中面临更多的挑战，甚至因其性质的不稳定性，生产企业不得不改变原料药的处理方式以及最终药品的配制、无菌过滤和灌装方式。其中，灌装方式的选择因直接关系到最终产品的质量和稳定性而显得尤为关键。传统的柱塞泵和蠕动泵存在分子的剪切破坏和分子的聚集变性等致命缺陷，都不能够满足生物制剂的生产需求。

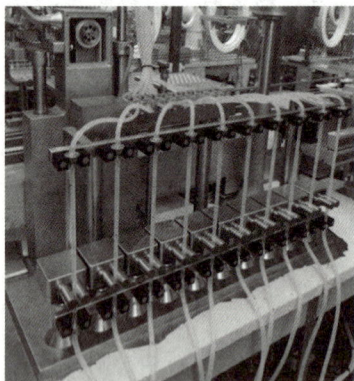

图 1-21　无泵灌装系统

国内首创、国际领先的无泵灌装系统（图 1-21）免除了柱塞泵活塞运动的动作，大幅减少了剪切力，从而能够保护生物制剂的活性成分，避免分子聚集和分子剪切降解的风险。采用无泵滚轮结构来减少软管挤压次数以及软管摩擦，优化传统蠕动泵的摩擦产热、频繁剪切等问题。目前，无泵灌装系统已经可以做到每次灌装仅需挤压软管一次，相比普通蠕动泵每次灌装动辄几十次的挤压，有效降低了管轮挤压软管过程中撕裂蛋白质膜的风险。并且该系统采用双滚轮对称布局挤压软管，使得软管内壁相对静止，进而减少摩擦，相比普通蠕动泵，有效降低了因磨损微粒吸附生物分子造成的分子聚集风险。

目标检测

答案解析

一、单选题

1. 制药生产中应用最广泛的泵是（　　）

　　A. 离心泵　　　　　　B. 轴流泵　　　　　　C. 混流泵　　　　　　D. 旋涡泵

2. 离心泵启动前不灌泵可能产生的危害现象是（　　）

　　A. 气缚　　　　　　　B. 汽蚀　　　　　　　C. 损坏叶轮　　　　　D. 损害泵壳

3. 离心泵启动前要打开的阀门是（　　）

　　A. 进口阀门　　　　　B. 出口阀门　　　　　C. 真空表阀　　　　　D. 压力表阀

4. 离心泵运转时轴承过热的原因是（　　）

　　A. 轴承润滑不良　　　B. 流量太大　　　　　C. 转速不足　　　　　D. 泵运转时间长

5. 离心泵每季预防性维护程序包括（　　）

　　A. 进行设备故障分析报告　　　　　　　　　B. 泵体解体检查

　　C. 检查联轴器防护罩　　　　　　　　　　　D. 保持设备清洁

二、多选题

1. 离心泵按叶轮吸入方式分为（　　）

　　A. 单吸式　　　　　　B. 双吸式　　　　　　C. 多吸式　　　　　　D. 侧吸式

2. 离心泵的主要参数包括（　　）

　　A. 流量　　　　　　　B. 扬程　　　　　　　C. 功率和效率　　　　D. 转速

3. 离心泵启动时不出水的原因是（　　）

　　A. 吸入管路系统存气或漏气　　　　　　　　B. 吸水扬程过高

　　C. 底阀漏水　　　　　　　　　　　　　　　D. 电机转向不对

4. 离心泵运转时声音异常的原因是（　　）

　　A. 流量太大　　　　　　　　　　　　　　　B. 所输送的液温过高

　　C. 有空气渗入　　　　　　　　　　　　　　D. 吸程太高

5. 离心泵每年预防性维护程序包括 (　　)

   A. 泵体解体检查　　　　　　　　　　B. 检查摩擦环腐蚀及磨损

   C. 检查轴承　　　　　　　　　　　　D. 更换机械密封

三、思考题

1. 请分析离心泵打不出水的原因及解决办法。

2. 实际生产中，如何调节离心泵的工作点使之满足工艺要求？

书网融合……

重点小结

微课

习题

项目二 气体压缩及输送设备运维技术

任务一 概 述 ⓔ微课

PPT

一、气体压缩及输送设备的类型

气体压缩及输送设备是制药生产过程中的通用设备，化学制药工艺、发酵工艺、药物制剂、中药提取过程和中药制剂等生产过程中，都需要利用增高气体压力的气体，有的伴随整个生产工艺流程，也有的用在单元操作中。利用气体的压力能，通过管道系统输送各类液体；在发酵生产工艺中，常利用净化过的增压气体送入发酵罐内，保证生物发酵的氧源，同时使罐内气体压力大于罐外气体压力，防止细菌浸入，减少染菌的概率。

气体压缩及输送设备在制药生产中是不可缺少的机械，在其他工业部门也是广泛应用的重要设备。它应用在化工、石油、轻工、食品及冶金、机械、纺织、农业、建筑业等部门中。例如：化工生产中，有的产品需要加压才能顺利进行，压缩机可以把气体加压到给定的高压条件；石油裂解加氢过程中，必须把氢气加压到14.7MPa以上才能进行；石油、化工生产中的气体输送，常用压缩机增压；动力、机械工程上，均用压缩空气作动力气源，驱动风动机械。

气体输送设备和液体输送设备的工作原理和结构大体相同，也可按其结构和工作原理，分为往复式、离心式、旋转式和流体作用式等四类。但由于气体为可压缩性流体，在输送过程中，当压力发生变化时，其体积和温度也将随之变化，因而，通常输送气体的设备又可根据气体进、出口产生的压力差或出口同进口压力的比值（称压缩比）来进行分类。

1. **压缩机**　终压在 0.3MPa（表压）以上，压缩比大于 4。
2. **鼓风机**　终压为 0.015~0.3MPa（表压），压缩比小于 4。
3. **通风机**　终压不大于 0.015MPa（表压），压缩比 1~1.15。
4. **真空泵**　将低于大气压力的气体，从容器或设备内抽至大气中。

二、压缩机的类型

常用压缩机按工作原理可分为容积式和速度式压缩机。

```
                                    ┌ 往复式 ┌ 活塞式压缩机
                      ┌ 容积式压缩机 ┤        └ 膜片式压缩机
                      │              │        ┌ 螺杆式压缩机
                      │              └ 回转式 ┤ 滑片式压缩机
              压缩机 ┤                        └ 转子式压缩机
                      │                        ┌ 离心式压缩机
                      └ 速度式压缩机 ┤ 轴流式压缩机
                                              └ 混流式压缩机
```

1. 容积式压缩机　是利用气缸容积周期性的变化压缩气体，以实现提高气体压力目的，按其不同的运动特点分为往复式、回转式两种。活塞式压缩机是往复式压缩机中最典型的机型，它利用气缸内活塞的往复运动对气体增压（图 2-1）。回转式是利用容积内转子回转时产生容积的变化，实现气体的压缩目的，其结构型式分为螺杆式、滑片式和转子式。螺杆式压缩机的结构是在机腔内安置两个转子即阴螺杆和阳螺杆，由同步齿轮带动（图 2-2），运转时利用螺杆表面的凹槽与机腔内壁间形成的压缩腔容积不断变化，完成气体的吸入、压缩及排出过程。滑片式压缩机主要结构如图 2-3 所示。转子式压缩机的转子主轴在原动机拖动下旋转时，偏心转子紧贴着气缸内壁面回转，造成月牙状空间容积周期性的变化，完成吸排气和压缩过程（图 2-4）。罗茨式鼓风机也是一种容积式压缩机（图 2-5）。

图 2-1　活塞式压缩机

1—排气管；2—排气阀；3—气缸盖；4—气缸；5—活塞
6—吸气阀；7—进气管；8—连杆；9—曲轴；10—机身

2. 速度式压缩机　与容积式压缩机的工作原理完全不同，该类压缩机依靠机内做高速回转的叶轮工作，提高吸进气体气流的能量头，通过扩压元件把气体的动能头转换成压力能量头。按照气流的流动方向，又分为离心式、轴流式和混流式压缩机。离心式压缩机是由叶轮带动气体做高速旋转，使气体产生离心力，由于气体在叶轮里的扩压流动，从而使气体通过叶轮后的流速和压力得到提高，连续地生产出压缩空气（图 2-6）。轴流式压缩机主要由叶轮、导叶和机壳等组成（图 2-7），依靠高速旋转的叶轮将气体从轴向吸入，气体获得速度后排入导叶，经扩压后再沿轴向排出。二者最大的不同就是气体流动方向不同，离心式压缩机中气体沿径向流动，轴流式压缩机中气体沿轴向流动。混流式压缩机是一种离心式与轴流式相结合的压缩机。

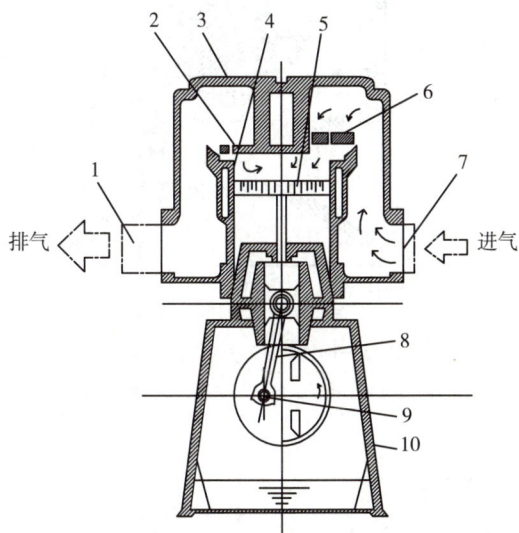

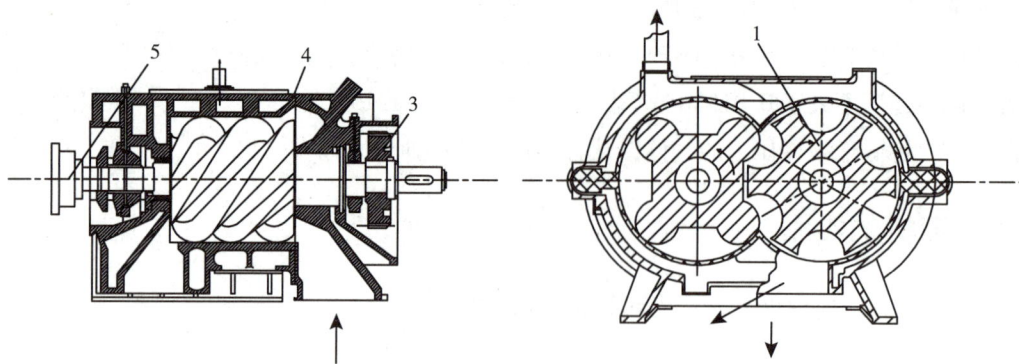

图 2－2 螺杆式压缩机

1—阴螺杆；2—阳螺杆；3—啮合齿轮；4—机壳；5—联轴节

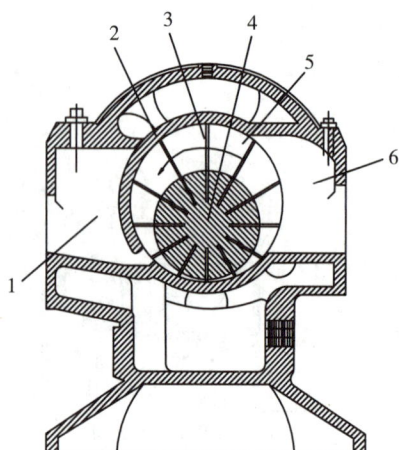

图 2－3 滑片式压缩机

1—排气口；2—机壳；3—滑片；
4—转子；5—压缩腔；6—吸气口

图 2－4 转子式压缩机

图 2－5 罗茨式鼓风机

1—叶轮；2—所输送气体的容积；3—机壳

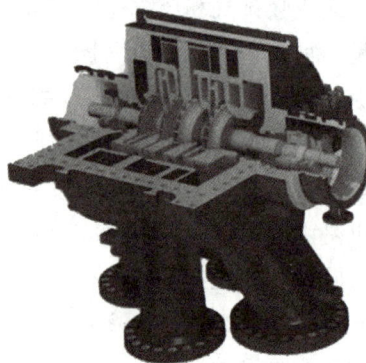

图 2－6 离心式压缩机

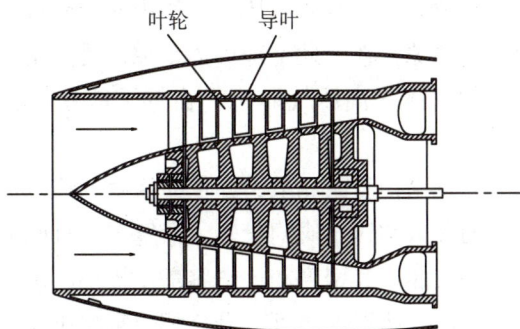

图 2-7　轴流式压缩机

任务二　活塞式压缩机的结构原理

PPT

一、活塞式压缩机的工作原理及类型

（一）工作原理

活塞式压缩机是往复式压缩机中最典型的机型，其种类繁多，结构复杂，但其基本构造大致相同。有十字头的活塞式压缩机，主要零件有机体、工作机构（气缸、活塞、气阀等）、传动机构（曲轴、连杆、十字头等）。曲轴 9 由电机带动做旋转运动，曲轴上的曲柄带动连杆大头回转并通过连杆 8 使连杆小头做往复运动，活塞 5 由活塞杆通过十字头与连杆小头连接，从而做往复运动。

活塞式压缩机的理论工作循环可用压容图来表示，如图 2-8 所示。直线 4-1 表示吸入过程，气体在恒压 p_s 下进入气缸，体积不断增大直至充满气缸全部容积 V_1 为止；曲线 1-2 表示压缩过程，气体在气缸内容积由 V_1 变为 V_2，气体被压缩，压力由 p_s 变为 p_d；直线 2-3 表示排出过程，气体在恒压下全部排出气缸；直线 3-4 表示排气终了和吸气开始时气缸内压力瞬时变化关系（压力由 p_d 急剧下降至 p_s）。因此，压容图上由 1-2-3-4-1 所形成的循环就构成了理论压缩循环的全过程，即吸气—压缩—排气，并且吸入量等于排出量。由曲线包围的面积表示理论循环所消耗的功，面积越大，功耗越大。

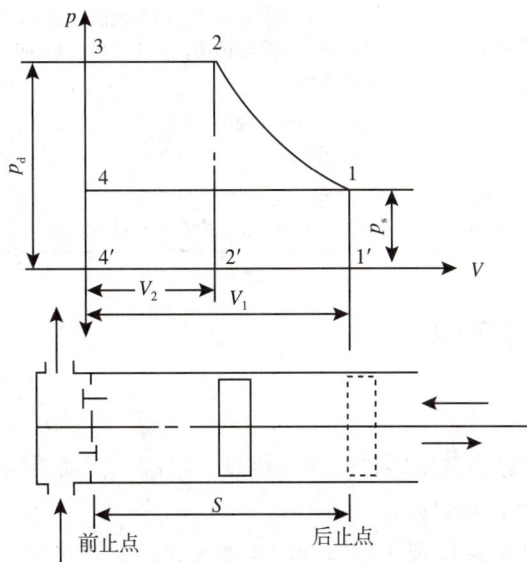

图 2-8　单级压缩理论工作循环

活塞式压缩机的实际工作过程由膨胀、吸入、压缩和压出四个阶段所组成。当活塞运动到最上端时，活塞与气缸盖之间有一很小的空隙存在，此空隙称为余隙，是为了防止活塞与气缸盖相碰。由于往复压缩机内有余隙存在，残留的气体（高压气体 p_d）占据了部分气缸空间，使气缸的空间不能全部有效地被利用。

往复式压缩机的构造和操作原理与往复泵相似，即依靠活塞的往复运动而将气体吸入和压出。与往复泵不同的是，往复式压缩机的吸入和压出阀门较轻，活塞与气缸间的间隙较小，各处的结合比往复泵要紧密得多。因为工作介质为气体，其密度和比热容都比较小，由摩擦而产生的热能以及气体被压缩时接受机械功所转变的热能将使气体温度显著上升，都会影响压缩机的运行工况，多数压缩机都有冷却装置，通常设置气缸冷却夹套或级间冷却器。

（二）类型

活塞式压缩机的分类见表 2 − 1。

表 2 − 1　活塞式压缩机的分类

分类	名称	说明
按输气量	微型	输气量 <1m³/min
	小型	输气量 1 ~ 10m³/min
	中型	输气量 10 ~ 100m³/min
	大型	输气量 >100m³/min
按排气压力	鼓风机	排气压力 <0.3MPa
	低压	排气压力 0.3 ~ 1MPa
	中压	排气压力 1 ~ 10MPa
	高压	排气压力 10 ~ 100MPa
	超高压	排气压力 >100MPa
按压缩级数	单级	气体经一次压缩即达排气终压
	双级	气体经两次压缩即达排气终压
	多级	气体经多次压缩才达排气终压
按气缸的工作容积	单作用式	仅活塞的一侧气缸为工作容积
	双作用式	活塞的两侧气缸均为工作容积，并实现同一级次的压缩
	级差式	同一气缸与活塞各端面形成几个工作容积，并实现不同级次的压缩
按气缸排列方式	立式	气缸中心线与地面垂直
	卧式	气缸中心线与地面平行
	角式	气缸中心线互成一定角度，分别以气缸排列的方式呈 L、V、W、扇形
	对置式	气缸分布在曲轴两侧，但两侧活塞运动不对称（相邻曲拐相差非 180°）
	对称平衡式	气缸分布在曲轴两侧，相邻曲拐相差 180°，气缸在电机单侧为 M 形，气缸在电机两侧为 H 形
按冷却方式	风冷	气缸用空气冷却
	水冷	气缸用水冷却
按润滑方式	气缸有润滑油	气缸内注油润滑
	气缸无润滑油	气缸内不注油，依靠自润滑材料润滑

二、活塞式压缩机的结构

（一）主要零部件

活塞式压缩机的主要零部件有气缸组件、活塞组件、气阀、传动机构、密封元件等组成。

1. 气缸组件　由气缸和气缸套组成。

（1）气缸　是构成压缩机容积实现气体压缩的主要部件，是压缩机主要零部件中最复杂的一个。气缸的结构取决于气体的工作压力、排气量、材料、冷却方式以及制造厂的技术要求。

气缸形式很多，按冷却方式分，有风冷和水冷两种；按缸内压缩气体的作用方式分，有单作用、双作用和级差式气缸；按气缸所用材料分，有铸铁气缸、铸钢气缸、锻制气缸。图2-9为低压水冷双作用组合式铸铁气缸。

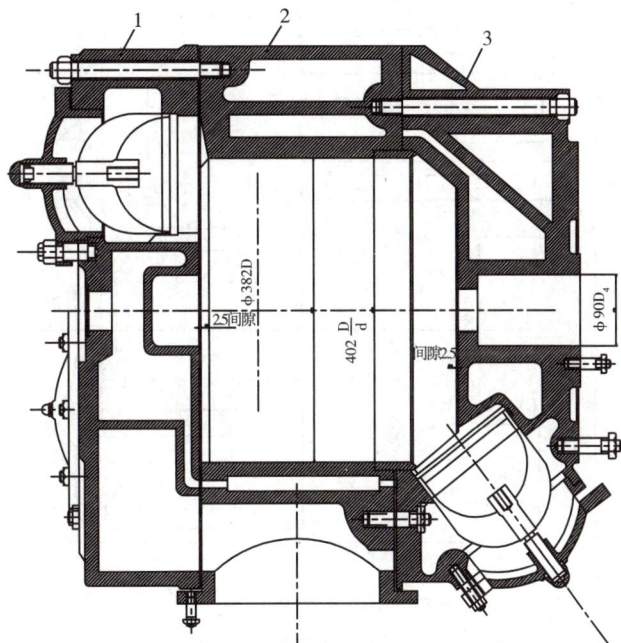

图2-9　低压水冷双作用组合式铸铁气缸
1—缸盖；2—缸体；3—缸座

（2）气缸套　有干式和湿式两种。

1）湿式气缸套　就是气缸套外表面直接与冷却水接触，一般用于低压级。采用湿式缸套，不仅有利于传热和便于气缸铸造，而且有利于气缸系列化。

2）干式缸套　指气缸套外表面不与冷却水接触，它不过就是气缸内表面附加的一个衬套而已。采用干式气缸套，既增加了气缸加工工时，又恶化了工作表面的冷却条件。因干式缸套与缸体的配合要求较高，除压缩脏的气体或腐蚀性强的气体采用以外，一般低压级气缸不采用，但高压级钢质气缸中，均采用干式气缸套。

2. 活塞组件　包括活塞、活塞杆和活塞环。它是压缩机的重要部件之一。活塞组件的结构取决于压缩机的排气量、排气压力、压缩气体的性能及气缸的结构。对活塞的基本要求如下：活塞必须具有良好的密封性；具有足够的强度、刚度和表面硬度；质量要小并具有良好的制造工艺性等。

（1）活塞　基本结构有筒形、盘形、级差式等。

1）筒形活塞　用于无十字头的单作用压缩机中，如图2-10所示。它通过活塞销与连杆小头连接，故压缩机工作时，筒形活塞除起压缩作用外还起十字头的导向作用。筒形活塞分为裙部和环部。压缩机工作时，侧向力将活塞压向气缸表面，裙部承受侧向力，在侧向力的作用下，活塞销座附近的裙部壁面发生局部扩张，可能磨坏。为避免发生这一情况，在活塞销座上加筋，同时使销座附近的裙部略向内凹。装有活塞环和刮油环的部分称为环部。一般靠近压缩容积一侧装密封环，靠近曲轴箱一侧的一道或两道装的是刮抽环。

筒形活塞一般采用铸铁或铝制造，主要用于低压、中压气缸，多用于小型压缩机或制冷机。在石油化工厂中，常采用中型、大型压缩机，因此经常遇到的是盘形活塞、级差式活塞等。

2）盘形活塞　图2-11为铸铁盘形活塞。为了减轻质量，一般活塞都做成空心的。为增加其刚度和减少壁厚，其内部空间均带有加强筋。加强筋的数目由活塞的直径而定，为3~8条。为避免铸造应力和缩孔，以及防止工作中因受热而造成的不规则变形，铸铁活塞的筋不能与壳部和外壁相连。

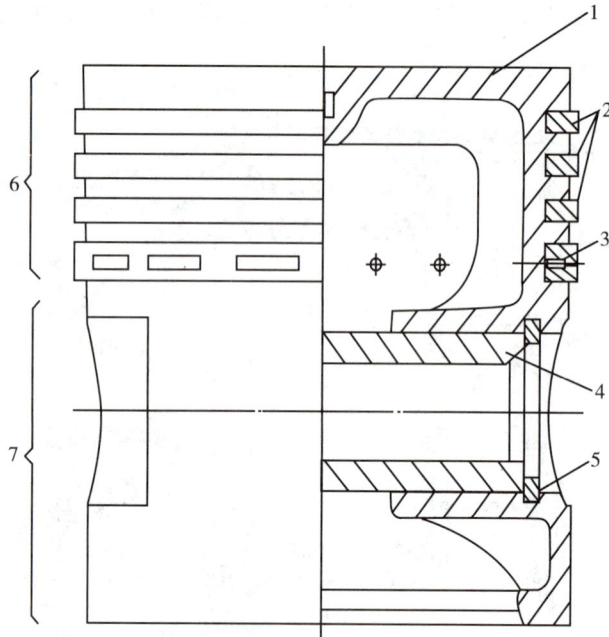

图 2 - 10　筒形活塞结构示意图

1—活塞体；2—活塞环；3—刮油环；4—活塞销；
5—弹簧卡；6—环部；7—裙部

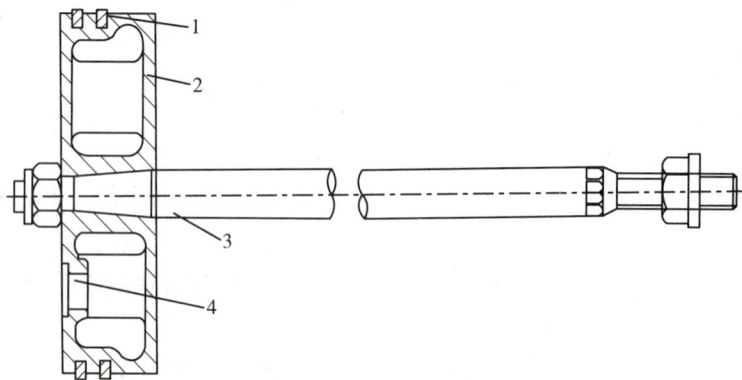

图 2 - 11　盘形活塞与活塞杆锥面连接

1—活塞环；2—活塞体；3—活塞杆；4—清砂口密封堵

　　为了支撑型芯和清除活塞内部空间的型砂，在活塞端面每两筋之间开有清砂孔，清砂后用螺塞堵死。

　　在锥形气缸中，活塞相应地制成锥形。由于锥形壁的刚度较大，可以减薄端壁的厚度，从而减轻活塞的质量。

　　3）级差式活塞　用于串联两个以上压缩机级的级差式气缸中。图 2 - 12 为具有两个压缩级的级差式活塞。

　　（2）活塞杆　是用来连接活塞和十字头的，用于传递活塞力。活塞杆与活塞的连接，通常采用圆柱凸肩连接和锥面连接两种。图 2 - 13 是活塞杆与活塞为凸肩连接的结构，整个活塞力的传递分别由活塞杆上的凸肩和螺母来承担，所以要求连接可靠。活塞凹槽与活塞杆凸肩的支承面需研磨，以增大有效接触面和改善密封性能。

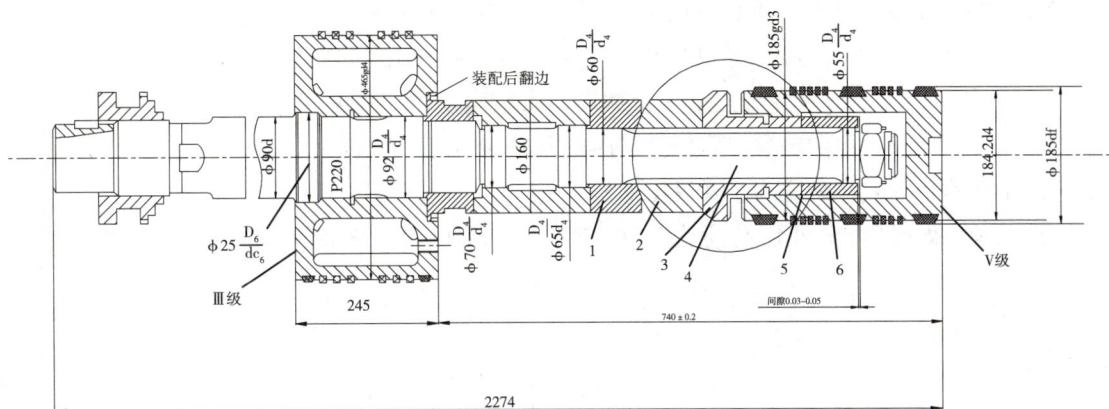

图 2 - 12　具有两个压缩级的级差式活塞结构

1，6—球面座零件；2，5—球面零件；3，4—连接零件

由于活塞杆承受复杂的交变载荷，为改善受力情况，减少应力集中，活塞杆的连接螺纹制成细牙螺纹，螺纹根部倒圆。此外，活塞杆受到载荷后，活塞杆和活塞之间有可能产生轴向间隙。为了防止活塞发生松动，活塞与活塞杆的连接螺母必须有防松措施。防松方法有加开口销、加制动垫圈以及螺母凸缘翻边等；同时在另一端用键或销钉将活塞周向固定，否则活塞与活塞杆会发生相对转动。锥面连接如图 2 - 11 所示，其优点是装拆方便，活塞与活塞杆不需要定位销，但锥面的加工复杂，且难以保证锥面间密切贴合，也难以保证活塞与活塞杆的垂直度，故这种方法很少使用。

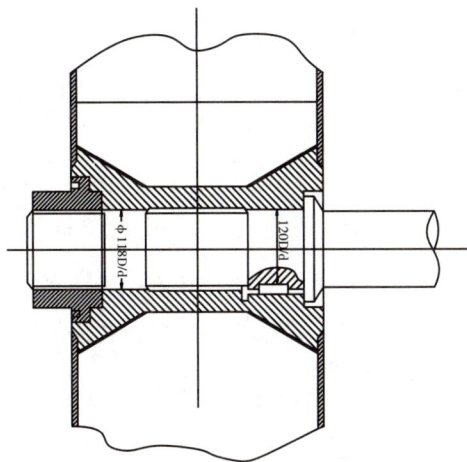

图 2 - 13　活塞与活塞杆凸肩连接

（3）活塞环　是一个有切口且具有弹性的圆环。按作用不同分为气环和油环两种。安装时，将不同斜口的活塞环交替安装在活塞上，且将开口位置错开 $90°$，密封效果更好。

3. 气阀　是活塞式压缩机的主要部件之一，其作用是控制气体及时吸入和排出气缸。目前，活塞式压缩机上的气阀一般为自动阀，气阀的组成包括阀座、阀片（或阀芯）、弹簧、升程限制器等（图 2 - 14）。

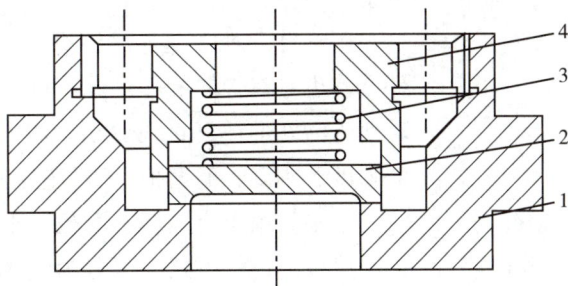

图 2 - 14　自动阀的组成

1—阀座；2—阀片；3—弹簧；4—升程限制器

气阀的形式很多，按气阀结构不同，分为环阀（环状阀、网状阀）、孔阀（蝶状阀、杯状阀、菌形阀）、条状阀（槽形阀、自弹条状阀）等。其中环状阀应用最广，网状阀次之。

4. 传动机构　活塞式压缩机的传动机构由曲轴、连杆、十字头等组成。

（1）曲轴　是压缩机中主要的运动部件，它承受着方向和大小均有周期性变化的较大载荷和摩擦磨损（图 2-15）。因此，对疲劳强度和耐磨性均有较高要求。压缩机的曲轴有两种结构形式，即曲柄轴和曲拐轴。曲拐轴由曲轴颈、曲柄销、曲柄及轴身等组成。现在大多数压缩机采用这种结构，它广泛应用于对称平衡式、角式、立式等压缩机中。

压缩机曲轴一般采用 45 和 40 优质碳素钢锻造，或用 QT600-03 稀土镁球墨铸铁铸造。

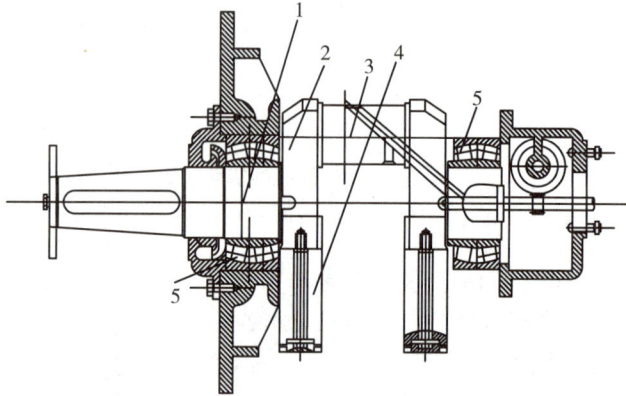

图 2-15　曲轴结构示意图
1—主轴径；2—曲柄；3—曲柄销；4—平衡块；5—轴承

（2）连杆　是将作用在活塞上的推力传递给曲轴，将曲轴旋转运动转换为活塞往复运动的机件。连杆本身的运动很复杂，其中大头与曲轴一起做旋转运动，而小头则与十字头相连做往复运动，中间杆身做摆动。

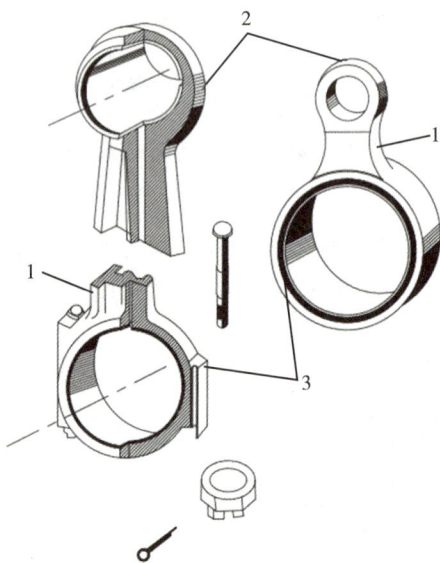

图 2-16　连杆结构示意图
1—小头；2—杆体；3—大头座；
4—连杆螺栓；5—大头盖；6—连杆螺母

连杆分为开式和闭式两种。现在普遍应用的是开式连杆（图 2-16）。开式连杆包括杆体、大头、小头三部分。大头分为与杆体连在一起的大头座和大头盖两部分，大头盖与大头座用连杆螺栓连接，螺栓上加有防松装置，以防止螺母松动。在大头盖和大头座之间加有垫片，以便调整大头瓦与主轴的间隙。杆体截面有圆形、矩形、工字形等。圆形截面杆体加工方便，但在同样强度下，其运动质量最大。工字形的运动质量最小，但加工不方便，只适于模锻或铸造成型的大批生产。

（3）十字头　是连接活塞杆、连杆，并承受侧向力的零件，它也具有导向的作用。它借助连杆，将曲轴的旋转运动转变为活塞的往复直线运动。对十字头的要求如下：有足够的强度、刚度；耐磨损、质量轻；工作可靠。

十字头由十字头体、滑板、十字头销等组成。按十字头体与滑板的连接方式，可分为整体式和可拆式两种。整体式十字头多用于小型压缩机，它具有结构轻便、制造方便的优点，但不利于磨损后的调整。高速压缩机上为了减轻运动质量也可采用整体十字头。大、中型压缩机多采用可拆式十字头结构，它具有便于调整间隙的特点。

十字头与连杆小头的连接方式可分为开式和闭式两种。开式结构配以叉形连杆，连杆小头叉装在十字头外侧。图 2-17 所示的闭式结构中，连杆小头在十字头体内与十字头销连接，这种结构具有刚性好、连接结构简单等优点，应用较为广泛。

十字头与活塞杆的连接主要有螺纹连接、连接器连接以及法兰连接和楔连接等。各种连接均应采取防松措施，以保证连接的可靠性。螺纹连接结构简单、质量轻、使用可靠，但每次检修后要重新调整气缸与活塞的余隙容积。图 2-18 为目前采用的螺纹连接形式，它大多采用双螺母拧紧后，用防松装置锁紧。有些结构有调整垫片，在每次检修后不必调整气缸余隙容积，弥补了螺纹连接的缺点。

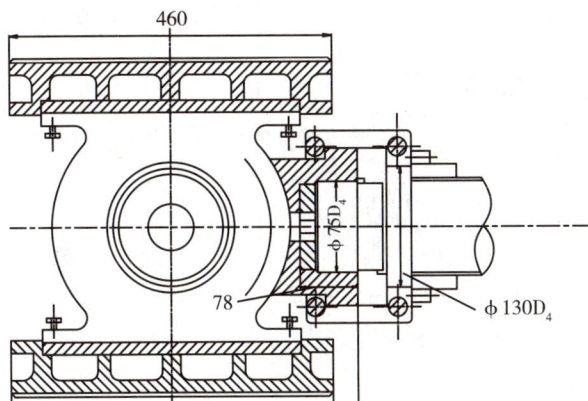

图 2-17　闭式十字头

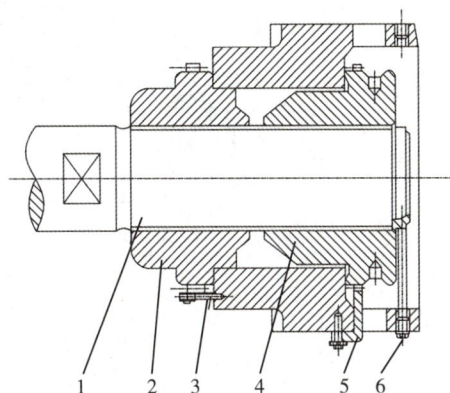

图 2-18　十字头与活塞杆用螺纹连接

1—活塞杆；2，4—螺母；3，5—防松齿形板；6—防松螺钉

图 2-19 为连接器和法兰连接的结构，这两种结构使用可靠、调整方便，使活塞杆与十字头容易对中，不受螺纹中心线与活塞杆中心线偏移的影响，而直接由两者的圆柱面配合公差来保证。其缺点是结构笨重，故多用于大型压缩机。

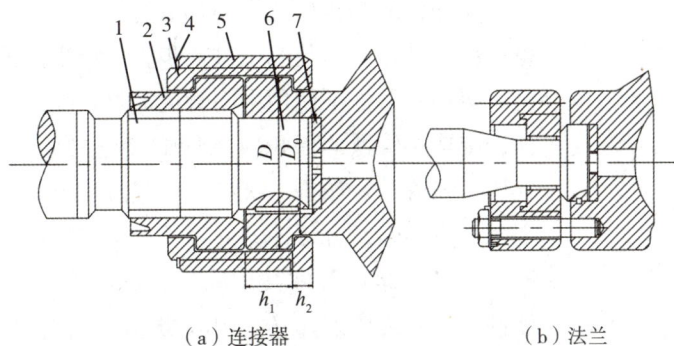

（a）连接器　　　　　　（b）法兰

图 2-19　十字头与活塞杆用连接器和法兰连接

1—活塞杆；2，4—螺母；3—连接器；4—弹簧卡环；5—套筒；6—键；7—调整垫片

楔连接结构是利用楔容易变形的特点，把楔作为整个运动系统的安全销使用，防止过载导致损坏其他机件。其缺点也是不能调整气缸余隙容积。这种结构常用于小型压缩机。

5. 密封元件　压缩机中除用来密封活塞与气缸之间间隙的活塞环以外，另外一种重要的密封元件是填料函。填料函用于密封气缸内的高压气体，使气体不能沿活塞杆表面泄漏的组件，其基本要求是密封性能良好且耐用。

填料是填料函中的关键零件，目前采用最多的是自紧式填料，它按密封圈结构的不同，可分为平面填料和锥面填料两类，前者用于中低压，后者用于高压。

（二）辅助装置

图 2-20 是一台完整的压缩机机组，其辅机部分主要指气路系统、冷却系统和润滑系统中的装置。辅助装置主要有缓冲器、冷却器、油水分离器、安全阀等。

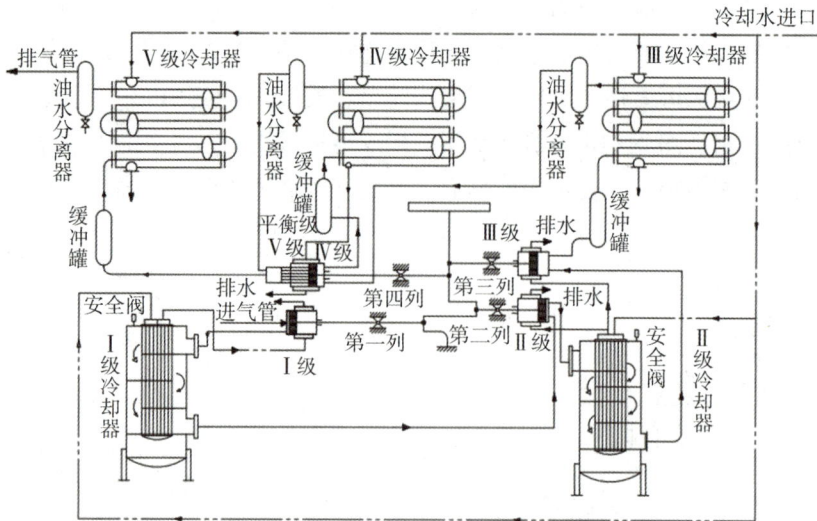

图2－20   对称平衡型活塞式压缩机气路、冷却系统

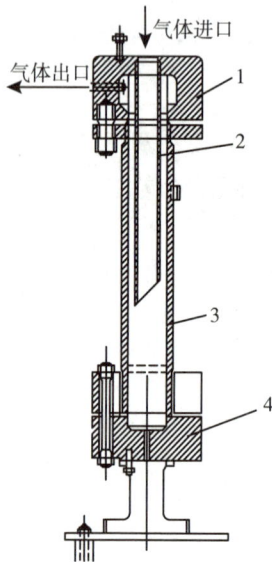

图2－21   缓冲器

1—上体；2—内管；3—中体；4—下体

1. 缓冲器   压缩机工作的运转特性，决定它所排气体必然产生脉动现象，缓冲器即起到稳定气流的作用，它实际上是一个气体贮罐，如图2－21所示。缓冲器具有一定的缓冲容积，气体通过它以后，气流速度比较均匀，从而减少了压缩机的功率消耗和振动现象。同时由于气流速度在缓冲器内突然降低和惯性作用，部分油水被分离出来，所以缓冲器也起一定的油水分离作用。

缓冲器的结构形式圆筒形和球形，分别用于低压和高压情况，也可在缓冲器内加装芯子进一步构成声学滤波器。

缓冲器最好不使用中间管道而直接配置在气缸上，如果不能这样，则连接管道的面积应比气缸接管的面积大50%左右，以保持气体平稳流动。如果一级有几个气缸，最好共用一个缓冲器，以保证气流更均匀，且缓冲器的容积也可以较小。

2. 冷却器   气体被压缩后，其温度必然会升高。因此，在气体进入下一级压缩前必须用冷却器将气体温度冷却至接近气体吸入时的温度。在压缩机各级间对气体进行冷却的目的：降低气体在下一级压缩时所需的功，从而减少压缩机的功耗；使气体中的水蒸气凝结出来。将其在油水分离器中分离掉；使气体压力在下一级压缩后不致过高，使压缩机保持良好的润滑。

压缩机采用的冷却器有列管式、套管式、元件式、蛇形管式、淋管式、螺旋板式等结构。列管式、螺旋板式一般用于低压级，套管式、淋管式用于高压级。

3. 油水分离器   压缩气体中的油和水蒸气经冷却后凝结成水滴和油滴，如果不分离而进入下一级气缸，一方面会使气缸润滑不良，影响气阀工作；另一方面会降低气体的纯度，生产中使合成效率降低，空气压缩机和管路中油滴大面积聚集则有引起爆炸的危险。此外，油水分离器还起到冷却气体和缓冲作用，因此，各级气缸均配置了油水分离器。

油水分离器的原理是根据液体和气体的密度差别，利用气流速度和方向改变时的惯性作用，使液体和气体相互分离。

惯性式油水分离器如图 2-22 所示。气体从顶部进入，沿中心管向下较快地流动，由于气体的密度远小于悬浮在其中的油及水滴密度，惯性也比油和水滴小，因此容易改变方向。出中心管后，流速突然减慢，折流向上，由底部上升自出口管排出；油、水滴因惯性大不易改变方向而冲向底部，于是就被分离出来。分离出来的油从分离器底部经阀门汇集到集油器内，再送至废油回收处进行处理。

离心式油水分离器如图 2-23 所示。气体进口是切向的，根据旋风分离的原理，使油滴和水滴在离心力的作用下，被甩在器壁上，沿壁流至底部。在压缩机运转过程中需定时将废油排出。

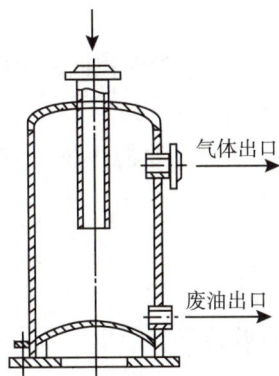

图 2-22　惯性式油水分离器

图 2-23　离心式油水分离器

4. 安全阀　压缩机每级的排气管路上无其他压力保护设备时，都需装有安全阀，如图 2-24 所示。当压力超过规定值时，安全阀能自动开启放出气体；待气体压力下降到一定值时，安全阀又自动关闭。所以安全阀是一个起自动保护作用的器件。

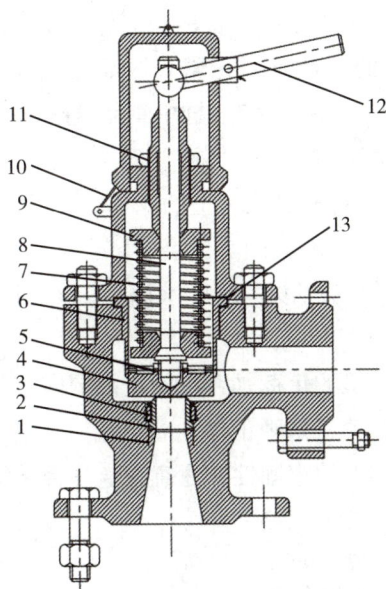

图 2-24　闭式安全阀

1—阀体；2—阀座；3—固定圈；4—阀瓣；5—销子；6—导向套；

7—弹簧；8—阀杆；9—弹簧座；10—铅封；11—调节螺丝；

12—手柄；13—垫圈

任务三　活塞式压缩机运行与维护

PPT

一、活塞式压缩机的运行

1. 启动前准备工作

（1）检查各摩擦面有无锈蚀现象，锈蚀处应用油石研磨光洁、洗净，各摩擦面应涂抹润滑油。

（2）检查和清洗机身油池，按规定注入清洁的润滑油到规定高度。

（3）检查和清洁注油器、注入清洁的压缩机油到规定高度，摇动注油器手柄检查注油器是否正常。

（4）检查压缩机各连接件的紧固程度。

（5）检查各部位间隙是否在规定范围内。

（6）压缩机机座应达到规定要求，气体管道应清理干净；并打开排气管路上的放空阀、卸荷阀，以便空载启动。

（7）检查冷却水流程是否符合要求、水路是否畅通、有无漏水现象。

（8）检查仪表是否合格、安装妥当。

（9）检查压缩机的各控制与安全防护装置是否完好。

（10）盘车 2~3 转，各运行机构应无卡住、无撞击现象。

2. 启动

（1）点车启动压缩机，检查旋向是否正确，各运动部件有无异常声响，确认正常后方可启动。

（2）开车后要随时注意油压表的读数是否正常，注油器供油是否良好。润滑油压力应不超过 0.3MPa，并保持在 0.1MPa 以上，听运动部分和气缸中有无敲碰声和冲击声。若有异常声音，必须停机，查清原因并消除。

（3）空载运转 1~2 分钟后正常，打开进风管上的阀门，使压缩机带负荷运行，同时关闭排气管的放空阀使压力缓缓上升。

（4）检查各级排气压力、各级排气温度、进排水温度、冷却水压力、润滑油压力均在规定范围内。

（5）根据电流表的读数检查电动机的负荷是否在额定范围内。

（6）检查活塞杆表面是否过热、填料是否正常。

（7）检查电机和机身固定在基础上的牢固性，注意管道是否异常振动。

3. 停车

（1）关闭供气阀，同时开启放空阀，直至不排气。

（2）压缩机各段泄压完毕，电机停车，关闭排气阀。

（3）电机停车后，再停下循环油泵、注油器电机。

（4）停车 15 分钟后，停止循环水泵，关闭冷却水进水阀。长期停用应将冷却水排掉，以免冻裂机体。

（5）排放水气分离器和气冷却器中冷凝水，排出冷却器中的冷却水。

（6）拉下电闸，挂上停机牌；填写"交接班记录"，做好交接班工作。

二、活塞式压缩机的预防性维护

为保证压缩机处于良好的运转状态，延长机器的使用寿命，必须进行维护保养。通过维护保养，能全面掌握机器的状况，可以及时发现问题、排除故障，改善机器的工作条件，即使出现故障，也便于判断和采取措施。

活塞式压缩机维护保养一般分为日常预防性维护和三级保养。

（一）日常预防性维护

（1）压缩机运行时应随时注意和检查各指示仪表，如各级压力表、油压表、温度表、油温表等，注意润滑情况，如注油器、油箱和各润滑点，以及冷却水流动的情况。

（2）勤听机器运转的声音。如气阀、活塞、十字头、曲轴及轴承等部位的声音是否正常。

（3）勤摸各部位，觉察压缩机的温度变化和振动情况。如冷却后排水温度、油温、运转中机件温度和振动情况等，从而及早发现不正常的温升和机件的紧固情况。但要注意安全。

（4）勤检查整个机器设备的工作情况是否正常，发现问题及时处理。

（5）认真负责地填写机器运转记录表。

（6）认真搞好机房安全卫生工作，保持压缩机的清洁，做好交接班工作。

（二）三级保养

1. 一级保养 是每天必须进行的工作。一般在班前、班后及当班时间进行。目的是保证设备正常运转和工作现场文明整洁。一级保养主要内容如下。

（1）每天或每班应向压缩机各加油点加油一次。有特殊要求的，如电动机轴承的润滑，按说明书规定加油。总之，一切运动的摩擦部位，包括附件在内都要定时加油。

（2）要按操作规程使用机器，勤检查、勤调查，及时处理故障并记入运行日记。

（3）工作时，要保持机器和地面清洁。交班前应将设备擦干净。

（4）冬天室温度低于5℃时，停车后应放掉空腔内的冷却水。

2. 二级保养

（1）每800小时清洗气阀一次，清除阀座、阀盖积碳，清洗润滑油过滤器、过滤网，对运动机构做一次检查。

（2）每1200小时清洗滤清器一次。装在尘埃多的地方滤清器要清洗，以减少气缸磨损。

（3）每2000小时将机油过滤一次，除去金属屑及灰尘杂质。如果油不干净，应换油，轴瓦应刮调一次。对整台机器的间隙进行一次全面的检查。

3. 三级保养 目的是提高设备中修间隔期内的完好率，工作内容与小修基本相同。

三、活塞式压缩机的常见故障及处理

活塞式压缩机常见故障及处理见表2-2。

表2-2 活塞式压缩机常见故障及处理

故障	原因	处理方法
排气量不足	1. 吸排气阀漏气 2. 填料函漏气 3. 活塞环磨损而泄露 4. 空气过滤器堵塞 5. 余隙容积过大	1. 检查吸排气阀，对损坏的气阀进行检修或更换 2. 对填料函进行检修，或更换填料 3. 检查更换活塞环 4. 检查排除 5. 调整气缸余隙

续表

故障	原因	处理方法
排气压力不正常降低或升高	1. 吸排气阀漏气 2. 活塞环漏气 3. 吸入管路阻力过大 4. 外漏	1. 检查吸排气阀，更换吸排气阀 2. 检查更换活塞环 3. 清理吸入管路 4. 检查处理漏点
排气温度超过正常温度	1. 中间冷却器效率低或者水垢结多影响到换热 2. 气阀、活塞环漏气 3. 水冷式机器，缺水或水量不足均会使排气温度升高	1. 检查清洗冷却器 2. 检查更换 3. 检查冷却水量并调整
气缸内发出异常声音	1. 异物掉进气缸 2. 活塞环断裂 3. 气阀故障 4. 活塞螺母松动 5. 油或水带入气缸，造成水击 6. 气缸余隙太小导致撞缸	1. 清除异物 2. 更换活塞环 3. 检修更换气阀 4. 紧固更换活塞螺母 5. 适当减少润滑油，提高气液分离效果 6. 适当调整气缸余隙容积
曲轴连杆机构发出异常声音	1. 曲轴箱内曲轴瓦螺栓、螺帽、连杆螺栓、十字头螺栓松动、脱扣、折断等 2. 轴径磨损严重间隙增大、连杆大头、十字头销与衬套配合间隙过大或磨损严重等	1. 检查紧固或更换 2. 检查并调整间隙
气缸、填料函、轴承、十字头滑道发热	1. 冷却水太少或断水 2. 供油量不足或断油 3. 活塞环磨损 4. 活塞杆偏斜 5. 摩擦面之间贴合不均匀 6. 润滑油质量低劣、肮脏 7. 轴承偏斜轴承或十字头滑道间隙过小	1. 检查排除 2. 检查供油系统 3. 检查并更换 4. 检查调整间隙 5. 用着色法检查贴合面的接触情况，并进行处理达到标准要求 6. 更换润滑油 7. 检查处理轴承，纠正偏斜调整轴承或十字头滑道间隙到标准值
油泵油压不足或油温过高	1. 吸油管堵塞 2. 油箱油位太低 3. 油冷却器堵塞 4. 滤油器堵塞 5. 油管路破裂 6. 润滑油质量低劣、肮脏	1. 清理疏通吸油管 2. 增加油箱油位 3. 清理疏通油冷却器 4. 清理滤油器 5. 更换油管路 6. 更换润滑油
吸、排气阀漏气	1. 阀片与阀座磨损不均匀，密封不严漏气 2. 阀片或阀座变形或破裂 3. 弹簧弹力不足 4. 气体中带颗粒、结炭、锈蚀使阀片关闭不严	1. 研磨、修理或更换 2. 研磨、修理或更换 3. 更换 4. 清理滤油器和气阀
活塞环不正常磨损	1. 润滑油质量不合要求或缺油 2. 活塞环开口间隙太小遇热咬死 3. 活塞环硬度不够	1. 换油或加油 2. 检查调整、修理 3. 更换活塞环
填料函漏气	1. 填料或活塞杆磨损 2. 润滑油不足而降低气密性	1. 修理或更换 2. 检查并加油
气缸、机身发生不正常振动	1. 各部位结合不好 2. 各运动部件的间隙过大 3. 气缸内有异物	1. 检查并调整 2. 检查间隙并调整 3. 清除异物

任务四　其他类型气体压缩及输送设备

一、螺杆式压缩机

螺杆空压机按螺杆的数量，分为单螺杆和双螺杆空压机；按压缩级数，分为单级和双级空压机；按压缩过程中是否有润滑油参与，分为喷油和无油螺杆空压机；按冷却方式，分为水冷式压缩机和风冷式压缩机。目前药厂应用以风冷式两级螺杆式压缩空压机居多。通常所说的螺杆压缩机，即指双螺杆压缩机。

1. 结构　图2-25为无油螺杆空压机机头剖视图。

双螺杆压缩机一般由阴转子、阳转子、机体、轴承、轴封组成等零部件组成。在压缩机的机体中，平行地配置着一对相互啮合的螺旋形转子。通常把节圆外具有凸齿的转子，称为阳转子或阳螺杆；把节圆内具有凹齿的转子，称为阴转子或阴螺杆。一般阳转子与原动机连接，由阳转子带动阴转子转动。因此，阳转子又称为主动转子，阴转子又称为从动转子。转子上的球轴承使转子实现轴向定位，并承受压缩机中的轴向力。同样，转子两端的圆柱滚子轴承使转子实现径向定位，并承受压缩机中的径向力。在压缩机机体的两端，分别开设一定形状和大小的孔口，一个供吸气用，称作吸气孔口，另外一个供排气用，称为排气孔口。

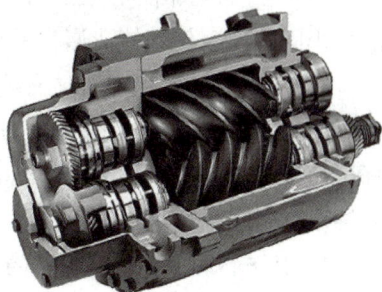

图2-25　无油双螺杆空压机

（1）机体　是螺杆压缩机的主要部件，由中间部分的气缸及两端的端盖组成。为了制造方便，转子直径较小时，常将排气侧端盖或吸气侧端盖与气缸铸成一体，制成带端盖的整体结构，转子顺轴向装入气缸。在较大的机器中，气缸与吸气和排气端盖常常是分开的。有的大型螺杆压缩机的机体还在转子轴线平面设水平剖分面，这种结构便于机器的拆装和间隙的调整。具有吸气通道或排气通道的端盖，有整体式结构的，也有中分式结构的。通常端盖内置有轴封、轴承，有的端盖同时还兼作增速齿轮或同步齿轮的箱体。

机体的材料主要取决于所要达到的排气压力和被压缩气体的性质：当排气压力小于2.5MPa时，可采用普通灰铸铁；当排气压力大于2.5MPa时，就应采用铸钢或球墨铸铁。另外，普通灰铸铁可用于空气等惰性气体，铸钢或球墨铸铁可用于碳氢化合物和一些轻微腐蚀性气体。对于腐蚀性气体、酸性气体和含水气体，就要采用高合金钢或不锈钢。对于腐蚀性气体介质，也可采用在普通铸铁材料上喷涂或刷镀一层防腐材料的方法，以达到防腐的目的。

（2）转子　是螺杆压缩机的主要零件，其结构有整体式与组合式两类。当转子直径较小时，通常采用整体式结构，如图2-26（a）所示，而当转子直径大于350mm时，为节省材料和减轻重量，转子常采用组合式结构，如图2-26（b）、（c）、（d）所示。

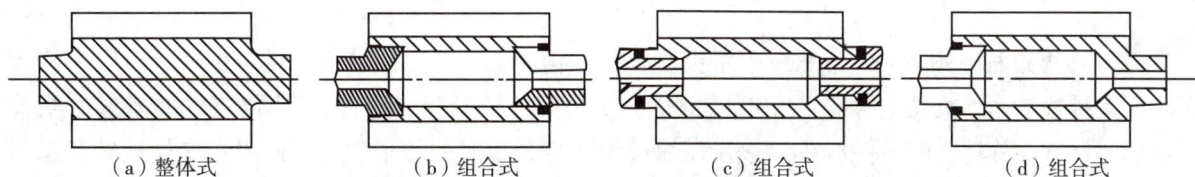

（a）整体式　　　　　（b）组合式　　　　　（c）组合式　　　　　（d）组合式

图2-26　转子结构

阴、阳转子的齿数组合多用 6、5 齿，7、5 齿，6、4 齿，也有少数机器采用 8、6 齿和 5、4 齿，且阴转子的齿数总是多于阳转子。无油螺杆压缩机采用同步齿轮传动，喷油螺杆压缩机大多数采用阳转子驱动，即"阳拖阴"方式，在中小型喷油螺杆压缩机中，为了省去增速机构，还可采用"阴拖阳"特殊驱动方式。

（3）轴承　螺杆压缩机的转子上，作用有轴向力和径向力，径向力是由于转子两侧所受压力不同而产生的，其大小与转子直径、长径比、内压比及运行工况有关。由于转子一端是吸气压力，另一端是排气压力，再加上内压缩过程的影响，以及一个转子驱动另一转子等因素，便产生了轴向力。轴向力的大小是转子直径、内压比及运行工况的函数。螺杆压缩机常用的轴承有滚动轴承和滑动轴承两种。由于气体力引起的轴承负荷很大，因此气体轴承和磁悬浮轴承等并不适用于螺杆压缩机。在螺杆压缩机设计中，无论采用何种形式的轴承，都应确保转子的一端固定，另一端能够伸缩。一般情况下，转子在排出侧轴向定位，在吸入侧留有较大的轴向间隙，让其自由膨胀，以便保持排出端有不变的最小间隙值，使气体泄漏为最小，并避免端面磨损。

在无油螺杆空气压缩机中，通常采用高精度的滚动轴承，以便得到高的安装精度，使压缩机获得良好的性能。由于无油螺杆压缩机的转速很高，在选择滚动轴承时应保证其有足够长的寿命。无油螺杆压缩机工作在中压或高压工况时，滚动轴承的计算寿命往往较低，因此无油螺杆压缩机的轴向或径向轴承有时也采用滑动轴承。

2. 工作原理　螺杆压缩机的工作循环可分为吸气、压缩和排气三个过程。随着转子旋转，每对相互啮合的齿相继完成相同的工作循环，简单起见，这里只研究其中的一对齿。

（1）吸气过程　2 - 27（a）为吸气过程即将开始时的转子位置。在这一时刻，这一对齿前端的型线完全啮合，且即将与吸气孔口连通。随着转子开始运动，由于齿的一端逐渐脱离啮合而形成了齿间容积，这个齿间容积的扩大，在其内部形成了一定的真空，而此齿间容积又仅与吸气口连通，因此气体便在压差作用下流入其中，图 2 - 27（b）中阴影部分表示，在随后的转子旋转过程中，阳转子齿不断从阴转子的齿槽中脱离出来，齿间容积不断扩大，并与吸气孔口保持连通。从某种意义上讲，也可以把这个过程看成活塞（阳转子齿）在气缸（阴转子齿槽）中滑动。吸气过程结束时的转子位置如图 2 - 27（c）所示，其最显著的特征是齿间容积达到最大值，随着转子的旋转，所研究的齿间容积不会再增加，齿间容积在此位置与吸气孔口断开，吸气过程结束。

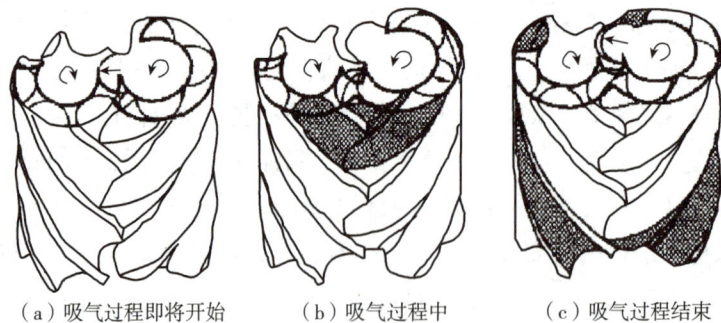

（a）吸气过程即将开始　　　（b）吸气过程中　　　（c）吸气过程结束

图 2 - 27　螺杆式压缩机吸气过程

（2）压缩过程　图 2 - 28 为螺杆压缩机的压缩过程。这是从上面看相互啮合的转子，图中的转子端面是排气端面，机壳上的排气孔口如图中粗实线所示。在这里，阳转子沿顺时针方向旋转，阴转子沿逆时针方向旋转。图 2 - 28（a）表示压缩过程即将开始时的转子位置。此时，气体被转子齿和机壳包围在一个封闭的空间中，齿间容积由于转子齿的啮合就要开始减小。随着转子的旋转，齿间容积由于转子齿的啮合而不断减小。被密封在齿间容积中的气体所占据的体积也随之减小，导致压力升高，从而实现气体的压缩过程［图 2 - 28 （b）］，压缩过程可一直持续到齿间容积与排气孔口连通之前［图 2 - 28 （c）］。

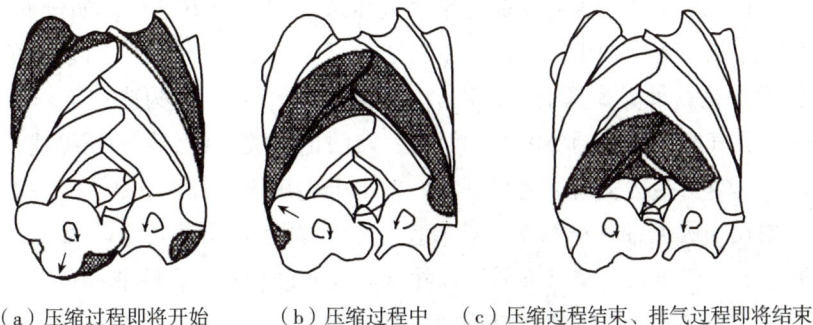

（a）压缩过程即将开始　　（b）压缩过程中　　（c）压缩过程结束、排气过程即将结束

图 2 - 28　螺杆式压缩机压缩过程

（3）排气过程　图 2 - 29 所示螺杆压缩机的排气过程，齿间容积与排气孔口接通后，即开始排气过程，随着齿间容积的不断缩小，具有排气压力的气体逐渐通过排气孔口排出［图 2 - 29 （a）］，这个过程一直持续到齿末端的型线完全啮合［图 2 - 29 （b）］。此时，齿间容积内的气体通过排气孔口被完全排出，封闭的齿间容积的体积将变为零。

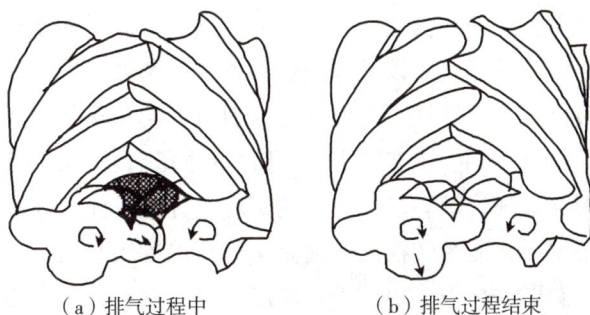

（a）排气过程中　　　　　（b）排气过程结束

图 2 - 29　螺杆式压缩机排气过程

从上述工作原理可以看出，螺杆压缩机是一种工作容积做回转运动的容积式气体压缩机械。气体的压缩依靠容积的变化来实现，而容积的变化又是借助压缩机的一对转子在机壳内做回转运动来达到。与活塞压缩机的区别，是它的工作容积在周期性扩大和缩小的同时，其空间位置也在变更。只要在机壳上合理地配置吸、排气孔口，就能实现压缩机的基本工作过程——吸气、压缩及排气过程。

知识链接

空气压缩机在线监控系统

空气压缩机在线监控系统是一种基于互联网技术的监控系统，通过传感器设备和数据采集装置实时监测空压机运行状态，并通过云平台进行数据存储和分析，实现远程监控和运维管理。实时监测空压机运行状态，提供运行数据和关键指标。可以实现以下目的：①自动诊断故障并发出警报，帮助运维人员快速定位和解决问题；②数据分析和报表，提供运行趋势和性能评估；③远程控制和调整空压机运行参数；④提高空压机的运行效率，降低维护成本。

二、真空泵

在制药生产中，有许多生产过程需要在低于大气压或真空情况下进行，如过滤、干燥真空蒸馏、真空蒸发等，这就需要从设备中抽出气体，产生真空。真空泵是获得低于大气压力的一种机械设备。

1. 往复式真空泵 是一种干式真空泵，是最古老的结构形式，其构造和工作原理与往复式压缩机基本相同，只是其吸气阀、排气阀要求更加轻巧，启闭更灵敏。真空泵的压缩比往往比压缩机的压缩比大得多。往复式真空泵结构坚固、运行可靠、对水分不敏感，极限压力为 $1 \sim 2.6kPa$，抽速范围在 $50 \sim 600L/s$。主要用于大型抽真空系统，如真空干燥、真空过滤、真空浓缩、真空蒸馏、真空洁净以及其他气体抽除等。往复式真空泵不适于抽除含尘或腐蚀性气体，除非经过特殊处理。由于一般泵体气缸都有油润滑，所以有可能污染系统的设备。

往复式真空泵由于转速低、排气量不均匀、结构复杂、零件多、易于磨损等缺陷，近年来已越来越多地被其他形式的真空泵所取代。

2. 油封式旋片真空泵 图2-30 为常见的小型油封式旋片真空泵，在圆筒形壳体内，偏心地安装着一个绕自身轴线旋转的转子。通常，转子上开有贯穿槽，槽内放置弹簧和两块旋片，旋片受弹簧作用紧贴在泵体内壁，并把泵腔分成两个工作室。旋转时，转子与泵腔始终处于内切状态，旋片随之旋转，在离心力的作用下进一步贴紧壳体内壁。通过工作室周期性地扩大和缩小，将气体吸入和排出。

油封式旋片真空泵的全部机件浸在真空油内。油起着油封、润滑和冷却作用。所产生真空度的大小，取决于系统中物料、真空油的蒸气压以及泵内机件的加工精度。这种类型的泵可用来抽除潮湿性气体，但不适于抽吸含氧过高、有爆炸性、有腐蚀性、对泵油起化学作用以及含有颗粒尘埃的气体。

3. 水环真空泵 是液环泵的一种。是制药厂常用的一种真空泵，属于湿式真空泵。所谓液环泵，是在工作时，液体在泵内形成液环，即与泵体同心的圆环，并通过此液环完成能量的转换以形成真空或产生压力的泵。在一般情况下，能量转换的介质是水，所以称为水环泵。图2-31 为水环泵的工作原理图，叶轮2 偏心地装在圆形的泵壳1 中，当叶轮旋转时，将事先灌入泵中的水抛到泵壳周围，形成一个水环。水环兼有液封和活塞作用，将叶片之间分隔成许多大小不等的密闭空间。叶轮叶片与水环之间的小室容积，由于偏心的作用，随叶片位置而变，自1'至4'，不断增大；而自5'至8'，则不断缩小。在扩大过程中，小室中形成一定的真空，于是将气体从吸入孔4 吸入；而在小室容积缩小的过程中，其中的气体受到压缩，在小室与排出孔5 连通时，就将压缩后的气体排出。

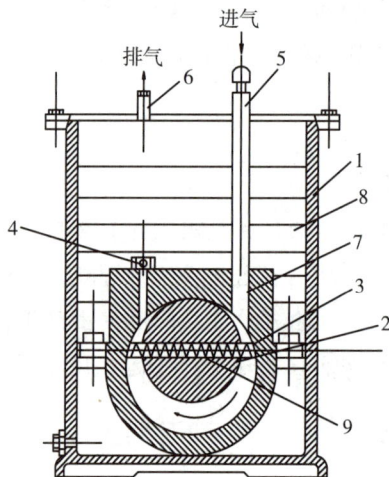

图2-30 油封式旋片真空泵
1—泵体；2—旋片；3—转子；
4—弹簧；5—排气阀

图2-31 水环泵工作原理图
1—泵壳；2—叶轮；3—端盖；4—吸入孔；
5—排出孔；6—液环；7—工作室

综上所述，水环泵中液体随叶轮而旋转，小室容积做周期性变化，水环泵就是靠这种容积的变化来吸气和排气的，故水环泵也是容积型泵。

水环泵具有以下特点。

（1）工作时要不断地向泵内供水。因为水环泵在排气时，不可避免地有部分液体随之被排走，为了保持恒定的水环，必须向泵内供水。另外，水环泵在压缩气体时所产生的压缩热，叶片搅动水环所产生的摩擦热，都会使水温上升，导致泵的真空度和气量下降。为了排除这些热量，也必须不断地向泵内供水，以作冷却之用。可用自来水通过冷却器的气水分离器由泵体下面送入泵内，如图2-32所示。

（2）气体在水环内从吸入排出是等温过程。也就是说，在这一过程中，气体的温度不发生变化。这是由于不断向泵内加水，水又不断地从排出管排出，故能及时带走泵在压缩气体时所产生的压缩热。

（3）因泵内无金属摩擦部位，故不需要润滑。

（4）结构简单、紧凑、无阀门、易损件少，故经久耐用。

（5）压缩比小，产生的最大真空度百分数为85%，最大排气压力很低；效率不高，一般为30%~45%。

基于上述特点，水环泵在低真空度和低排气压力范围内得到了广泛应用。作压缩机用时，排气压力为0.1~0.12MPa，尤其适用于输送易燃、易爆气体；作真空泵用时，极限真空度为73.326×10^2~162.65×10^2Pa，适宜于抽吸含有液体的气体。

图2-33为水环泵剖视图。它主要由铸铁的泵盖1、铸铁泵体2、青铜叶轮3、泵轴4及托架等部分组成。泵盖1与泵体2用螺栓紧固形成泵室，在泵室中安装具有12径向叶片的叶轮3，叶轮3悬臂安装在泵轴4上，用键5连接。叶轮上开有6个平衡孔13，用来平衡轴向推力。叶轮的旋转方向是不应改变的，所以泵盖外面有一箭头指明。泵体上部有进气口和排气口12。轴向密封部分由密封圈8、填料环7及铸铁压盖6组成。

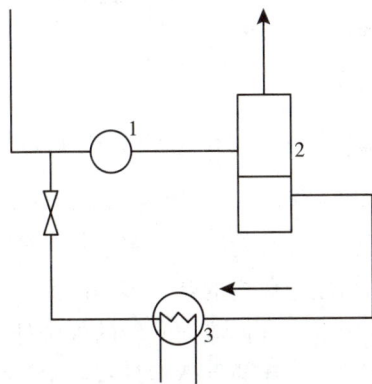

图2-32　水环泵-气水分离工作系统
1—水环泵；2—分离器；3—冷却器

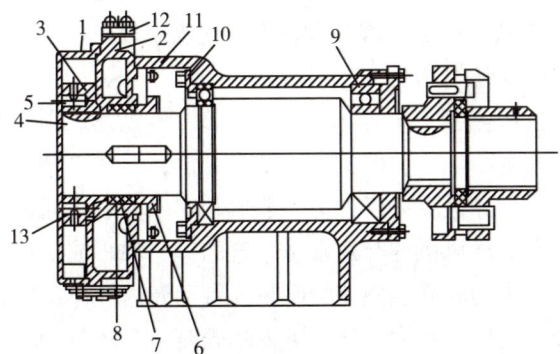

图2-33　水环泵剖视图
1—泵盖；2—泵体；3—叶轮；4—轴；5—键；6—压盖；
7—填料环；8—密封圈；9—滚珠轴承；10—压盖；11—轴承架；
12—进（排）气口；13—平衡孔

4. 喷射式真空泵　简称喷射泵，其工作原理是利用压力流体为动力，在其通过喷嘴后产生高速运动，并在喷嘴周围产生负压，由此抽吸系统中的气体并引射至排出口，从而完成输送流体的装置，故又称流体作用泵。它既可输送液体也可输送气体。在制药生产中，喷射泵主要用于抽真空，也可作混合器使用。

喷射泵的工作流体可以是蒸汽，也可以是液体或气体。常见蒸汽喷射泵的结构如图2-34所示。工作蒸汽通过绝热膨胀，将压力能转化为速度能，以超音速的速度由喷嘴喷出，同时压力降低。工作蒸汽与被抽吸气体在混合室进行混合，同时也进行能量交换。当流体流至扩压器的前段时，一边进行能量

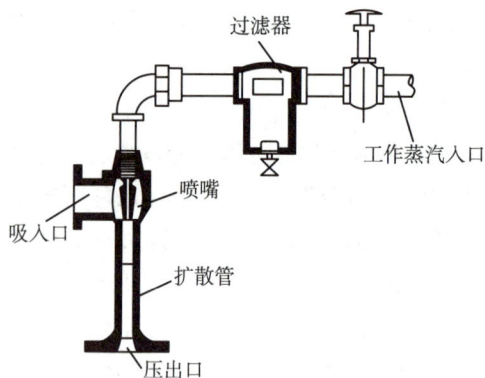

图 2 - 34 单级蒸汽喷射泵

1—工作蒸汽入口；2—过滤器；3—喷嘴；

4—气体吸入口；5—扩散管；6—压出口

交换，一边逐渐压缩，至喉部时完成混合过程，速度可达音速范围。在扩压器的后段，速度逐渐降低，压力升高，最后从压出口排出。

喷射泵的特点：构造简单、紧凑、没有活动部件，可以用各种耐腐蚀材料制作。但效率很低，只有 10% ~ 25%，并且只用于工作流体与输送流体可以混合的场合。用蒸汽作为工作流体时，蒸汽消耗量大，启动缓慢，因此一般不用于输送气体。

单级蒸汽喷射泵可以产生绝对压为 13kPa 的低压，若要得到更高的真空度，可采用多级喷射泵。

三、风机

风机是用来输送气体的一种通用机器，制药生产中的净化空调系统、隧道式干燥系统、沸腾干燥器等都应用到风机。

1. 通风机　是一种在低压下沿着导管输送气体的机械。在制药生产中，通风机的使用非常普遍，尤其是在高温和毒气浓度较大的车间，常用它来输送新鲜空气、排除毒气和降低气温等，这对保证操作人员的健康具有很重要的意义。

制药生产中应用较多的是轴流式通风机和离心式通风机。

（1）轴流式通风机　如图 2 - 35 所示，在机壳内装有迅速转动的叶轮，叶轮上固定着叶片。当叶轮旋转时，叶片推击空气，使之做与轴平行方向的流动，叶片将能量传给空气，使气体的排出压力略有增加。轴流式通风机的排气量大，但风压很小。轴流式通风机常装在需要送风的墙壁或顶板上，也可以临时放置在一些需要送风的场合。

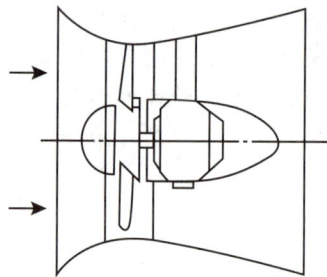

图 2 - 35 轴流式通风机工作原理

（2）离心式通风机　如图 2 - 36 所示，其结构和工作原理与离心泵相似。它的机壳也是蜗壳形，但蜗壳断面有矩形和圆形两种形式。叶片的基本形状有圆弧形、直线形和机翼形三种。一般低、中压离心式通风机多是矩形机壳，叶片的数目较多且长度较短。低压离心式通风机的叶片常是平直的，与轴心成辐射状安排。中、高压通风机的叶片多是向后弯曲的。由电机带动的高速旋转的叶轮，带动壳内气体旋转，在离心力作用下，气体流向叶轮的外圆处，速度增加，动压头加大。气体进入蜗壳时，一部分动压头转变为静压头，从而使气体在具有一定的静压头与动压头的情况下排出。与此同时，中心处产生低压，将气体源源不断地吸入壳内。

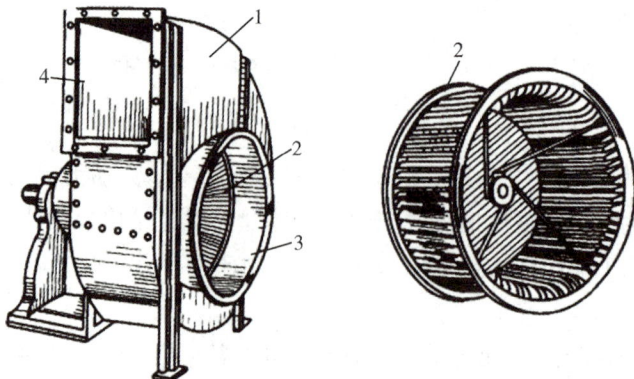

图 2 - 36 离心式通风机结构示意图

1—技壳；2—工作叶轮；3—吸入口；4—排出口

2. 鼓风机　在制药生产中应用最广的是罗茨式鼓风机。它属于定容积式风机，通常用在输气量较大而压力不高的场合。

罗茨式鼓风机的工作原理与齿轮泵相似，如图 2-37 所示。它主要由一个跑道形机壳和两个转向相反的"∞"字形（纺锤形）转子所组成。转子之间（0.4mm）以及转子和机壳之间（0.3mm）的缝隙都很小，两个转子转动时，在机壳内形成了一个低压区和高压区，气体从低压区吸入，从高压区排出。如果改变转子的旋转方向，则吸入口和压出口互换。因此，在开车前应仔细检查转子的转向。

罗茨式鼓风机的特点：当压力在一定范围内变化时，其输气量为一常数，故称"定容式"风机。风量的调节采用旁路回流的方法，出口阀门不能关闭太小。其优点是由于转子与机壳之间存在向隙，无往复运动部件，所以无须润滑，且排气中不含油分；结构简单，制造、维修方便。缺点主要是在压力较高时，气体泄漏较大，磨损较严重，噪音大，因而对转动部件及壳体内壁的加工精度要求较高，同时操作时，风机的温升不可过高，否则转子易受热膨胀而"咬死"。长期不用时，应对罗茨式鼓风机每间隔 72 小时盘车一次，每次盘车数周，以免转子锈死，造成无法启动。

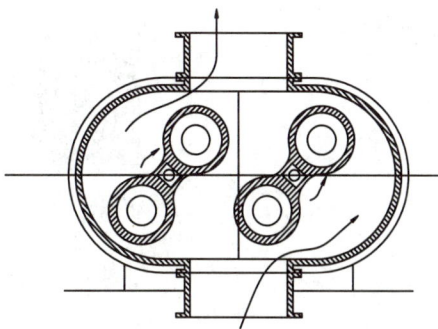

图 2-37　罗茨式鼓风机工作原理

目标检测

一、单选题

1. 活塞式空气压缩机相对于理论循环，实际循环多的工作过程是（　　）
   A. 膨胀　　　　　　　B. 吸气　　　　　　　C. 压缩　　　　　　　D. 排气

2. 活塞上设有（　　）以密封活塞与气缸的间隙
   A. 活塞环　　　　　　B. 机械密封　　　　　C. 气环　　　　　　　D. 填料密封

3. 保护空压机在额定压力范围内安全运转的保护装置是（　　）
   A. 安全阀　　　　　　B. 逆止阀　　　　　　C. 放水阀　　　　　　D. 放油阀

4. 空压机的修理必须在（　　）后进行
   A. 停机　　　　　　　B. 泄压　　　　　　　C. 启动前　　　　　　D. 启动后

5. 不同斜口的活塞环交替安装在活塞上，要求（　　）
   A. 将开口位置错开90°　　　　　　　　　　　B. 将开口对齐
   C. 开口位置错开180°　　　　　　　　　　　　D. 开口位置错开270°

二、多选题

1. 输送气体的设备可根据气体进、出口产生的压力差或出口同进口压力的比值（压缩比）分为（　　）
   A. 压缩机　　　　　　B. 鼓风机　　　　　　C. 通风机　　　　　　D. 真空泵

2. 活塞式压缩机按气缸按排列方式分为（　　）
   A. 立式　　　　　　　B. 卧式　　　　　　　C. 角式　　　　　　　D. 对置式

3. 活塞式压缩机实际循环的工作过程有（　　）
   A. 膨胀　　　　　　　B. 吸气　　　　　　　C. 压缩　　　　　　　D. 排气

4. 活塞式压缩机维护保养一般分为（　　）
   A. 日常预防性维护　　B. 一级保养　　　　　C. 二级保养　　　　　D. 三级保养

5. 排气压力不正常降低或升高，原因可能是（　　）

A. 吸排气阀漏气　　　　　B. 活塞环漏气　　　　　C. 吸入管路阻力过大　　　D. 外漏

三、思考题

1. 活塞式压缩机的工作原理是什么？何为余隙？

2. 空压机排气压力降低，试分析其原因，如何进行实际检查并解决？

书网融合……

重点小结	微课	习题

项目三　分离设备运维技术

学习目标

知识目标：通过本项目的学习，应能掌握常用过滤机和离心机的结构、工作原理、性能特点；熟悉常用过滤机和离心机的类型及适用场合；了解其他非均相物系分离设备的结构和工作原理。

能力目标：具备常见分离设备运行和维护的能力。

素质目标：通过本项目的学习，树立科学严谨、一丝不苟的工作态度，践行绿色安全环保理念。

情境导入

情境：某药厂员工小刘在操作板框压滤机时，发现滤板结合面漏液严重。小刘检查了压紧装置的压力是符合要求的。

思考：1. 板框压滤机在开车前应做哪些检查？

2. 板框压滤机板面漏液的原因有哪些？

3. 如何排除故障恢复正常生产？

任务一　概　述

在制药生产中，常会产生含有大量尘灰或雾沫的气体，以及有产品悬浮在液体内的悬浮液。为了回收有用物料、获得产品、净化气体，都必须进行非均相的分离操作。如从母液中分离固体的成品或半成品；药物经气流干燥后的产品或半成品；反应液中取得结晶产品等过程都是分离操作。另外，非均相系的分离在环境保护、"三废"处理方面也具有重要意义。

常用的非均相分离方法主要有以下三种。

（1）过滤法　使非均相物料通过过滤介质，将颗粒截留在过滤介质上而得到分离。

（2）沉降法　颗粒在重力场或离心力场内，借自身的重力或离心力使之分离。

（3）离心分离　利用离心力的作用，使悬浮液中的微粒分离。

一、分离设备的类型及应用

1. 分离设备的类型　依靠机械作用力，对固－液、液－液、气－液、气－固等非均相混合物进行分离的设备均称为机械分离设备。按分离的推动力不同，机械分离设备可分类如下。

（1）过滤机械　是指利用加压过滤和真空过滤的设备。

（2）沉降器　是指利用重力沉降或旋流器操作的设备。

（3）离心机　是指利用离心过滤或离心沉降操作的机械。

2. 分离设备的应用　固液分离在制药工业生产上是一类经常使用又非常重要的单元操作。在原料药、制药乃至辅料的生产中，固液分离技术的效能都将直接影响产品的质量、收得率、成本及劳动生产率，甚至还关系到生产人员的劳动安全与企业的环境保护。

二、过滤机械的类型

过滤机根据操作压力的大小，分为常压、加压和真空过滤机。常压过滤效率低，仅适用于易分离的物料，加压和真空过滤机在制药工业中被广泛采用。例如：在抗生素的生产中，发酵液过滤一般多采用板框压滤机、转鼓真空过滤机和折带真空过滤机，也有采用立式螺旋卸料离心机等。在原料药的生产上，大部分产品是结晶体，结晶体先通过离心过滤机脱水，然后干燥，最后获得最终产品。

（一）加压过滤机

在滤室内施加高于常压的操作压力的过滤机称为加压过滤机，简称压滤机。加压过滤机的操作压力一般为 0.3~0.8MPa，个别可达 3.5MPa，适用于固液密度差较小而难以沉降物料的分离；或固体含量高和要求得到澄清的滤液；或要求固相回收率高、滤饼含湿量低的场合。由于加压过滤机的过滤推动力大、过滤速率高、单位过滤面积占地少、对物料的适应性强、过滤面积的选择范围宽，故应用十分广泛。

加压过滤机按操作特点，可分为间歇式和连续式两类。间歇式加压过滤机可分为水平板式、板框式、厢式和加压叶滤机四种。加压叶滤机又分为立式垂直滤叶、立式水平滤叶、卧式垂直滤叶和卧式水平滤叶四种；板框式加压过滤机的压紧装置有手动、液压和自动等方式；厢式加压过滤机有液压、自动和带隔膜压榨三种方式。连续式加压过滤机可分为盘式加压过滤机、转鼓式加压过滤机和筒式加压过滤机三种。

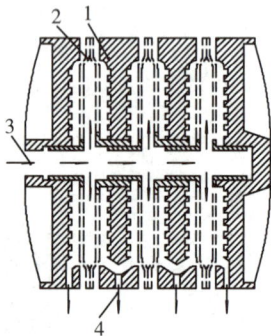

图 3-1 厢式加压过滤机过滤原理
1—滤板；2—滤布；
3—滤浆进口；4—滤液出口

1. 厢式加压过滤机 结构与板框加压过滤机相似（图 3-1），但是只有滤板，没有滤框。每块滤板均有凸起的周边，代替滤框作用，故滤板表面呈凹形。两块滤板的凸缘相对合构成滤室。厢式加压过滤机与板框加压过滤机相比，其机件少，单位过滤面积的造价可降低 15% 左右；由于密封面减少，密封更可靠。但是滤布安装与清洗麻烦，滤布容易折损，操作成本较高。相比之下，大多用于大处理量的生产中。

2. 加压叶滤机 主要用于悬浮液中固体含量较少（≤1%），和需要液相而废弃固相的场合，如用于制药的分离过程等。按我国行业标准规定，加压叶滤机的基本形式有四种，如图 3-2 所示。

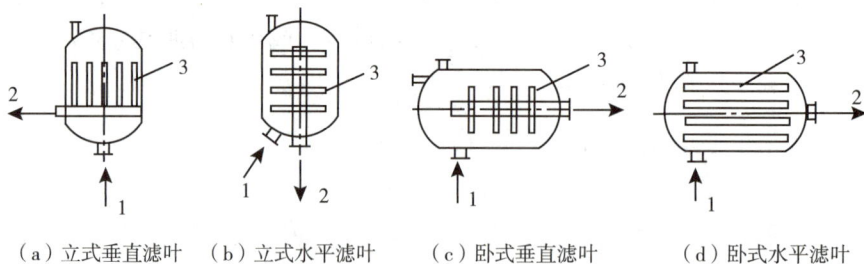

（a）立式垂直滤叶　　（b）立式水平滤叶　　（c）卧式垂直滤叶　　（d）卧式水平滤叶

图 3-2 加压叶滤机的基本形式
1—滤浆；2—滤液；3—滤叶

与其他形式的加压过滤机相比，加压叶滤机具有以下特点。

（1）滤叶等部件均采用不锈钢制造，在对机械设备卫生条件要求较高的生产过程，如制药、啤酒、饮料等行业中应用广泛。

（2）槽体容易实现保温或加热，可用于过滤操作要求在较高温度下进行的场合。

（3）密封性较好，操作比较安全，适用于易挥发液体的过滤。

（4）滤布的损耗量低，对于要求滤液澄清度高的过滤，一般采用预敷层过滤，这是加压叶滤机常用的一种工艺。

3. 转鼓式加压过滤机　是在静止外筒内套装转鼓，外形及结构与转鼓真空过滤机相似，如图 3 - 3 所示。转鼓与外筒之间由隔板分隔成过滤、洗涤、干燥、卸饼及滤布清洗等若干区域，操作时，用泵向过滤区输送料浆进行过滤；然后用热水或溶剂洗涤滤饼；在干燥区以过热蒸汽或压缩空气置换滤饼中的残液；在卸饼区有压缩空气自鼓内向外反吹使滤饼剥离，并用刮刀卸饼；卸饼后的滤布用洗水喷嘴清洗。

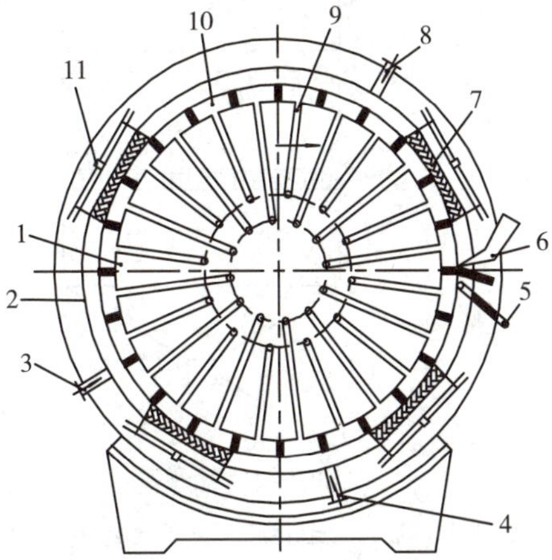

图 3 - 3　转鼓式加压过滤机

1—转鼓；2—外筒；3—洗涤液进口；4—料浆进口；
5—滤布清洗喷嘴；6—刮刀；7—隔板；8—压缩空气；
9—滤液管；10—隔板；11—密封用气体

转鼓式加压过滤机优点是操作连续、滤饼含湿量低、洗涤效果好、洗水耗量低。缺点是结构复杂、维修较困难、造价高。转鼓式加压过滤机适于大规模生产应用。

（二）真空过滤机

真空过滤机是用抽真空的方法抽取滤室内的气体，使滤室与大气之间产生压差，迫使滤液穿过过滤介质，固体颗粒被过滤介质截留，以达到固液分离的目的。真空过滤原理和加压过滤原理基本相同，所不同的是由于滤室内过滤介质的一侧压力低于大气压，推动力较小。

1. 真空抽滤器　抽滤器是在真空操作下最简单的过滤设备。通常采用陶质制品或搪瓷制品。抽滤器结构如图 3 - 4 所示，呈圆筒形，上部敞口，中部有一块过滤隔板，下部为滤液室，装有真空接口和放滤液口，在隔板上铺滤布，悬浮液从上部敞口放入，在真空抽滤下滤液通过滤布和过滤隔板的孔眼，进入滤液室，滤渣留在滤布上。过滤后滤渣可以洗涤，滤干后滤渣从敞口取出。

抽滤器优点是结构简单、使用可靠、价格低廉、耐腐蚀，滤渣可以洗涤。缺点是过滤面积小、速度慢、人工间歇操作、滤渣中含液量也较多；适用于悬浮液中含固相量较少的场合。

2. 转筒真空过滤机　是一种利用压差作为推动力的连续式过滤机。其特点是把过滤、洗涤、吹干、卸渣和清洗滤布等阶段的操作在转筒的旋转过程中完成，转筒每旋转一周，过滤机就完成一个循环周期。

转筒真空过滤机的主要部件是一个水平放置的回转圆筒，简称转鼓，结构如图 3 - 5 所示。筒上钻有许多小孔，外面包上金属网和滤布。转鼓的内部用隔板分成 18 个互不相通的扇形格，各室经空心主轴内的通道与分配头转动盘上的扇形孔一一相通。转鼓水平放置，下部浸在料液槽中，滤液穿过过滤介质进入扇形格室，流至分配头转动盘上的扇形孔内，固体颗粒被截留在滤布上形成滤饼。

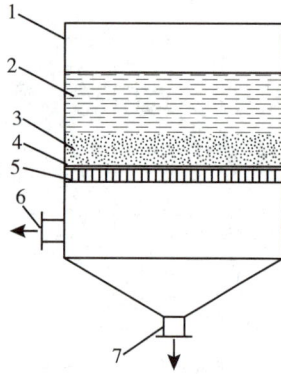

图 3-4 抽滤器

1—过滤器；2—悬浮液；3—滤渣层；4—滤布；
5—隔板；6—接真空；7—滤液出口

图 3-5 转筒真空过滤机

1—转筒；2—滤饼；3—刮刀

转筒真空过滤机的另一个重要部件是分配头。分配头结构如图 3-6 所示，由转动盘和固定盘组成。转动盘与空心轴联结在一起，工作时随转鼓一起转动。盘上的各扇形孔与转鼓上各扇形格室组成若干个互不相连的通道。分配头的固定盘直径与转动盘相同，在与转动盘扇形孔相对应的位置上，开几个角度不同的扇形孔，分别与真空或压缩空气管路相通。转动盘与固定盘端面接触，并用弹簧将其压紧，以保证两盘间既能相对运动，又形成端面密封。

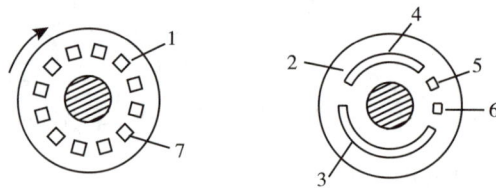

图 3-6 分配头

1—转动盘；2—固定盘；3—与真空管路相通的孔隙；
4—与洗涤液贮槽相通的孔隙；5、6—与压缩空气
管路相通的孔隙；7—转动盘上的小孔

转筒真空过滤机最大的优点是操作自动化，单位过滤面积的生产能力大，只要改变过滤机的转速便可以调节滤饼的厚度。缺点是过滤面积远小于板框压滤机，设备结构比较复杂，滤渣的含湿量比较高，一般为 10% ~30%，洗涤也不够彻底等。

转筒真空过滤机适用于颗粒不太细、黏性不太大的悬浮液。不宜用于温度太高的悬浮液，以免滤液的蒸气压过大而使真空失效。

三、离心机的类型

利用离心力作为推动力分离液相非均相的过程称为离心分离。其设备称为离心机，有时也称离心设备。离心分离过程一般分为三种，即离心过滤、离心沉降和离心分离。

1. 按分离过程分类

（1）过滤式离心机　作用原理与过滤相似，但其推动力是离心力而不是重力或压力差。如三足式过滤离心机、过滤式螺旋卸料离心机等。

（2）沉降式离心机　在离心力的作用下，用沉降的原理分离液相非均相。如螺旋卸料沉降式离心机、刮刀卸料沉降离心机等。

（3）离心分离机　依靠离心力来分离乳浊液或含有微量固体的乳浊液。如碟式分离机、管式分离机等。

2. 按分离因素分类

（1）常速离心机　$F_r < 3500$，F_r一般在 600~1200，此类离心机转鼓直径较大、转速较低。

（2）高速离心机　F_r一般在 3500~50000，此类离心机转鼓直径较小、转速较高。

（3）超高速离心机　$F_r > 50000$，此类离心机转鼓为细长管式，转速很高。

3. 按运转的连续性分类

（1）间歇运转式离心机　其加料、分离、卸渣过程在不同转速下间歇进行。如三足式上部卸料离心机。

（2）连续运转式离心机　是在全速运转的情况下完成加料、分离、洗涤、卸渣等过程。如卧式刮刀卸料离心机。

4. 按卸料方式分类　可分为人工卸料、重力卸料、刮刀卸料、活塞推料、螺旋卸料、振动卸料和离心力卸料等离心机。

此外，还可以按离心机转鼓轴线在空间位置分成立式、卧式等。

任务二　板框式压滤机运行与维护

一、板框式压滤机的结构原理

板框式压滤机的结构如图 3-7 所示，主要由尾板（止推板）、滤板、滤框、头板（压紧板）、主梁和压紧装置等组成。在头板和尾板之间，依次交替排列着滤板和滤框，板框之间夹有滤布，板框上的支耳架在主梁上，通过压紧装置的压力，将各板框联结成一整体。

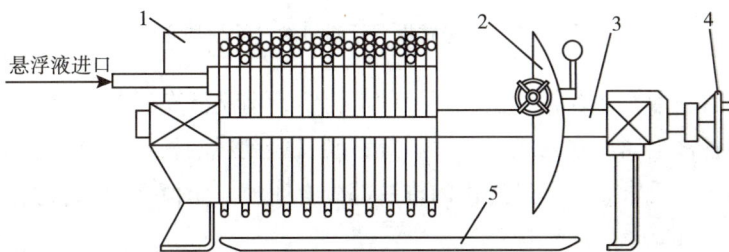

图 3-7　板框式压滤机
1—尾板；2—头板；3—主轴；4—压紧装置；5—滤液槽

滤板和滤框的构造如图 3-8 所示，外形多为正方形，在板和框的两个上角开有小孔，在叠合后构成供滤浆或洗水的通道。滤框的两侧覆以滤布，框架与滤布围成容纳滤浆和滤饼的空间。滤板为支撑滤布而做成实板，为形成流出滤液的通道而在滤板上刻有凹槽。滤板又有洗涤板和一般滤板之分，结构略有不同，为易于识别，在板、框外侧制有小钮或其他标志。滤板为一钮，滤框为二钮，洗涤板为三钮。组合时，按钮数以 1、2、3、2、1……的顺序排列。所需板框数目由生产能力、滤浆浓度等因素来决定。

图 3 - 8 滤板和滤框结构

1—滤浆通道；2—洗涤液通道

过滤时悬浮液在一定压力下，经滤浆孔道由滤框角上的暗孔进入框内，滤液分别穿过框两侧滤布，自相邻滤板沟槽流出液出口排出。固体被截留在框内空间，形成滤饼，待滤饼充满框内，过滤操作结束。

洗涤时，需先将悬浮液进口阀和洗涤板下方滤液出口阀关闭，将洗水压入洗水通道，经由洗涤板角上的暗孔进入板面与滤布之间。洗水横穿第一层滤布及滤框内的滤饼层，再穿过第二层滤布，最后由过滤板下方的洗液出口排出，如图 3 - 9 所示。

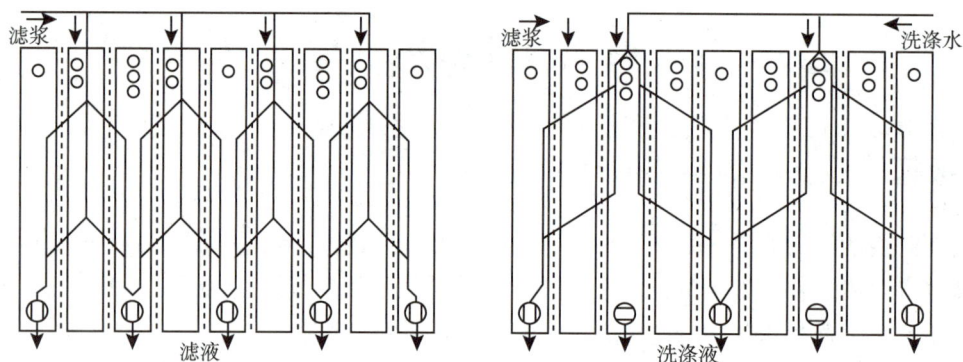

图 3 - 9 明流式板框压滤机的过滤与洗涤

洗涤后，旋松压紧装置，将各板、框拉开，卸下滤饼，清洗滤布，整理板框，重新装好，以进行下一个操作循环。用各种金属、木材或工程塑料等不同材料制成的板框，可适应不同性质的滤浆，视滤液暴露在空气中的污染要求，板框过滤机的排液部分有明流、暗流之分。根据需要，板框过滤机的操作压力一般不超过 1MPa。

板框式过滤机优点是结构简单、制造方便、附属设备少、对不同性质的滤浆适应性好，广泛应用于制药生产中。缺点是装卸、清洗皆为手工操作，劳动强度大，滤布损耗较大。近年来发展的各种自动板框过滤机，在减轻人工劳动强度上都有所改善。

压紧机构根据操作压力与滤板尺寸提供滤室密封的压紧力。压紧机构的结构型式影响压滤机的价格和可靠性。通常框内尺寸小于 450mm×450mm 的采用手动压紧，框内尺寸大于 800mm×800mm 的采用液压压紧，上述尺寸范围之间的可以采用手动压紧、自动压紧或液压压紧。

二、板框式压滤机的运行

1. 启动前准备工作

（1）检查管路与压滤机板框、滤布是否保持清洁。

（2）按规定穿戴好工作服、鞋、帽等保护品，检查环境卫生符合要求，准备好设备运行记录。

（3）设备状况检查

1）检查进出管路、连接是否有渗漏或堵塞。

2）检查油泵能否正常运转，油液是否清洁，油位是否足够。

3）检查机架各连接零件及螺栓、螺母有无松动，随时予以调整紧固。相对运动的零件必须经常保持良好的润滑。

4）检查管道上的阀门是否处于正常开关位置，进液泵及各阀门是否正常。

5）检查压力表、安全阀等安全附件是否完好。

6）带电设备接地是否完好。

2. 启动　板框压滤机的运转流程如图 3 – 10 所示。开始过滤时滤液往往浑浊，然后转清。如滤板间有较大渗漏，可适当加大中顶板顶紧力，但因滤布有毛细现象，仍有少量滤液渗出，属正常现象，可由容器接收。

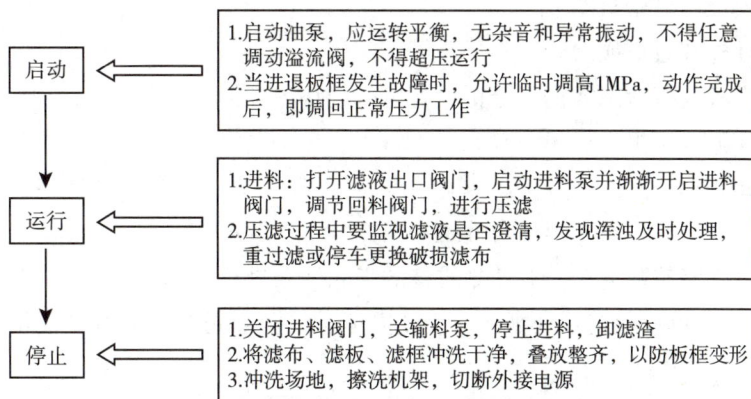

图 3 – 10　板框式压滤机的运转流程图

压滤结束，卸滤渣后要将滤布、滤板、滤框冲洗干净，叠放整齐，以防板框变形，也可依次放在压滤机里用压紧板顶紧以防变形。

3. 安全操作注意事项

（1）压滤机的减速器齿轮、压紧螺杆、减速器等，应运转平稳、无异音。

（2）压滤机压紧时，前机座无晃动。

（3）滤板和滤框的移动装置及卸料装置、电气控制系统等，要运转正常。

（4）液压压紧装置密封性要良好，液压系统运行正常、无泄漏现象。

（5）设备带压操作，压力表、安全阀等安全附件要定期校验，带电设备接地完好。

三、板框式压滤机的预防性维护

1. 每日预防性维护

（1）检查油泵排出压力是否正常。

（2）检查油泵运转时声音及振动、轴承温度。

（3）检查进出管路、连接是否有渗漏或堵塞。

（4）检查滤板、滤框和滤布是否有破损。

（5）检查油液是否清洁，油位是否足够。

（6）检查机架各连接零件及螺栓、螺母有无松动。

（7）检查液压缸运行是否正常。

（8）保持设备清洁。

（9）如果发现异常，及时报告。

2. 每月预防性维护

（1）确定每月预防性维护工作。

（2）检查滤板滤框变形情况。

（3）检查液压缸与主机方向是否平行，并纠正。

（4）检查换向阀、限位开关是否正常。

（4）对设备状态检测数值进行统计分析，分析设备运行状态趋势。

（5）做好检查维护记录。

3. 每季度预防性维护

（1）检查主梁的直线度。

（2）检查和更换液压缸密封圈。

（3）修正支撑环外圆或更换。

（4）统计季度设备运行状态数据，分析设备运行趋势。

（5）进行设备故障分析报告。

4. 每年预防性维护

（1）确认进行板框压滤机的每年预防性维护工作。

（2）结合季度设备状态数据表，对计划维修的齿轮油泵进行维修。

1）泵体解体检查，目视检查泵壳腐蚀与机械损坏，根据泵壳腐蚀或机械损伤程度决定是否修补或更换。

2）检查齿轮腐蚀及磨损，测量间隙，如果间隙过量，应予更换。

3）检查泵轴、键的腐蚀、磨损及变形情况。

4）检查轴承，检查内、外圈及滚珠有无金属疲劳迹象。

5）更换密封件；检查轴套，如果配合间隙过大或表面磨损，予以更换。

（3）结合季度设备状态数据表，对计划维修的液压缸进行维修。

1）检查活塞杆的直线度，要求≤0.3/100mm，校正或更换。

2）检查缸筒、活塞、密封件的磨损情况，严重者予以更换。

四、板框式压滤机的常见故障及处理

板框式压滤机常见故障及处理见表 3－1。

表 3－1　板框式压滤机常见故障及处理

故障	原因	处理方法
板框压紧面漏液	1. 主轴磨损 2. 滤板、滤框变形 3. 进料压力过高 4. 压不紧 5. 压紧面有杂质 6. 进料口、出液口未拧紧 7. 橡胶膜损坏	1. 调直或更换 2. 更换滤板、滤框 3. 调整进料压力 4. 调继电器电流 5. 清除杂质 6. 拧紧进料、出液管口 7. 更换
压紧装置失灵	1. 推力轴承损坏以致损坏螺杆 2. 大齿轮轴套螺母的螺纹损坏	1. 更换轴承、螺杆 2. 换大齿轮轴套螺母

续表

故障	原因	处理方法
尾板断裂	1. 尾板安装不符合要求 2. 材质不符 3. 电流继电器失灵 4. 压偏	1. 换尾板、螺杆 2. 更换尾板 3. 更换继电器 4. 重新压紧
压力不足	1. 皮碗坏 2. 液压缸磨损	1. 换皮碗 2. 修复油缸
滤液浑浊或出液少	1. 滤布破损 2. 压紧面未压着滤布	1. 更换或修补 2. 调整、铺平

任务三　平板式离心机运行与维护 📱微课

PPT

一、平板式离心机的结构原理

(一) 过滤式离心机

离心过滤过程常用来分离固体浓度较高且颗粒较大的悬浮液。此过程由过滤式离心机完成，过滤离心机离心过滤原理如图 3-11 所示。过滤式离心机转鼓上均匀分布许多小孔，供排出滤液用，转鼓内壁上覆有过滤介质。转鼓旋转时，转鼓内的悬浮液在离心力的作用下，其中的固体颗粒沿径向移动被截留在过滤介质表面，形成滤饼层，而液体则透过饼层、过滤介质和鼓壁上的小孔被甩出，从而实现固体颗粒与液体的分离。

过滤式离心机一般用于过滤固体颗粒尺寸大于 $10\mu m$、滤饼压缩性不大的悬浮液。

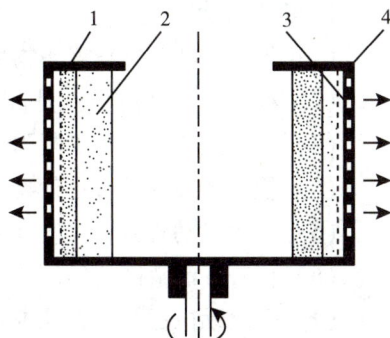

图 3-11　离心过滤工作原理

1—滤饼；2—悬浮液；

3—过滤介质；4—转筒

(二) 平板式离心机

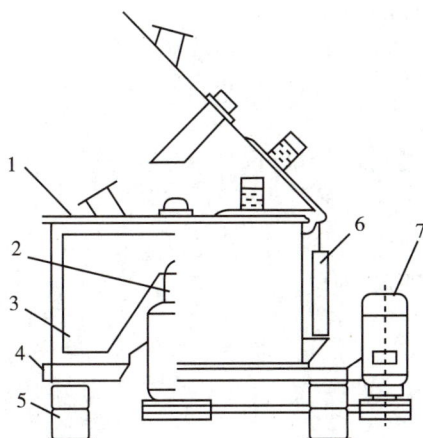

图 3-12　平板式离心机结构示意图

1—大翻盖；2—主轴组合；3—转鼓；4—平板操作台；

5—减振器；6—开盖装置；7—电机

平板式离心机是一种过滤式离心机，其利用转鼓的高速运转产生的离心力，将注入转鼓内悬浮液通过转鼓内的滤袋及转鼓壁孔分离，滤渣被截留在转鼓内，滤液甩至外腔汇积后经过排液口流至收集器。

接通电源离心机运转，转鼓旋转方向必须符合方向指示牌的转向，到高速后，缓慢均匀加料进行分离（需要时洗涤）；结束后应先切断电源，再操纵制动手柄，缓慢制动，一般在 30 秒以内。切勿急刹车，以免机件受损，转鼓未全停止勿用手接触转鼓，待转鼓停止后，通过起重设备将滤袋连同分离后的物料一并吊出进行放料。

机器结构示意图 3-12 所示，主要由传动装置、机座组合（包括底板、减振器等）、机壳组合（包括外壳、翻盖等）、转鼓组合（包括拦液板、筒体、转鼓底）。转鼓立式安装在封闭腔内，整机座在四个减振器上。

1. 传动装置 由驱动电机、皮带轮、皮带等组成。

2. 机座 平板机座，在机座的四个角处，固定四个减振器，以承受垂直方向的动载荷并起缓冲作用。底板下面装有排液管，分离的液相由此排出。

3. 机壳组合 机壳身由法兰和壳身焊接而成，通过螺栓安装在机座上，机盖与机壳身连接处嵌有无毒硅橡胶密封圈，机盖为直接提出型。

4. 转鼓组合 主要由拦液板、内胆、转鼓底平衡组成，通过转鼓底上锥孔与转动主轴连接，分离的液相由滤孔排出。

（三）平板式离心机的特点

平板式离心机取消传统悬挂式机腿，采用平板配重及隔振器吸振，机座为平板式结构，大翻盖便于清洗，大翻盖采用独特快开扳手，启盖有手动、气动液压、电动等方式。

各操作工序可按要求调整，滤饼能得到充分洗涤。具有起动平稳、分离因数可调、容量大、效率高、适应性强、操作简便、卸料快捷、环境洁净、带动强度低、安全性高等特点。

二、平板式离心机的运行

1. 开机前检查

（1）根据过滤物料粒度等物性，选择合适的滤布（滤网）材质与目数。

（2）检查滤布（滤网）是否紧贴转鼓，有无破裂。

（3）检查螺栓、螺母等紧固件有无松动等现象。

（4）检查转鼓内是否有杂物，是否有严重腐蚀、破裂、变形等现象。

（5）用手盘动转鼓，检查有无碰擦等现象。

（6）检查各润滑部位的润滑情况。

（7）先启动电源试车，检查转鼓的旋转方向与机壳上指示牌的箭头是否一致。

2. 机器运行

（1）启动电机，离心机直接升至高速后进行加料，均匀布料，加料结束，开始进行过滤脱水。

（2）需要对滤饼进行洗涤的物料，开启洗涤阀，冲洗滤饼并脱水达到要求为止（此步操作可根据工艺和分离要求选用或不用）。

（3）脱水完成后，电机停机，打开盖子，人工用铲子将物料铲出。

三、平板式离心机的预防性维护

1. 每日预防性维护

（1）检查机架各连接零件及螺栓、螺母有无松动。

（2）检查各润滑部位的润滑情况。

（3）检查转鼓内是否有杂物，是否有严重腐蚀、破裂、变形等现象。

（4）用手盘动转鼓，检查有无碰擦等现象。

（5）检查机器运转时的声音及振动。

（6）保持设备清洁。

（7）如果发现异常，及时报告。

2. 每季预防性维护

（1）检查机器连接部件是否松动，并及时紧固。

（2）检查轴，有无损伤、变形。

（3）检查离心机有无振动及异常响声。

（4）检查、更换离心机皮带

（5）做好检查维护记录。

3. 每半年预防性维护

（1）包括每季预防性维护内容。

（2）解体，更换润滑脂。

（3）检查转鼓底有无腐蚀变形、铆钉有无松动，脱落。

（4）检查转鼓，查看焊缝有无腐蚀情况，特别是纵焊缝。

（5）检查转鼓圆度。

（6）检查、修理、更换主轴轴承。

（7）检查转鼓与主轴配合处是否均匀紧固，无晃动、松动、间隙。

（8）检查调整开盖、减振保护装置是否灵敏。

4. 每年预防性维护

（1）包括每半年预防性维护内容。

（2）检查、更换主轴。

（3）检查、修理转鼓焊缝，必要时需补焊、探伤。

（4）检查、修理地盘、轴承座，必要时更换。

（5）对转鼓进行平衡校验。

四、平板式离心机的常见故障及处理

平板式离心机常见故障及处理见表 3 – 2。

表 3 – 2　平板式离心机常见故障及处理

故障	原因	处理方法
离心机强烈振动	1. 布料不均匀 2. 滤布局部破损漏料 3. 鼓壁部分滤孔堵塞 4. 出液口堵塞，导致转鼓在积液中旋转 5. 主轴螺母松动 6. 减振器损坏 7. 安装不平 8. 转鼓变形	1. 根据物料性质采用合理的加料方式，尽量使转鼓内物料分布均匀 2. 更换滤布 3. 卸下机壳，清除转鼓壁内外的沉积物 4. 卸下机壳和出液管，清除管内和底盘内的沉积物 5. 拧紧螺母，批好防松垫圈 6. 更换减振器 7. 找正水平 8. 整形，重新动平衡
异常响声	1. 转鼓、外壳内有异物，转动件碰擦 2. 各传动部位连接松动 3. 轴承过度磨损或已损坏，润滑失效 4. 三角带伸长或磨损	1. 清除异物，正确安装转动件 2. 拧紧各部位的紧固件，尤其是轴承座与底盘的连接螺钉和防松垫圈 3. 更换轴承，清洗轴承内腔；更换润滑脂 4. 调整电机底板上的调节螺栓，张紧三角带或更换三角带
跑料过多或滤渣含液量过大	1. 加料量过大造成拦液板翻液 2. 滤布（网）选用不当 3. 滤布（网）堵塞 4. 滤布与鼓壁贴合不好或局部已破损	1. 按工作容积加料 2. 测量固相粒度，通过试验选用合适滤布 3. 清洗滤布（网） 4. 重新铺妥滤布（网）或更换滤布（网）
制动失灵	1. 扁头轴因腐蚀而卡死 2. 扁头轴、摩擦带已磨损	1. 拆下扁头轴清除锈渍，涂润滑脂 2. 拆下扁头轴和摩擦带

任务四 其他类型分离设备

在制药生产中，被分离的物料性质往往差异很大，工作状态也多种多样，对分离设备的要求也不尽相同。除了大量地使用板框压滤机和平板式离心机外，还广泛地采用了其他形式的分离设备，如三足式离心机、管式分离机、室式分离机、碟片式分离机等。

一、三足式离心机

三足式离心过滤机大多为过滤式离心机，是制药厂中应用较普遍的离心机。按卸料方式，分为人工上部卸料和刮刀下部卸料两种形式。

（一）结构原理

人工上部卸料三足式离心机的结构如图 3 – 13 所示，主要由转鼓、主轴、轴承、轴承座、底盘、外壳、三根支柱、带轮及电动机等部件组成。

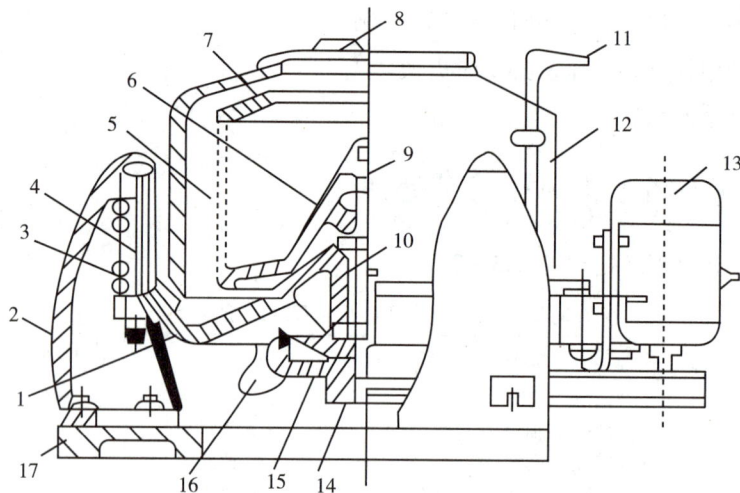

图 3 – 13　三足式离心机

1—底盘；2—支柱；3—缓冲弹簧；4—摆杆；5—转鼓体；6—转鼓底；7—拦液板；8—机盖；9—主轴；10—轴承座；11—制动器把手；12—外壳；13—电动机；14—三角带轮；15—制动轮；16—滤液出口；17—机座

转鼓、主轴、轴承座、外壳、电动机、V形带轮都装在底盘上，再用三根摆杆悬挂在三根支柱的球面座上。摆杆套有缓冲弹簧，摆杆两端分别用球面和底盘及支柱连接，使整个底盘可以摆动，这种支承结构可自动调整装料不均导致的不平衡状态，减轻了主轴和轴承的动力负荷。主轴短而粗，鼓底向内凹入，使转鼓质心靠近上轴承，以减少整机高度，有利于操作和使转动系统的固有频率远离离心机的工作频率，减少振动。离心机由装在外壳侧面的电动机通过三角皮带驱动，停车时，转动机壳侧面的制动器把手使制动带刹住制动轮，离心机便停止工作。三足式离心机是间歇操作，每个操作周期一般由启动、加料、过滤、洗涤、甩干、停车、卸料几个过程组成。操作时，为使机器运转平稳，物料加入时应均匀分布，一般情况下，分离悬浮液时，在离心机启动后再逐渐加入转鼓。分离膏状物料或成件物品时，应在离心机启动前均匀放入转筒内。物料的离心力场中，所含的液体经由滤布、转鼓壁上的孔被甩到外壳内，在底盘上汇集后由滤液出口排出，固体则被截留在转鼓内，当达到湿含量要求时停车，靠人工由转鼓上部卸出。

（二）特点

三足式离心机的优点：结构简单、操作平稳、占地面积小、过滤推动力大、过滤速度快、滤渣可洗涤、滤渣含液量低。适用于过滤周期长、处理量不大，但滤渣要求含量低时的过滤。对粒状、结晶状或纤维状的物料脱水效果较好，晶体不易磨损。操作的过滤时间可根据滤渣中湿含量的要求控制，灵活方便，故广泛用于小批量、多品种物料的分离。缺点：需从转筒上部卸除滤饼；需要比较繁重的体力劳动；传动机构和制动都在机身下部。

近年来，出现了自动刮刀下部卸料三足式离心机，克服了上部卸料离心机的缺点，但结构复杂、造价高、应用较少。

二、高速离心机

（一）分离因数

离心机分离效果如何，一般采用分离因数 F_r 来衡量。所谓分离因数是指被分离物料在离心力场所受到的离心力与其在重力场所受到的重力的比值，即

$$F_r = \frac{\omega^2 r}{g} \tag{3-1}$$

式中，r 为转鼓的旋转半径，m；ω 为旋转角速度，rad/s；g 为重力加速度，m/s^2。

显然，分离因数是离心加速度与重力加速度的比值。

分离因数是表示离心机性能的重要标志之一，它反映了离心机分离能力的大小，F_r 值越大，物料受到的离心力越大，分离效果越好。

前面所介绍的各种离心机，其分离因数 F_r 一般均小于3500，属于常速离心机。当分离固相浓度小于1%、固体颗粒小于5μm、固液相密度相差较小的悬浮液或轻重两相密度差很小、分散性很高的乳浊液时，上述离心机便不能达到分离要求，因此必须使用具有较大分离因数的分离机（高速离心机）进行分离。

提高分离因数可通过提高离心机的转速 n 和转鼓半径 R 尺寸来实现，但 n 和 R 两者的提高均受转鼓材料强度的限制，尤其是当 R 提高时，鼓壁应力的增长较快，需要较厚的转鼓壁厚，故限制 R 尤为重要。因此，高速离心机一般具有转速高和转鼓直径小的特点。但由于转鼓直径较小，在一定的进料量下，料液轴向运动速度较大，物料在转鼓内停留时间较短，小颗粒来不及沉降就流出转鼓，故分离不完全。管式分离机、室式分离机、碟片式分离机均较好地克服了这一缺点，因而在工业生产中得到了广泛应用。

（二）管式分离机

1. 工作原理和基本结构　若大大增加转鼓的长度，就能增加容积及物料在转鼓内的停留时间，因此管式分离机具有转速高、直径小、转鼓长的特点。管式分离机的结构如图3-14所示，它由挠性主轴、管状转鼓、上轴承室、下轴承室、机座外壳及制动装置等主要零件组成。挠性主轴1通过螺栓与皮带轮11相连，经过精密加工的管状转鼓5用连接螺母悬于主轴1的下端，其下部支撑在可沿径向做微量滑动的滑动轴承上，为使转鼓内物料及时达到转鼓转速，转鼓内装有互成120°夹角的三片桨叶4。在转鼓中部或下部的外壁上对称地装有两个制动闸块，分离机工作时，待分离物料在20~30kPa的压力下沿进料管7进入转鼓下部，在离心力作用下，轻、重两液体分离，并分别从转鼓上部的轻、重液收集器排出。如果分离悬浮液，应将重液出口堵塞，固相颗粒沉积在转鼓内壁上，达到一定量后停车卸下转鼓进行清除，液体则由轻液收集器排出。

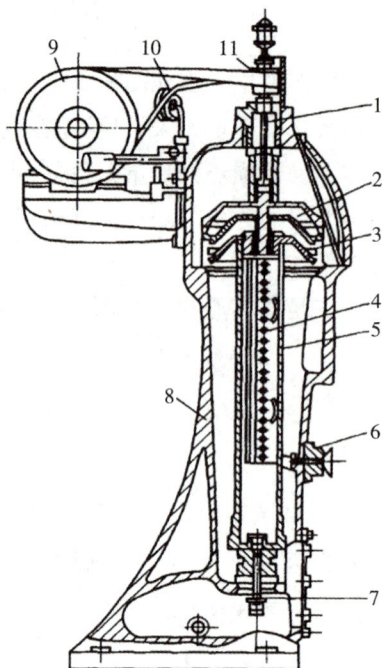

图 3-14 管式分离机

1—主轴；2，3—轻重液收集器；4—桨叶；5—转鼓；6—刹车装置；
7—进料管；8—机座；9，11—皮带轮；10—张紧装置

2. 应用及性能特点 管式分离机常见的转鼓直径有 40mm、75mm、105mm、150mm 几种，长度与直径之比为 4~8，分离因数可达 13000~65000。适于固体颗粒粒度 0.1~100μm、固相浓度小于 1%、两相密度差大于 10kg/m³ 的难分离的乳浊液或悬浮液。常用于油料、涂料、制药、化工等工业生产中，如透平油、润滑油、燃料油、微生物、蛋白质、青霉素、香精油等的分离。

管式分离机结构简单、运转可靠，能获得极纯的液相和密实的固相，但是固相的排出需停机拆开转鼓后进行，单机生产能力较低。因整机高度的限制，转鼓不可能过长，因而物料在转鼓内的停留时间受到移动的限制，不过室式分离机很好地解决了这个问题。

（三）室式分离机

1. 工作原理和基本结构 室式分离机是转鼓内具有若干同心分离室的沉降式离心机，专门用于澄清含少量固体颗粒的悬浮液。图 3-15 为室式分离机的转鼓结构，转鼓内装有多个同心圆筒（隔板），将转鼓分成多个环形室，各室从中心室起，依次上下相通，构成单向通道（各分离室的流道串联）。转鼓壁及分离室的筒壁上均无孔。操作时悬浮液自中心加料管加入转鼓内的中心室中，在离心力的作用下，料液由内向外依次流经各室进行分离，最后澄清的液相由最外层分离室排出，而固相颗粒则沉降在各分离室壁上，停机后拆开转鼓取出。室式分离机运转一段时间后，室壁上沉积渣增多，环隙通道变窄，流体流速增大，分离效果下降。此种分离机的转鼓直径较管式大，但长度短，转速也较低，一般有 3~7 个分离室。分成多室的目的主要是减少固体颗粒向鼓壁沉降的距离，从而减少沉降所需的时间，增加沉降面积，以充分利用转鼓的空间容积，提高分离效果及产量。

2. 应用 室式分离机分离因数范围为 2000~8000，处理量为 2.5~10m³/h。一般用于澄清含固相量很少（1%~2%）、固体颗粒粒度 0.1μm，且较容易分离的悬浮液。

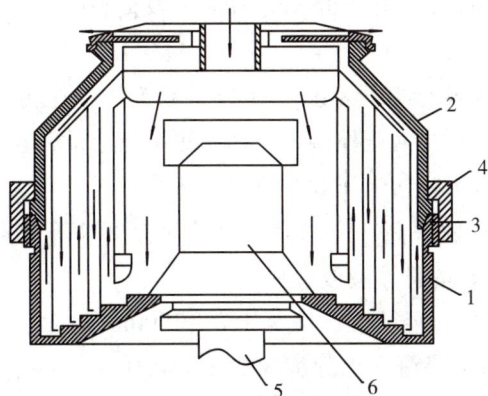

图 3 – 15　室式分离机的转鼓结构示意图

1—圆筒；2—上盖；3—密封圈；

4—连接环；5—轴；6—轴套

（四）碟片式分离机

1. 碟片式分离机工作原理及分类　碟片式分离机的分离因数一般大于 3500，转鼓的转速为 4000 ~ 12000r/min，常用于分离高度分散的物系。其转鼓的示意如图 3 – 16 所示，其结构上的最大特点是在转鼓内壁装有很多相互保持一定间距（一般为 0.4 ~ 1.5mm）的锥形碟片。碟片半锥角为 30° ~ 50°，碟片厚度为 0.4mm，外直径为 70 ~ 160mm，碟片数为 40 ~ 160 个。待分离的物料在碟片间呈薄层流动，这样可减少液体间的扰动，缩短沉降距离，增加沉降面积，大大提高分离效率和生产能力。

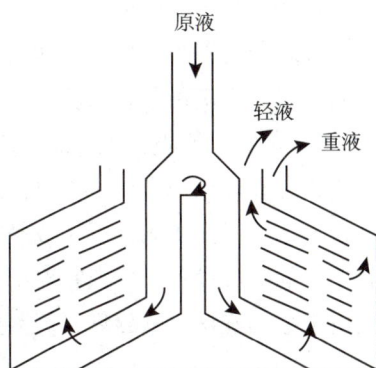

图 3 – 16　碟式分离机

按操作原理，碟片式分离机可分为离心澄清型和离心分离型两种。澄清型用于固相颗粒粒度为 0.5 ~ 500μm 悬浮液的固液分离，以提高液相的纯度；分离型用于乳浊液的分离，即液 – 液分离，乳浊液中常含有少量固相颗粒，则为液 – 液 – 固三相分离。澄清型与分离型的主要区别在于碟片和出液口的结构不同。悬浮液经碟片底架，从下部四周进入各碟片间，澄清液向中心流动，最后从出液口排出，而密度大的固体颗粒则向外运动，最后沉积在转鼓内壁上，以一定的方式排出。

按排渣方式不同，碟片式分离机可分为以下三类。

（1）人工排渣式分离机　在沉渣积聚到一定程度后，停机拆开转鼓人工卸渣。该分离机结构简单、沉渣密实、造价较低，能有效地进行液 – 液或液 – 液 – 固相的分离，广泛用于乳浊液及固含量较少（小于 1%）的悬浮液的分离。缺点是转鼓与碟片之间留有较大的沉渣容积，降低了分离性能，且人工间歇排渣生产效率低，劳动强度高。为了改善排渣效果，可在转鼓内设置移动式固体收集篮，停车后，可方便地将固体取出。

（2）喷嘴排渣式分离机　转鼓呈圆锥形，锥形部位形成较大的沉渣容积和适合沉渣卸出的几何形状，喷嘴位于转鼓锥端部位，数量为 4 ~ 12 个，均匀分布在圆周上，用于连续喷出沉渣。排渣量主要取决于喷嘴的个数、孔径、转鼓的旋转速度及转鼓内离心液压的大小。喷嘴孔小，排出的沉渣浓度可提高，但孔易被沉渣中的大颗粒堵塞，易引起转鼓失衡，产生强烈的振动；喷嘴孔大，沉渣的浓缩效果变差，影响分离质量。为了防止喷嘴堵塞，可用网孔比喷嘴孔径小的筛网除去沉渣中的大颗粒，并定期清洗喷嘴。为适应不同物料的要求，配备几套不同孔径的喷嘴供选用。另外，排出沉渣的湿含量较高就会有流动性，故此分离机一般只用于浓缩过程，如油的脱水、羊毛脂分离、催化剂和高聚物粉末的回收、磷酸的澄清和浓缩、各种酵母的分离和浓缩及淀粉的浓缩、焦油的分离等，一般浓缩比为 5~20。

（3）环阀排渣式分离机　又称活塞排渣式，转鼓呈双锥体，在转鼓的最大直径位置上有环形排渣孔，转鼓内装有排渣活塞装置，在液压作用下，活塞可上下运动，从而启、闭排渣孔，进行间歇自动排渣。按液压作用的方式可分为间接泄压式和直接作用式两类。

喷嘴排渣式分离机具有分离效率高、产量高、自动化程度高等优点，用于处理固体颗粒粒度为 0.1~500μm，固相浓度小于 10% 的悬浮液或乳浊液。

2. 应用　碟片式分离机转鼓直径范围一般为 150~1000mm，最大已达 1200mm，转速为 6000~10000r/min，最高可达 12000r/min，分离因数为 5000~15000。碟片式分离机由于生产能力大，能自动连续操作，并可制成密闭、防爆形式，目前已广范应用于化工、医疗、石油、食品、交通、轻工以及生物工程等行业。

三、气固分离设备

（一）旋风分离器

旋风分离器是利用气态非均相在做高速旋转时所产生的离心力，将粉尘从气流中分离出来的干式气固分离设备。由于颗粒所受的离心力远大于重力和惯性力，所以大大提高了分离效率。

1. 特点　旋风分离器的主要特点是结构简单、操作弹性大，对于捕集 5~10μm 以上的粉尘，效率较高、管理维修方便、价格低廉。因此，广泛应用于工业生产中，特别是在粉尘颗粒较粗、含尘浓度较大、高温高压条件下，或是在流化床反应器内作为内旋风分离器，或作为预分离器等方面，是极其良好的分离设备。但是它对细尘粒（如 <5μm）的分离效率较低。为了提高除尘效率，降低阻力，已出现如螺旋型、蜗旋型、旁路型、扩散型、旋流型和多管式等各种形式的旋风分离器。

2. 结构及类型　常用的（切流）切向导入式旋风分离器的分离原理及结构如图 3-17 所示。当含尘气流一般以 12~30m/s 的速度由进气管进入旋风分离器时，气流将由直线运动变为圆周运动。旋转气流的绝大部分，沿器壁自圆筒体呈螺旋形向下朝锥体流动。此外，颗粒在离心力的作用下，被甩向器壁，尘粒一旦与器壁接触，便失去惯性力，而靠器壁附近的向下轴向速度的动量沿壁面下落，进入排灰管。旋转下降的外旋气流，在下降过程中不断向分离器的中心部分流入，形成向心的径向气流，这部分气流就构成了旋转向上的内旋流。内、外旋流的旋转方向是相同的。最后净化气经排气管排出器外，一部分未被分离下来的较细尘粒也随之逃逸。自进气管流入的另一小部分气体，则通过旋风分离器顶盖，沿排气管外侧向下流动，当到达排气管下端时，与上升的内旋气流汇合，进入排气管，于是分散在这部分上旋气流中的细颗粒也随之被带走，并在其后用袋滤器或湿式除尘器捕集。气体和固体颗粒在旋风分离器中的运动是很复杂的。在器内任一点都有切向、径向和轴向速度，并随沉降过程旋转半径 R 而变化。由于气体中有涡流存在，阻碍尘粒的沉降甚至可能把已经沉降到器壁的尘粒重新卷起，造成返混现象。反之细小的粒子，由于进入分离器时已接近器壁，或因互相结聚成较大颗粒而从气流中分离出来。因此，在实际操作中应控

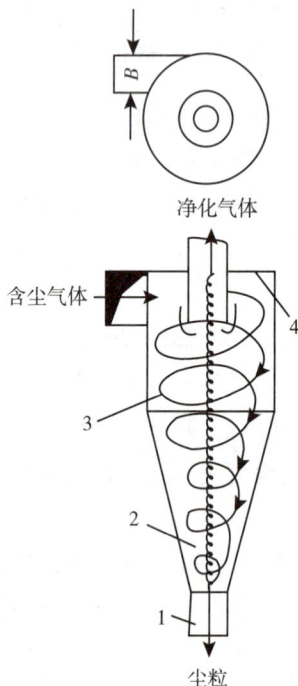

图 3-17　旋风分离器结构示意图
1—排灰管（或灰斗）；2—圆锥体；
3—圆筒体；4—顶盖

制适当的气速。实验表明，气速过小，分离效率不高。但气速过高，返混现象严重，同样会降低分离效率。

（二）袋式过滤器

1. 特点　袋式过滤器简称袋滤器，是利用过滤材料，使固体颗粒从含尘气体中分离出来的一种分离设备。由于一次性投资比电除尘器少，运行费用比高效湿式除尘器低，而分离效率又比旋风分离器高，因而广泛应用于工业装置中。

袋式过滤器可分为深层过滤和表面过滤两种。

常用的袋式过滤器属于表面过滤，工业上早期应用的袋式过滤器是人工机械振打清灰，随后发展为脉冲喷吹清灰技术，使清灰技术有了突破，实现了袋滤器的除尘与清灰的连续操作。随着新型耐用、耐腐蚀、耐高温、低压降、易清灰滤材的应用，特别是非织物的聚合物材料和金属丝织物混合物滤材的发展，使其在工业上的应用日益广泛，已成为主要的高效分离设备。在喷雾干燥、流化床制粒中也常用袋式过滤器来回收细粒固体产品。

袋式过滤器对 $1.5\mu m$ 细微粒的分离效率可达 99% 以上，还可除去 $1\mu m$ 甚至 $0.1\mu m$ 的尘粒。一般情况下，袋滤器所适应的过滤速度为 $0.6 \sim 0.8 m/min$，滤袋长度为 $2 \sim 3.5 m$，直径为 $120 \sim 300 mm$。袋滤器的优点为是效率高，分离效率好，连续操作，处理量大，常用于旋风分离器的后操作和粉碎的后处理工序，以进一步净化气体和回收细微固体颗粒。缺点是滤袋磨损高，不适于净制高温或潮湿的含尘气体；过滤速度低、占地面积大、更换麻烦等，还需进一步改进。

2. 结构及类型　袋滤器就是一种以纤维织物袋作过滤介质，以静压力或运动惯性力为推动力的气体过滤净化装置。袋滤器的结构如图 3-18 所示，主要由滤袋、骨架、壳体、灰斗和排灰阀组成。滤袋固定在多孔骨架上。工作时，含尘气体自下部左侧进入器内，由外向内穿过滤袋而得到的洁净气体，汇集于上部出口管排出，被截留的固体颗粒积存于滤袋的外表面。随着操作的进行，灰尘将越积越厚，过滤的阻力将越来越大，因此在操作一定时间之后，应清灰操作。此时需关闭气体进出口阀，开压缩空气，自袋内向外反吹，使尘粒落入灰斗。也可

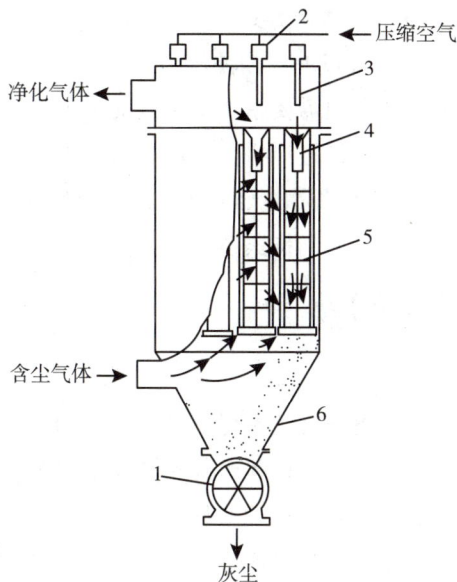

图 3-18　袋式过滤器结构示意图
1—排灰阀；2—电磁阀；3—喷嘴；
4—文丘里管；5—滤袋骨架；6—灰斗

用专门的振动装置，将灰尘从袋上抖落到锥底，再由锥底的螺旋输送器排出。多个滤袋同时过滤时，可将过滤和清灰交替进行，既可保证连续操作，又可使滤袋不断地得到更新，以保证过滤速率。

袋式过滤器种类很多，其分类如下。

（1）按含尘气流进气方式分类　可分为内滤式和外滤式。内滤式系含尘气流由滤袋内向滤袋外流动，粉尘被截留在滤袋内。外滤式则反之，粉尘被截留在滤袋外。为防止滤袋被吹瘪，外滤式在滤袋内必须设置骨架。内滤式一般适用于机械振打清灰方式，而外滤式适用于脉冲清灰和逆气流反吹清灰。

（2）按含尘气体的流向与被分离粉尘的下落方向分类　可分为顺流式和逆流式。顺流式为含尘气体与被分离的粉尘下落方向一致，逆流式则相反。上述分类如图 3-19 所示。

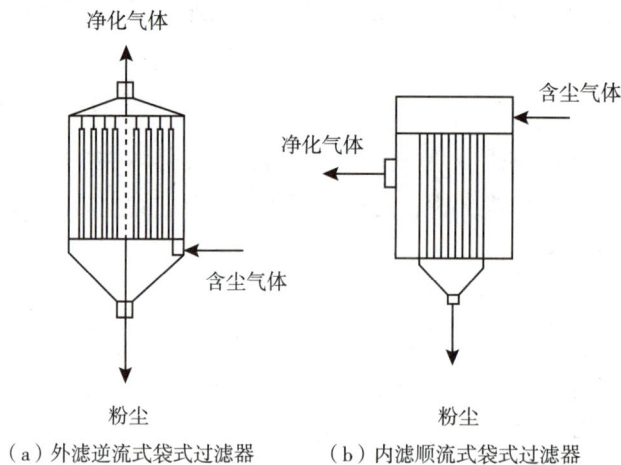

（a）外滤逆流式袋式过滤器　　（b）内滤顺流式袋式过滤器

图 3-19　内、外滤袋式过滤器

（3）按清灰方式分类　袋式过滤器可分为机械振打式、气环反吹式及脉冲袋式过滤器等。

（4）按过滤器内的压力分类　可分为负压式和正压式。负压式的风机置于过滤器之后，风机不易被磨损，但需要密闭，不能漏气，结构较复杂。正压式的风机置于过滤器前面，虽结构简单，但由于含尘气体经过风机，所以容易磨损。

（5）按滤袋的形状分类　可分为圆袋和扁袋两种。圆袋结构简单，便于清灰和维修，应用较广。扁袋的特点是结构紧凑，大大提高了单位体积内的过滤面积，但清灰及换袋较困难。

知识链接

滤袋材料的选择

滤袋材料有天然纤维、化学纤维及纤维混合等多种，目前广泛采用的是合成纤维，如涤纶、尼龙、维尼纶等。选择滤料除必须考虑含尘气体的温度、湿度、酸碱性及粉尘的黏附性等，同时还必须注意滤料及尘粒的带电性。滤料与尘粒若带相反的电荷，可提高除尘效率。但由于尘粒与滤料一般属于不良导体，所以滤料上将始终附着尘粒，即使振打滤料，尘粒也很难从滤料上脱落。相反，如果采用带有与尘粒同种电荷的滤料，由于附着的尘粒和滤料之间没有静电附着性，所以很容易掉落尘粒，阻力不会因此而增加。

滤袋的正确合理选择，有利于污染物排放的控制，降低大气中颗粒物的含量，改善空气质量，保护环境，有利于人的身体健康，践行绿色安全环保理念。

目标检测

答案解析

一、单选题

1. 使非均相物料通过过滤介质，将颗粒截留在过滤介质上而得到分离的方法，称为（　　）

A. 过滤法　　　　　　B. 沉降法　　　　　　C. 离心分离法　　　　D. 重力分离法

2. 平板式离心机属于（　　）

A. 离心过滤设备　　　B. 离心沉降设备　　　C. 离心分离设备　　　D. 连续过滤设备

3. 板框压滤机组装顺序正确的是（　　）

A. 滤板、滤框、洗涤板、滤框、滤板

B. 滤框、滤板、洗涤板、滤框、滤板

C. 洗涤板、滤框、滤板、滤框、滤板

D. 滤框、滤板、滤框、洗涤板、滤板

4. 滤布破损可能会引起（　　）

　　A. 压紧力不足　　　　　　　　　　　　B. 压紧装置失灵

　　C. 尾板断裂　　　　　　　　　　　　　D. 滤液浑浊或出液少

5. 关于平板式离心机的运行，下列叙述错误的是（　　）

　　A. 离心机启动后立即进行加料

　　B. 先启动电源试车，检查转鼓的旋转方向与机壳上指示牌的箭头是否一致

　　C. 用手盘动转鼓，检查有无碰擦等现象

　　D. 检查滤布（滤网）是否紧贴转鼓，有无破裂

二、多选题

1. 板框式压滤机的压紧装置方式有（　　）

　　A. 手动　　　　　　　B. 液压　　　　　　　C. 自动　　　　　　　D. 带隔膜压榨

2. 平板离心机具有的特点是（　　）

　　A. 起动平稳、效率高　　　　　　　　　B. 适应性强、操作简便

　　C. 卸料快捷、环境洁净　　　　　　　　D. 劳动强度低、安全性高

3. 关于三足式离心机，下列叙述正确的有（　　）

　　A. 适用于过滤周期长、处理量不大，但滤渣要求含量低时的过滤

　　B. 对粒状、结晶状或纤维状的物料脱水效果较好，晶体不易磨损

　　C. 操作的过滤时间可根据滤渣中湿含量的要求控制，灵活方便，故广泛用于小批量、多品种
　　　　物料的分离

　　D. 上出料离心机需从转筒上部卸除滤饼，需要比较繁重的体力劳动

4. 板框式压滤机季度预防性维护内容一般包括（　　）

　　A. 检查主梁的直线度　　　　　　　　　B. 检查和更换液压缸密封圈

　　C. 修正支撑环外圆或更换　　　　　　　D. 对齿轮油泵进行维修

5. 平板式离心机出现跑料过多的原因有（　　）

　　A. 转鼓、外壳内有异物，转动件碰擦　　B. 各传动部位连接松动

　　C. 滤布（网）选用不当　　　　　　　　D. 加料量过大造成拦液板翻液

三、思考题

1. 请分析板框压紧面漏液的原因及解决措施。

2. 请分析平板式离心机异常响声的原因及解决措施。

书网融合……

重点小结　　　　　　微课　　　　　　习题

项目四 反应设备运维技术

学习目标

知识目标：通过本项目的学习，应能掌握搅拌反应釜和发酵设备的结构、操作、维护保养；熟悉搅拌反应釜和发酵设备的特点及选用原则；了解其他类型反应设备的结构和工作原理。

能力目标：具备反应设备运行与维护的能力。

素质目标：通过本项目的学习，树立药品生产从业人员精益求精、致力创新的工匠精神和严谨细致的作风。

情境导入

情境：某药厂员工小王在操作反应釜时，发现搅拌时釜体人孔有原料渗出，小王检查了压紧装置的压力是符合要求的。

思考：1. 搅拌时釜体人孔有原料渗出的原因有哪些？

2. 如何排除故障恢复反应釜正常生产？

3. 如何杜绝此类事故再次发生？

任务一　概　述

PPT

反应设备是为化学反应提供反应空间和反应条件的装置，又称反应器，广泛应用于化工、炼油、冶金、农药、医药、食品等领域。许多医药及石油化工产品的生产过程中，都是在对原料进行若干物理过程处理后，再按一定的要求进行化学反应得到最终产品。

一、反应设备的应用

反应设备是制药工业中主要设备之一，其用途是实现化学反应过程。药物合成的单元反应，如氧化、还原、卤化、硝化、磺化等所采用的设备都属于反应设备。参加反应的物料有气相、液相、固相，不同相的反应的物料在进行化学反应时所需反应设备也不一样。反应设备的主要作用是提供反应场所，并维持一定的反应条件，使化学反应过程按预定的方向进行，得到合格的反应产物。一个设计合理、性能良好的反应器，应能满足如下几方面的要求。

（1）满足化学动力学和传递过程的要求，做到反应速度快、选择性好、转化率高、目的产品多、副产物少。

（2）能及时有效地输入或输出热量，维持系统的热量平衡，使反应过程在适宜的温度下进行。

（3）有足够的机械强度和抗腐蚀能力，满足反应过程对压力的要求，保证设备经久耐用，生产安全可靠。

（4）制造容易，安装检修方便，操作调节灵活，生产周期长。

二、反应设备的类型

反应设备是制药生产中的关键设备。反应设备的种类很多，分类方法如下。

1. 按操作方式分类 可分为间歇式反应器、连续式反应器和半连续式反应器三种。

2. 按物料相态分类

（1）均相反应设备 均相反应是指所有参加反应的物质均处于同一相内的化学反应，它不存在相间传质。尽管在反应体系的不同空间位置上物料浓度可能有相当大的差异，但就其中的任意一个微分体积来说，反应物、反应产物、溶剂和催化剂都可以认为是均匀分布的。

为均相反应提供反应场所的设备被称为均相反应设备。均相反应设备可分为气相反应设备、液相反应设备、固相反应设备。

（2）非均相反应设备 非均相反应又称"多相反应"，反应物是两相或两相以上的组分（如固体和气体、固体和液体、两种互不混溶的液体），是一种或多种反应物在界面上（如固体催化剂表面上）进行的化学反应的总称。

为非均相反应设备提供反应场所的设备被称为非均相反应设备。非均相反应设备可分为气－液相反应设备、液－液相反应设备、气－固相反应设备、液－固相反应设备、气－液－固相反应设备。

各类型反应设备的分类关系如下。

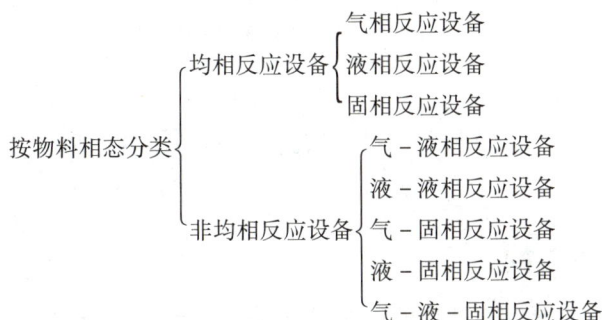

$$
\text{按物料相态分类}
\begin{cases}
\text{均相反应设备}
\begin{cases}
\text{气相反应设备} \\
\text{液相反应设备} \\
\text{固相反应设备}
\end{cases} \\
\\
\text{非均相反应设备}
\begin{cases}
\text{气－液相反应设备} \\
\text{液－液相反应设备} \\
\text{气－固相反应设备} \\
\text{液－固相反应设备} \\
\text{气－液－固相反应设备}
\end{cases}
\end{cases}
$$

3. 按设备结构形式分类

（1）搅拌反应设备 是化学制药生产中使用最普遍的一种反应器。在化学制药生产中经常需要进行液相的搅拌，涉及的范围包括混合、分散、溶解、结晶、传热与化学反应等。

搅拌的目的：①使被搅拌物料各处达到均质混合状态；②强化传热过程；③强化传质过程；④促进化学反应。

在实际操作中，搅拌反应设备常常可以同时达到以上几种目的。根据搅拌目的的不同，可采取不同的方法来评估搅拌效果。

由于制药工业的产量和规模一般较小，因此大多采用间歇式反应器。其中，搅拌反应设备是制药工业中使用最普遍的一种间歇式反应器。

（2）管式反应设备 主要用于气相、液相、气－液相连续反应过程，由单根（直管或盘管）连续或多根平行排列的管子组成，一般设有套管或壳管式换热装置。操作时，物料自一端连续加入，在管中连续反应，从另一端连续流出，便达到了要求的转化率。

由于管式反应设备能承受较高的压力，故用于加压反应尤为合适。此种反应器具有容积小、比表面大、返混少、反应混合物连续性变化、易于控制等优点。但若反应速度较慢时，则出现所需管子长、压降较大等不足。

（3）固定床反应设备 是指流体通过静止不动的固体物料所形成的床层而进行化学反应的设备。以气－固反应的固定床反应设备最常见。

固定床反应设备根据床层数的多少又可分为单段式和多段式两种类型。单段式一般为高径比不大的圆筒体，在圆筒体下部装有栅板等板件，其上为催化剂床层，均匀地堆置一定厚度的催化剂固体颗粒。

（4）流化床反应设备　细小的固体颗粒被流动着的流体携带，具有像流体一样自由流动的性质，此种现象称为固体的流态化。一般把反应设备和在其中呈流态化的固体催化剂颗粒合在一起，称为流化床反应设备。流化床反应设备多用于气－固反应过程。

当原料气通过反应设备催化剂床层时，催化剂颗粒受气流作用而悬浮起来呈翻滚沸腾状，原料气在处于流态化的催化剂表面进行化学反应，此时的催化剂床层即为流化床，也叫沸腾床。

（5）其他形式反应设备　除以上四种较常见的反应设备外，还有一些其他形式反应设备，例如：塔式反应设备的长径比介于釜式和管式之间，主要用于气－液反应，常用的有鼓泡塔、填料塔、板式塔，最常用的是鼓泡塔式反应设备。随着科技的发展，新型化学反应设备和现代生物反应设备也逐渐融入医药工业生产当中。

各类型反应设备的分类关系如下。

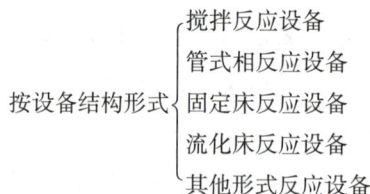

$$按设备结构形式 \begin{cases} 搅拌反应设备 \\ 管式相反应设备 \\ 固定床反应设备 \\ 流化床反应设备 \\ 其他形式反应设备 \end{cases}$$

任务二　搅拌反应釜运行与维护 微课

PPT

一、搅拌反应釜的结构

原料药生产的许多过程都是在有搅拌的釜式反应器中进行的，制剂的溶解、稀释、配料等也是在机械搅拌下完成的。机械搅拌反应器是制药生产中使用最普遍的一种反应器。机械搅拌反应器又称搅拌反应釜，主要部件包括釜体部分、搅拌装置、传热装置、传动装置、轴封装置、人孔、视镜、机架、底座等。机械搅拌反应釜的结构如图4-1所示。

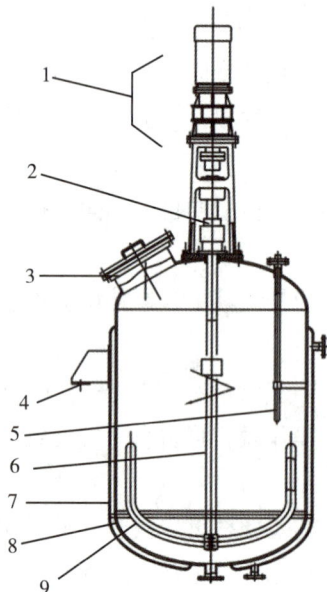

1. 釜体部分　由圆筒和上、下封头组成，提供物料发生化学反应的空间，由生产能力和产品的化学反应要求决定釜体的容积。

中、低压釜体通常采用不锈钢板卷焊，也可采用碳钢或铸钢制造，为防止物料腐蚀，可在碳钢或铸钢内表面衬耐蚀材料（如搪瓷）。釜体能同时承受内部介质压力和夹套压力，必须分别按内、外压单独作用时的情况考虑，分别计算其强度和稳定性。对于承受较大外压的薄壁筒体，在筒体外表面应设置加强圈。

图4-1　机械搅拌反应釜结构示意图

1—传动装置；2—轴封；3—人孔；4—支座；5—压出管；6—搅拌轴；7—夹套；8—釜体；9—搅拌器

2. 搅拌装置　通常由搅拌轴和搅拌器组成，搅拌器是搅拌装置的核心。搅拌主要是将能量传递给液体，使气体在液体中分散或分离，达到均匀混合、良好接触，加速化学反应的进行的目的。搅拌效果主要取决于搅拌器的结构尺寸、操作条件、物料性质及其工作环境。

搅拌器的形式多种多样，目前常见的主要为以下五种。

（1）桨式搅拌器　结构简单、制造容易，但主要产生旋转方向的液流，且轴向流动范围较小。主要用于流体的循环或黏度较高物料的搅拌。

（2）推进式搅拌器　结构如同船舶的推进器，通常有三瓣叶片。搅拌时流体由桨叶上方吸入，下方以圆筒状螺旋形排出，液体至容器底在沿壁面返至桨叶上方，形成轴向流动。适用于低黏度、大流量的场合。主要用于液–液混合，使温度均匀，在低浓度固–液系中防止淤泥沉降等。

（3）涡轮式搅拌器　是一种应用较广的搅拌器，有开启式和盘式两类。能有效地完成几乎所有的搅拌操作，并能处理黏度范围很广的流体。适用于低黏度到中黏度流体的混合、液–液分散、固–液悬浮，以及促进传热、传质和化学循环。

（4）框式和锚式搅拌器　与以上三种有明显的差别，其直径与反应器罐体的直径很接近。这类搅拌器转速低，基本上不产生轴向液流，但搅动范围很大、不会形成死区。搅拌混合效果不太理想，适合于对混合要求不太高的场合。

（5）螺旋式搅拌器　由桨式搅拌器演变而来，其主要特点是消耗的功率较小。据资料介绍，在相同的雷诺数下，单螺旋搅拌器的耗功率是锚式搅拌器的1/2。因此在生产中应用广泛，并主要适合于高黏度、低转速的情况下使用。

典型搅拌装置结构如图4–2所示。

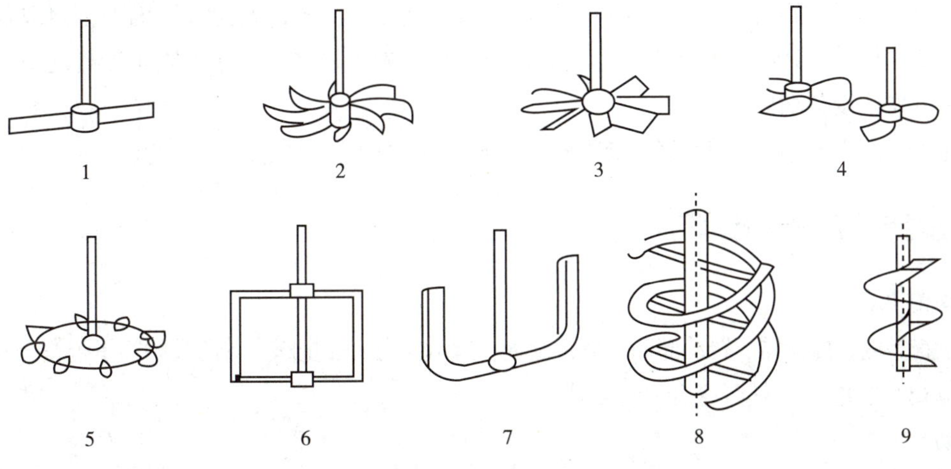

图4–2　典型搅拌装置的结构示意图
1—桨式；2—弯叶开启式；3—折叶开启式；4—推进式；5—平直叶圆盘式；
6—框式；7—锚式；8—螺带式；9—螺杆式

3. 传热装置　为及时送入化学反应所需热量或传出化学反应放出的热量，在釜体外部或内部可设置传热装量，使温度控制在需要的范围之内。釜式反应器的换热方式有夹套式、蛇管式、回流冷凝式和外循环式，常用的传热装置是在釜体外部设置夹套或在釜体内部设置蛇管。这里主要介绍常用的两种冷却方式。

（1）夹套　反应釜最常用的传热装置，整体夹套由圆柱形壳体和下封头组成。夹套与内筒采用法兰连接或焊接的两种连接方式。法兰连接用于操作条件差、需定期检查和经常清洗夹套的场合。夹套上设有蒸汽、冷却水或其他加热、冷却介质的进出口。当加热介质是蒸汽时，进口管靠近夹套上端，冷凝液从底部排出；当加热（冷却）介质是液体时，则进口管应设在底部，使液体下进上出，有利于排出气体和充满液体。图4–1的反应釜采用夹套传热的方式。

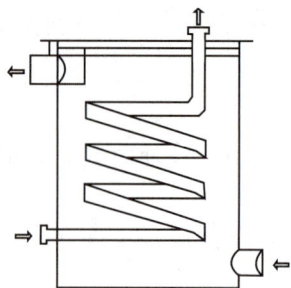

图4-3　蛇管传热的反应釜结构示意图

（2）蛇管　当夹套传热不能满足要求或不宜采用夹套传热时，可采用蛇管传热。蛇管置于釜内，浸入反应介质中，传热效果比夹套好，但检修困难。蛇管一般由无缝钢管绕制而成，常用的结构形状有圆形螺旋状、平面环形、弹簧同心圆组并联形式等。当蛇管中心直径较小、圈数较少时，蛇管利用进、出口管固定在釜盖或釜底上；若中心直径较大、圈数较多、重量较大时，则设立固定的支架支撑。蛇管的进、出口最好设在同一端，一般设在上封头，结构简单，装拆方便。图4-3的反应釜采用蛇管方式进行传热。

4. 传动装置　主要是由电动机、减速器、联轴器、搅拌轴、机座、底座等组成，一般采用立式布置。一般情况下，动力采用电动机驱动，通过减速器减速，联轴器带动搅拌器运动。

5. 轴封装置　防止罐内介质泄漏或外界空气进入罐内，维持设备内压力。轴封装置通常有填料密封和机械密封两种。填料密封一般应用于常压或低压条件下，即压力小于0.2MPa；机械密封一般应用于中等压力或抽真空条件下，即压力为0.4MPa或负压；磁力密封一般应用于高压或介质易挥发条件下，即压力大于1.4MPa以上。磁力密封主要由内、外磁钢和隔离套组成。外磁钢与电机或减速机出轴相连，内磁钢与搅拌轴或传动轴连接，隔离套位于内外磁钢之间，并将釜内物料密封起来。隔离套与反应釜之间为静密封，两者之间有密封垫，密封面形式可设计为凹凸面或榫槽面，以确保釜内物料无泄漏。工作时，电机或减速机带动外磁钢旋转，磁力穿过空隙和隔离套带动内磁钢旋转，从而使内磁钢与搅拌轴同步旋转，实现了非机械接触形式传递扭矩。磁力密封以平面静密封取代了旋转的动密封，因其独特的设计结构，使得占用空间较小，密封效果极佳，彻底消除了泄露现象，减少了能源的损失，提高了设备功效。

6. 其他结构　如人孔、各种接管、温度计、压力表、视镜、安全泄放装置等。

二、搅拌反应釜的运行

1. 启动前准备工作

（1）检查釜内、搅拌器、转动部分、附属设备、指示仪表、安全阀、管路及阀门是否符合安全要求。

（2）检查水、电、气是否符合安全要求。

2. 启动

（1）加料前应先开反应釜的搅拌器，无杂音且正常时，将料加到反应釜内，加料数量不得超过工艺要求。

（2）打开蒸汽阀前，先开回气阀，后开进气阀。打开蒸汽阀应缓慢，使之对夹套预热，逐步升压，夹套内压力不准超过规定值。

（3）蒸汽阀门和冷却阀门不能同时启动，蒸汽管路过气时不准锤击和碰撞。

（4）开冷却水阀门时，先开回水阀，后开进水阀。冷却水压力不得低于0.1MPa，也不准高于0.2MPa。

（5）水环式真空泵，要先开泵后给水，停泵时，先停泵后停水，并应排除泵内积水。

（6）随时检查反应釜运转情况，发现异常应停车检修。

（7）清洗反应釜时，不准用碱水刷反应釜，注意不要损坏搪瓷。

3. 停车

（1）停止搅拌，切断电源，关闭各种阀门。

（2）铲锅时必须切断搅拌机电源，悬挂警示牌，并设专人监护。

（3）反应釜必须按压力容器要求进行定期技术检验，检验不合格，不得开车运行。

4. 安全操作注意事项

（1）投料前必须检查各阀门是否失灵，各垫圈是否松动漏气。

（2）投料时应严防夹带块状金属或杂物，对于大块硬物料，应粉碎后加入，尽量减小物料与罐壁之间的温差，避免冷罐加料或热罐加料。

（3）采用蒸汽加热时，通过控制蒸汽升压速度为每分钟 0.1MPa 徐徐升温；进行冷却时，可慢慢通入冷却水。

（4）时刻观察反应情况和压力表指数变化。

（5）机械密封腔内的润滑液（密封液）应保证洁净，不得带固体颗粒，定期加润滑液。

（6）经常检查反应釜内的完好情况，如放料时发现有釜体材料，立即通知维修班修补或更换反应釜。

三、搅拌反应釜的预防性维护

1. 日常检查

（1）检查搅拌器是否有异响或发热，确保其正常运转。

（2）检查加热器、冷却器是否有损坏或漏水现象。

（3）检查排放阀门是否完好，能否正常开启和关闭，并清理阀门内的杂物。

（4）检查控制箱内的电气设备和接线是否完好，无漏电或短路现象。

（5）检查液位计、温度计等仪表是否正常读数，必要时进行校准。

（6）检查反应釜外壳表面是否有变形、裂纹或漏油现象。

（7）检查冷却水循环，确保冷却水正常流动，温度适宜。

（8）检查反应物料添加是否按照操作规程进行，配比是否正确。

2. 清洗保养 定期对反应釜进行清洗，根据反应介质和工艺要求选择合适的清洗方法和清洗剂。清洗后，对釜体进行干燥处理，防止生锈和腐蚀。

3. 润滑检查 定期对反应釜的机械部件进行润滑检查，包括搅拌器轴承、闸板阀阀杆、电机轴承等，确保机械部件正常运转，减少磨损和故障。

4. 安全检查

（1）监听减速机和电机的声音是否正常，检查其温度是否在正常范围内。

（2）检查减速机是否有漏油现象，轴封是否完好；检查减速箱内油位和油质变化，必要时补加或更新机油。

（3）检查安全阀、防爆片、压力表、温度计等安全装置是否准确灵敏，确保安全阀和压力表已校验并铅封完好。

（4）反应釜设备需要定期进行安全检测和性能测试，包括压力测试、泄漏检测、温度控制系统检测等，确保设备的安全运行。

5. 紧固检查 定期检查反应釜的紧固件，包括螺栓、螺母等连接部件，确保其紧固状态良好，避免因松动而导致设备损坏或安全事故。

6. 电气系统维护 反应釜设备的电气系统需要定期检查和维护，包括电缆连接、电机运行状态、开关和控制元件的正常工作等，确保电气系统的安全可靠。

7. 无损检测　可以结合无损检测的方法进行维护保养，这是一种在不损害或不影响被检对象使用性能的前提下，检查被检对象使用性能的检测方法。

8. 损坏部件更换　对于发现存在损坏或磨损严重的部件，应及时更换，避免因为疏忽而导致设备故障或事故发生。

四、搅拌反应釜的常见故障及处理

反应釜常见故障及处理见表4-1。

表4-1　反应釜常见故障及处理

故障	原因	处理方法
壳体损坏	1. 受介质腐蚀（点蚀、晶间腐蚀） 2. 热应力影响产生裂纹或碱脆 3. 磨损变薄或均匀腐蚀	1. 采用耐蚀材料衬里的壳体需重新修衬或局部补焊 2. 焊接后要消除应力，产生裂纹进行修补 3. 超过设计最低的允许厚度，需更换本体
填料密封	1. 搅拌轴在填料处磨损或腐蚀，造成间隙过大 2. 油环位置不当或油路堵塞，不能形成油封 3. 压盖没压紧，增料质量差或使用过久 4. 填料箱腐蚀	1. 更换或修补搅拌轴，并在机床上加工，保证粗糙度 2. 调整油环位置，清洗油路 3. 压紧填料，或更换填料 4. 修补或更换
机械密封	1. 动静环端面变形，碰伤 2. 比压过大，摩擦导致产生热变形 3. 密封圈选材不对，压紧力不够，或V型密封圈装反，失去密封性 4. 轴线与静环端面垂直误差过大 5. 操作压力、温度不稳，硬颗粒进入摩擦副 6. 轴窜量超过指标 7. 镶装或黏接动、静环的镶缝泄漏	1. 更换摩擦副或重新研磨 2. 调整比压要合适，加强冷却系统，及时带走热量 3. 密封圈选材、安装要合理，要有足够的压紧力 4. 停车，重新找正，保证垂直度要求 5. 严格控制工艺指标，颗粒及结晶物不能进入摩擦副 6. 调整、检修，使轴的窜量达到标准 7. 改进安装工艺，或过盈量要适当，或黏接剂要好用、牢固

知识链接

智能快开式反应釜

随着科技的不断进步，工业生产对于设备的要求也在逐步提高。快开式反应釜作为一种广泛应用于化工、制药、食品等行业的反应设备，其性能和功能也在不断升级和完善。

智能快开式反应釜具备先进的传感器、控制器和执行器，能够实时监测反应过程和设备运行状态，并根据预设的参数自动调节反应条件，确保生产过程的稳定和安全。同时，通过与生产管理系统的联动，实现远程监控和数据共享，为生产决策提供有力支持。

远程监控功能使得操作人员可以在远离现场的地方对反应釜进行实时监控，不仅提高了生产效率，还降低了人力成本。而自动控制功能则可以在预设参数的基础上，对反应条件进行精确控制，避免了人为操作失误和误差，提高了产品的质量和产量。

任务三　发酵设备运行与维护

PPT

一、发酵设备的结构

微生物发酵技术，所得产品的类型多，不但有菌体的初级代谢产物、次级代谢产物，还有生物转化和酶反应等产品，生产技术要求高、规模大，技术发展速度快。代表产品有青霉素、链霉素、红霉素等抗生素，以及氨基酸、工业酶制剂等。发酵的主要设备是发酵罐，又称发酵釜。发酵罐是一种微生物细胞反应器，是为改生物生长和产物形成提供风好环境的容器，一个优良的发酵罐应具有严密的结构、良好的液体混合特性、好的传质及传热性能、可靠的检测及控到仪表。

用于抗生素、氨基酸、酶制剂等产品的发酵罐，其主要结构型式未有突出进展。用于工业化规模生产的主要发酵设备有机械搅拌式发酵罐、自吸式发酵罐、塔式发酵罐、气升式发酵罐等。

使用发酵罐要注意的问题如下。

（1）釜内管道、阀门系统中避免使用金属铜，防止铜离子抑制微生物的生长，使成品或半成品提取率下降。

（2）罐内壁应光滑，无死角，内部附件越少越好，有利于投料前彻底灭菌。

（3）罐内应有适宜的温度和相应的强度，以利于微生物的正常生长。

（4）增加消泡装置，避免泡沫的产生。

（一）机械搅拌式发酵罐

机械搅拌式发酵罐在生物医药、食品等工业中得到广泛使用，据不完全统计，其使用量发酵罐总数的 70% ~ 80%，故又常称之为通用式发酵罐。医药工业中第一个大规模的微生物发酵生产——青霉素就是在机械搅拌式发酵罐中进行的。机械搅拌式发酵设备和技术在整个制药、生物产品的开发过程中起到特别重要的作用，广泛用于抗生素、氨基酸、枸橼酸等各个领域。标准式发酵罐设计的技术关键在于搅拌技术复杂的气液两相流动问题上。机械搅拌式发酵罐不仅能为制药企业节省投资，还可大大节省能耗等运行费用，同时提高产品产量与收率。

图 4 - 4 为用于发酵的通用式机械搅拌发酵罐的示意图、它的基本结构包括罐体、搅拌装置、换热装置、通气装置、挡板、轴封、传动装置、人孔、视镜等。

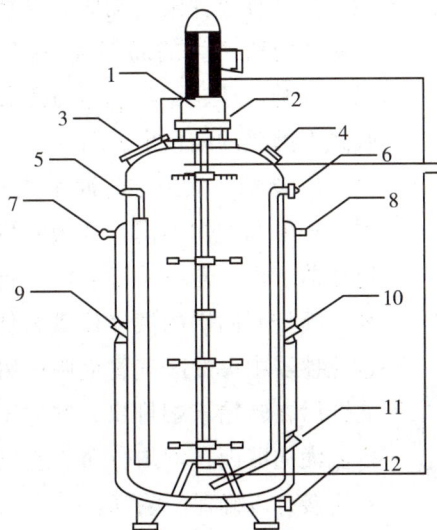

图 4 - 4 机械搅拌式发酵罐结构示意图

1—传动部件；2—机械密封；3—人孔；4—视镜；5—取样口；6—进气口、排料口；
7—冷却水出口；8—仪表口；9—温度计口；10—热电偶口；11—pH 电极口；12—冷却水进口

1. 罐体 由圆柱体和椭圆形或碟形封头焊接而成，材料通常采用不锈钢。小型发酵罐顶部开设手孔以方便清洗和配料。大、中型发酵罐则装设快开人孔，在罐体的适当部位设置排气、取样、放料、接种、物料加入、冷却水进出工等管道接口，以及温度、pH、溶氧等检测仪表接口。

2. 搅拌混合装置 实验室规模的发酵罐采用单层搅拌桨，而工业规模发酵罐的搅拌轴上一般有 2 ~ 3 层搅拌桨，主要使用有六叶片的图盘平叶涡轮桨或箭叶涡轮桨，常见的推进式还有螺旋桨和折叶桨等。搅拌器的主要作用是混合和传质，使通入的气体分散成气泡并与发酵液充分混合，提高溶氧速率，同时强化传热过程。

罐体内侧周边一般设置4块挡板，用于防止搅拌时在液面产生涡流。

3. 传热装置 在发酵过程中，产生的反应热必须移走以控制温度，并且要保证对培养基加热和灭菌所需要的传热要求。一般容积5m³以下的小型发酵罐通过夹套冷却或加热就可达到控温目的，5m³以上的大型发酵罐则需要在罐内设置蛇形管，对于100m³以上的特大型发酵罐也有采用外部换热器进行外循环热交换的。近年来也有将半圆形的管子焊接在发酵罐外壁上，这样既可以取得较好的传热效果，又可简化内部结构，便于清洗。

4. 通气装置 在好氧发酵过程中，气体分布器置于发酵罐的底部最低层搅拌桨叶的下面。气体分布器主要有环行管（板）式和单管式。环行管（板）为带孔的平板、带孔的环管，要求环管的气体喷孔应在搅拌桨叶片内边之下；单管式是一根单管，结构简单实用。根据实际经验，孔径取2～5mm为宜，且孔总截面积之和等于气体分布管截面积。一般孔口朝下，以防止培养液中固体物料堵塞分布器，分布器内气体流速一般在20m/s左右。

5. 消泡装置 由于发酵过程中会产生含有蛋白质类发泡物质，在强烈的通气和搅拌下会产生泡沫，严重时会导致培养液外溢和增加染菌机会。有两种消泡方法：①加入化学消泡剂；②使用机械消泡装置。通常两种方法联合使用。最简单实用的消泡装置为耙式消泡器，可直接安装在搅拌轴上。此外，还有涡轮消泡器、旋风离心和叶轮离心式消泡器、碟片式消泡器和刮板式消泡器等。

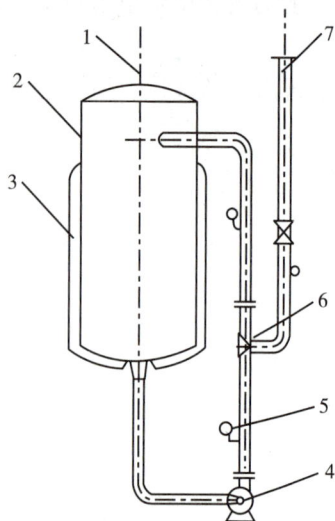

图4-5 自吸式发酵罐结构示意图
1—排气管；2—罐体；3—换热夹套；4—循环泵；5—压力表；6—文氏管；7—吸气管

（二）自吸式发酵罐

自吸式发酵罐是一种不需专门为发酵罐内导入压缩空气的适用于好气发酵的发酵罐。它装有一种特别设计的机械搅拌装置，当这种搅拌桨转动时，紧密贴在桨底的导气管可借桨叶排出液体时所产生的局部真空把大气中空气经过滤后吸入罐内。醋厂、酵母厂、制药厂等均已采用这种新型设备。图4-5为自吸式发酵罐的结构示意图。

1. 结构 大致上与通用式发酵罐相同，主要区别在于搅拌器的外形和结构不同。自吸式发酵罐使用的是带中央吸气口的搅拌器。搅拌器由从罐底向上伸入的主轴带动，叶轮旋转时叶片不断排开四周的液体使其背侧形成真空，于是将罐外空气通过搅拌器中央的吸气管而吸入罐内，吸入的空气与发酵液充分混合后在叶轮末端排出，并立刻通过导轮向罐壁分散，经挡板折流涌向液面，均匀分布。空气吸入管通常用一端面轴封与叶轮连接，以确保不漏气。

由于空气靠发酵液高速流动形成的真空自行吸入，气液接触十分良好，气泡分散较细，从而提高了氧在发酵液中的溶解速率。在相同空气流量的条件下，溶氧系数比通用式发酵罐高。可是由于自吸式发酵罐的吸入压力和排出压力均较低，习惯用的空气过滤器因阻力较大已不适用，需采用其他结构型式的高效率、低阻力的空气除菌装置。另外，自吸式发酵罐的搅拌转速较通用式高，所以它消耗的功率比通用式大，但实际上由于节约了空气压缩机所消耗的大量动力，对于大风量的发酵，总的动力消耗还是减少的。

自吸式发酵罐的缺点是进罐空气处于负压，因而增加了染菌机会；这类罐搅拌转速比较高，有可能使菌丝被搅拌器切断，影响菌体的正常生长。所以，在抗生素发酵上使用较少。

2. 充气原理　搅拌器由罐底向上伸入的主轴带动。叶轮旋转时叶片不断排开四周的液体使其背侧形成真空，由导气管吸入罐外空气。吸入的空气与发酵液充分混合后在叶轮末端排出，并立刻通过导轮向罐壁分散，经挡板折流涌向液面，均匀分布。

3. 分类　循环式通风发酵罐是在液体循环的中途使发酵液获得氧气，在整个循环周期中予以消耗，到第二次循环时再重新获得氧。如此周而复始直到完成整个发酵过程。在发酵罐内部进行循环的叫内循环，借循环管在罐外进行循环的叫外循环。循环式通风发酵罐是利用空气的动力使液体在循环管中上升，并沿着一定路线进行循环，所以这种发酵罐也叫空气带升式发酵罐，或简称带升式发酵罐。

4. 工作原理　内循环带升式发酵罐外循环带升式发酵罐。

（三）塔式发酵罐

塔式发酵罐又称柱式发酵罐、鼓泡塔或空气搅拌高位发酵罐等，它是一种由气流进行搅拌的发酵装置。与机械搅拌发酵罐相比，它具有结构简单、能耗低、维修简便、清洗方便、不易染菌以及适用于大规模生产等优点。

塔式发酵罐的基本结构是一中空圆筒，特点是罐身较高，高径比常在 fl – 10 范围；由于罐内液位高，溶氧容易，空气利用率就提高，可以节省空气，节省动力。为了改善发酵罐的性能，常对上述基本塔型做若干改进，如在塔内设有塔板（一般是筛板），安装搅拌器或静态混合器，或者在塔内设置导流筒等，用于单细胞蛋白质、抗生素等生产。另外，对植物细胞的培养也可适用。图 4 – 6 为塔式发酵罐示意图。

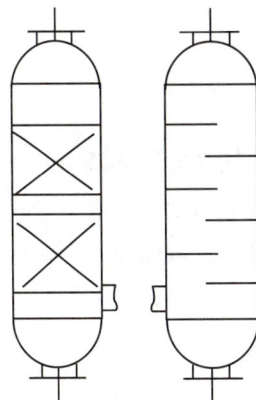

图 4 – 6　塔式发酵器示意图

（四）气升式发酵罐

气升式发酵罐（ALR）是应用最广泛的生物反应设备。这类反应器具有结构简单、不易染菌、溶氧效率高、能耗低等优点。

有多种类型，常见的有气升环流式、鼓泡式、空气喷射式等，生物工业已经大量应用的气升式发酵罐有气升内环流发酵罐、气液双喷射气升环流发酵罐、设有多层分布板的塔式气升发酵罐。而鼓泡罐则是最原始的通气发酵罐，但鼓泡式反应器内没有设置导流筒，故无法控制液体的主体定向流动。

利用空气喷嘴喷出高速的空气，空气以气泡式分散于液体中，在通气的一侧，液体平均密度下降，在不通气的一侧，液体密度较大，因而与通气侧的液体产生密度差，从而形成发酵罐内液体的环流。气升式发酵罐有多种形式，较常见的有内循环管式、外循环管式、拉力筒式和垂直隔板式。

外循环式的循环管设计在罐体外部，内循环管是两根，设计罐体内部。在气升式发酵罐中，循环管的高度一般不高于罐内液面，且不低于环流出口。气升式发酵罐的优点是能耗低、液体中的剪切作用小、结构简单。在同样的能耗下，其氧传递能力比机械搅拌式通气发酵罐要高得多。图 4 – 7 为各种气升式发酵罐示意图。

气升式发酵罐与其他发酵罐相比具有以下特点：与机械搅拌式发酵罐相比节电 70% ~ 80%，降低成本。无菌操作可靠性高，该设备没有动密封装置，无泄露，且设备内无死区，灭菌彻底，染杂菌的机会大幅度减少。传热和传氧效率高，可满足各种好氧性微生物在任何地区和季节里的发酵生产。提高产率、转化率，设备机械剪切力对微生物的伤害小，加上溶氧充分、热量移走及时，为微生物提供了一个良好的生长环境，有效地促进了新陈代谢，加速产品积累，使产品的产率和转化率均有明显提高。容易实现大型化和自动化，设备体积可从 0.02m³ 到 200m³，没有制造、安装、操作和维修困难。设备的控制因素比搅拌罐少，容易实现自动化控制。设备具有工作噪音小、装料系数高、基本不用维修等特点，设备投资比搅拌罐降低 20% 左右，另外，在不改变外形尺寸的情况下，可对原有机械搅拌罐进行改造。

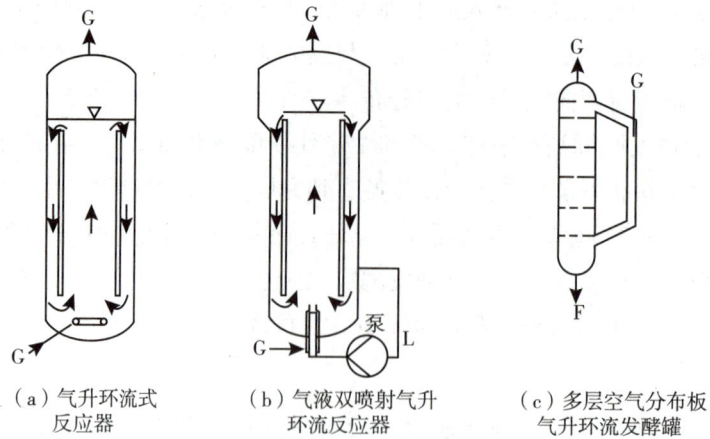

（a）气升环流式
反应器

（b）气液双喷射气升
环流反应器

（c）多层空气分布板
气升环流发酵罐

图 4-7　各种气升式发酵罐示意图

　　气升式发酵罐可广泛用于抗生素、氨基酸、酶制剂、维生素、有机酸等好氧性发酵过程。在化工方面可用于气-液、气-液-固反应过程。在环保方面可用于污水处理。该设备在国内用于谷氨酸、抗生素、黄原胶、糖化酶、枸橼酸生产，设备体积已达到 $140m^3$，投入使用后取得了非常显著的经济效益。发酵所必需的空气在静态混合元件内外上下流动，带动发酵液循环，促进气-液充分混合。

1. 优点

（1）结构简单，基本原理也不复杂，与带搅拌桨的桨式反应器相比能耗较低。

（2）依靠气体产生定向循环，而非离心泵类机械设备，流动形式确定，液体循环强烈，内部无运动部件，具有较小的剪切应力，能量耗散很均匀，对剪切力敏感物料具有特别重要的意义。

（3）与传统的鼓泡塔相比，其可操作量的气体和液体流速范围大得多。

（4）供气效率高，升气管中通气可大于鼓泡反应器进气量，有利于好氧类反应。

（5）流化效果极佳，可以是固体颗粒，甚至较重的颗粒也能完全保持悬浮状态。

2. 缺点

（1）需要非常大的空气吞吐量。

（2）相间混合接触较差。

（3）当循环的有机体和操作条件发生变化时，底物、营养物和氧的量不能保持一致。

（4）混合与通气是耦合问题，也即很难在不改变通气的条件下改善混合状况。

二、发酵罐的运行

1. 启动前准备工作

（1）熟悉整个系统的工作原理、管路、阀门的操作程序，并对空压机、电热蒸汽发生器能正确操作使用。

（2）设备使用之前，应先检查电源是否正常，空压机、蒸汽发生器、循环水系统是否能正常工作。

（3）溶氧仪、pH 仪、控制系统应根据使用说明书进行检查、校正。

（4）检查系统上的阀门、接头及紧固螺钉是否拧紧。

（5）开动空压机，用 0.15MPa 压力，检查发酵罐、过滤器、管路、阀门的密封性能是否良好，有无泄漏。

（6）开启水冷却系统，检查水压是否足够，管路无泄漏。

（7）打开蒸汽管路疏水装置旁通阀，排尽积水后关闭；缓慢开启蒸汽阀至 1/4 时，观察后蒸汽管路中的疏水阀工作是否正常，正常后再逐步开大，避免管路因"水锤"现象裂振动破裂事故。

（8）合用接通控制电源，启动搅拌运行 1～2 分钟看其运行是否平稳，有无异响。

2. 空消操作　在投料前，气路、料路、发酵罐必须用蒸汽进行灭菌，消除所有死角的杂菌，保证系统处于无菌状态。

（1）空气管路的空消

1）空气管路上有除水减压阀和除菌过滤器。除水减压阀不能用蒸汽灭菌，因此在空气管路通蒸汽前，必须将通向除水减压阀的阀门关死，使蒸汽通过蒸汽过滤器然后进入除菌过滤器。

2）空消过程中，除菌过滤器下端的排气阀应微微开启，排除冷凝水。

3）空消时间应持续 40 分钟左右，当设备初次使用或长期不用后启动时，最好采用间歇空消，即第一次空消后，暂定 3～5 小时再空消一次，以便消除芽孢。

4）经空消后的过滤器，应通气吹干，20～30 分钟，然后将气路阀门关闭。

（2）发酵罐空消

1）发酵罐是将蒸汽直接通入罐内进行空消。

2）空消时，应将罐上的接种口、排气阀及料路阀门微微打开，使蒸汽通过这些阀门排出，同时保持罐压为 0.13～0.15MPa。

3）空消时间为 30～40 分钟，特殊情况下，可采用间歇空消。

4）空消结束后，应将罐内冷凝水排掉。

注意事项：①发酵罐空消时，应将夹套内的水放掉，空消时最好将夹套排水阀打开，以防夹套水排不净；②空消时，溶氧、pH 电极应取出，可以延长其使用寿命。

3. 实消操作　实消是当罐内加入培养基后，用蒸汽对培养基进行灭菌的过程。

（1）空消结束后，首先需将 pH、DO 电极校正好后装入罐体中的接头中，然后将配好的培养基从加料口加入罐内，此时夹套内应无冷却水。

（2）培养基在进罐之前，应先糊化，一般培养基的配方量以罐体全容积的 70% 左右计算（泡沫多的培养基为 65% 左右，泡沫少的培养基可达 75%～80%），考虑到冷凝水和接种量因素，加水量为罐体全容积的 50%～60%，加水量的多少与培养基温度和蒸汽压力等因素有关，需在实践中摸索。

（3）为了减少蒸汽冷凝水，实消先利用夹套通蒸汽对培养基进行预热，保持夹套压力 ≤0.1MPa，待培养基温度到达 90℃ 后，关闭夹套蒸汽，改为直接向罐内通入蒸汽。

（4）当罐压升至 0.12MPa，温度升到 121～123℃ 时，控制蒸汽阀门开度，保持罐压不变，30 分钟后停止供汽。

（5）打开冷却水的进排阀门，在夹套内通水冷却。

注意事项：在夹套通水冷却时，罐压会急剧下降，当罐内压力降至 0.05MPa 时，微微开启排气阀和进气阀，开启电机进行通气搅拌，加速冷却速度，并保持罐压为 0.05MPa，直到罐温降至接种温度。

4. 接种、培养

（1）启动搅拌运行，按工艺规程进行接种与培养。

（2）接种后即可通气培养，罐压保持在 0.05MPa。

（3）发酵温度根据工艺要求而定，通过调节循环水的温度来控制发酵温度，当环境温度高于发酵温度时，需用冷水降温。

（4）溶氧量的大小主要通过调节进气量来实现。

（5）pH 的调节是由控制系统通过执行机构（蠕动泵）自动加碱来实现。

（6）泡沫报警是由泡沫探头探测到泡沫液位信号在触摸屏上，以指示灯的形式来实现。

（7）在发酵中途要取样检查时，可通过取样口取样。取样前，取样管路阀门需用蒸汽灭菌，防止杂菌污染而引起误导，取样结束后同样要用蒸汽冲洗取样管道阀门。

5. 停机出料

（1）设备的出料是利用罐压将发酵液从出料管道排出，根据发酵液的浓度，罐压可控制在 0.05～0.1MPa。

（2）出料后取出溶氧、pH 电极，进行清洗保养。

（3）出料结束后，应立即放水清洗发酵罐及料路管道阀门，并开动空压机，向发酵罐供气搅拌，将管路中的发酵液冲洗干净。

三、发酵罐的预防性维护

1. 日常预防性维护

（1）系统压力、罐内压力是否稳定在规定范围。

（2）搅拌系统、控温系统、电磁阀响声是否正常。

（3）培养液颜色是否正常。

（4）温度、溶氧 pH 显示参数是否与设定符合。

（5）罐内液位是否正常。

（6）阀门管接头、各接口是否正常，有无泄漏情况。

2. 定期预防性维护
每隔 3 个月，需对设备进行全面检查修正。检查时，切断所有电源、水源、气（汽）源。

（1）仔细检查系统所有密封圈、密封端的情况是否正常。如有变形、老化、划伤、损坏，必须更换。检查除菌过滤器的完好情况，有破损、堵塞现象就要更换。

（2）检查电机碳刷磨损情况与整流子、轴承、连接器、搅拌系统情况。

（3）检查电器控制器所有开关、按钮、电器、电子元件、固定螺丝、螺帽是否有松动、发热现象。

3. 罐体的预防性维护

（1）清洗　发酵罐罐体是直接与物料接触的场所。其表面光洁度的程度以及内部构件的清洁度是直接影响染菌的重要因素。因此，在每次发酵结束后和再次使用前都必须及时清洗罐体及相关设备，清洗时应注意电器元件、电极接口，不能进水、受潮。

清洗前应取出 pH、DO 电极，按其要求保养。

清洗罐内可配合进水进气、电机搅拌、加温一起进行，如多次换水还不能清洗洁净，则要打开顶盖用软毛刷刷洗罐内部件。

（2）密封性试验　将电极、电机、电缆、进出气软管、冷凝器进出水接头安装就位；安装完毕后要对罐体内通气（0.2MPa）做密封性试验。

旋紧罐体上每一个接口、堵头、电极紧固帽。对系统进行 2～3 小时试运行，罐压下降速度应小于 0.02MPa/h，如有问题做相应处理后，方可正式使用。

（3）发酵罐待用　如果短期内需再次培养发酵，应对其进行灭菌。然后通入无菌空气，保压待用。

如准备长期停用，则应对其进行灭菌，然后放去水箱与罐内存水，放松罐盖紧固螺丝，取出电极保养储存好，将罐、各管道余水放净，关闭所有阀门、电源，盖上防尘罩。

注意事项：灭菌前应检查、调整蒸汽发生器的输出压力，保证该压力≤0.35MPa（蒸汽发生器压力表显示值）。灭菌过程中应检查罐内气压，保证该压力 <0.15MPa。

发酵前应检查、调整空压机的输出压力，保证该压力 ≤0.4MPa（空压机压力表显示值），调整减压阀输出压力 ≤0.25MPa。发酵过程中应检查罐内气压，保证该压力 ≤0.10MPa。DO、pH 电极的使用保养必须按要求进行，否则极易损坏。所有电器装置严禁进水。

四、发酵罐常见故障及处理

发酵罐常见的故障主要分为电子、软件的设置方面，机械方面，配套设备方面。常见故障及处理见表 4-2。

表 4-2　发酵罐的常见故障及处理

故障	原因	处理方法
温度控制达不到精度	1. 温度升不上来 2. 温度与实际温度偏差大 3. 温度降不下来	1. 循环回路阀门状态不对，检查阀门状态是否在温度控制状态；冷却电磁阀漏水；更换损坏的加热器、加热保险丝、继电器 2. 温度校正不够；检查温度电极线接触 3. 检查冷却水，保证冷却水温；检查冷却阀控制回路，更换冷却电磁阀
pH 调控	1. pH 检测与实际值偏差大 2. pH 显示不稳定、跳动	1. 检查电极状态是否正常 2. 检查 pH 电极导线，要接触良好，如潮湿，采用干燥剂或烘干方法处理
转速控制	1. 电极转速达不到设定值 2. 电机运转不正常	1. 调整上、下限值，使设置值在上、下限值范围内 2. 转速按钮按下时，电机才能运转；是否与溶氧串级控制；设定值为 0 或者处于手动状态；输出极限或者设定转速太低，过载保护；电机损坏或者保险丝断了
电极标定问题	1. 零点标定故障 2. 标定过程缓慢 3. 标定过程测量值不稳定 4. 斜率标不到期望值	1. 检查电极、导线、缓冲液 2. 检查电极老化、溶氧电极的零点 3. 标定时尽量不晃动标定液，可能的话，固定标定，防止手上的静电影响稳定 4. 检查温度补偿、定标液、电极
控制器死机	1. 参数设置错误、操作动作过快 2. 硬件损坏或者接触不良，主机散热不好	1. 调整参数设置 2. 更换损坏硬件或加强主机散热
机械方面故障	1. 管路漏水或者漏气 2. 异常声响	1. 更换卡条、O 形圈、密封件、罐体、轴封 2. 检查转轴电机风扇是否擦边，轴承、机械密封是否损坏，改善电机与轴链接，清除罐中有异物等
配套设备	1. 空气压缩机漏气 2. 压力达不到要求或频繁启动 3. 输出压缩带水 4. 压力过大，安全阀动作	1. 检查出气口的阀门螺丝有无松动、是否磨损 2. 调节出口压力；合力设置仪器参数 3. 及时排除储气罐及油水分离器中积水 4. 检查压力继电器是否损坏

任务四　其他类型反应设备

PPT

一、新型化学反应器

当今人们既注重经济效益，又关注环境保护，对反应器的型式和性能提出了更好的要求，新型式的反应器便应运而生。新型化学反应设备应技术指标先进，即转化效率高、处理量大、能耗低、使用方便、操作稳定、容易调节、易于清理和检修，同时设备的结构不要过于复杂、节省材料、造价低廉、制造安装方便。目前，新型化学反应器的研究主要集中在以下几个方面。

（一）通过改造传统反应器开发新型反应器

对传统反应器进行为满足新工艺要求或进一步改善反应器技术指标的改造。例如降低反应器的压降，提高相间的传质、传热速率，改善反应器的温度分布、速度分布或停留时间分布等。典型的实例有串式化学反应器和下行式循环流化床反应器。

1. 串式化学反应器　固定床反应器是化学工业最为常用的反应器形式之一，然而，对于许多气－固反应过程，压降的大小可能成为操作成本的决定性因素，改造传统的固定床反应器，开发通量大、压降小的新型固定床反应器势在必行。

新近出现的串式化学反应器正是这样一种新型的固定床反应器，与传统固定床反应器的区别主要在于催化剂的装填方式不同，催化剂颗粒是用金属丝连成长串，再以均匀分布方式或串束分布方式布置在反应器内，串的方向通常与物料流向平行。与传统固定床反应器相比，压降大大降低，由于催化剂串的轻轻摇晃，粉尘不易在床层积累，从而可避免局部过热现象的发生。根据不同的工艺要求，床层空隙率可由 10% 任意变化到 100%，因此适用于各种不同的工艺过程。串式化学反应器的催化剂生产成本比传统固定床反应器多 5% ~ 10%。

2. 下行式循环流化床反应器　流化床反应器具有催化剂颗粒小、内扩散阻力小、催化剂容易再生等优点，长期以来被广泛采用。但传统流化床反应器由于大量的气体以气泡形式通过床层，两相不能有效地接触，从而大大降低了反应器的转化效率。为了改善流化质量，提高气－固两相的接触效率，有研究者提出了气－固并流下行快速循环流态化这种无气泡的气－固接触技术，其流化方式催化剂颗粒顺重力场运动，床内气速、催化剂颗粒速度及颗粒浓度的径向分布均匀，从而有效地改善了固体颗粒的停留时间分布，特别适用于催化剂极易失活、极易结焦的反应过程。

（二）耦合式多功能反应器

将传统的单元反应过程耦合在同一设备内，使反应器具有多种功能，是开发新型反应器的又一有效手段，如反应精馏、反应萃取、膜反应器、色谱反应器等。此外，还可以将反应与吸收、吸附、传热等过程耦合起来。

1. 反应与膜分离的耦合　将化学反应与膜分离耦合起来同时进行的一种反应设备即膜反应器，它是近年来出现的一种新型多功能反应器。按催化剂颗粒的流动特性，可分为固定床膜反应器和流化床膜反应器。固定床膜反应器，按反应与分离结合的形式又可分为两类：一类是反应与分离分开进行，膜只是起着分离产物或分配反应物的作用；另一类是催化剂与膜结合为一体，反应与分离均在膜上进行，这种膜称为活性膜。流化床膜反应器兼有流化床反应器和膜分离技术的优点，催化剂床层均匀，传质、传热速率快，同时又能打破化学平衡的限制，特别适用于催化剂快速失活且受化学平衡限制的可逆反应。

膜反应器所用的膜可分为聚合物膜和无机膜。聚合物膜只能承受相对缓和的反应条件，而各种无机膜如金属膜、固体电解质膜等，能承受较高温度和较高压力。目前，此反应器在生物技术中应用较广，但是与膜通量相匹配的反应器空速只有传统反应器的 1/10 ~ 1/5，膜反应器的生产能力远小于传统反应器，因此研制高通量、高选择性的廉价膜，将成为膜反应器工业化的关键。

2. 反应与色谱分离的耦合　将化学反应与色谱分离耦合起来就可以构成所谓的色谱反应器。色谱反应器的床层材料可以是催化剂与色谱固定相的混合物，也可以是兼有催化性能和吸附性能的树脂。由于反应物与产物在吸附剂上的吸附能力不同，在反应的同时，反应产物不断被分离出来，因而不仅可以得到高纯度的产品，而且可以打破化学平衡的限制，使得具有较小平衡转化率的反应也能获得较高的转化率。色谱反应器根据反应器形式和操作方式不同，可以分为固定床色谱反应器、移动床色谱反应器和模拟移动床色谱反应器。

3. 反应与吸附、吸收的耦合　新型气固 – 固滴流床反应器中，以合成气为例，自下而上流过由大颗粒催化剂构成的床层，而能够有选择性地吸附产物甲醇的固体细粉，自上而下与反应物料呈逆流流过催化剂床层。由于产物不断被吸附剂吸附，因而反应速率不会受到逆反应的抑制，反应的转化率可以大提高，甚至达到100％；有研究者选用惰性液相溶剂，使之有选择性地吸收生成的产物，可以明显地提高产物的收率，但反应速率与传统气相法相比有所降低。

4. 反应与传热的期合　有研究者验证了在固定床反应器中利用情性细粉移热的可能性。惰性细粉由反应器的顶部加入，进入由大颗粒催化剂构成的床层，与床层换热后，具有较高温度的惰性细粉离开反应器，经降温后返回反应器顶部。这种细粉循环的操作方式可大大提高传热的效果。

（三）利用新的辅助手段开发新型反应器

利用新的辅助手段开发新型反应器，是开发新型化学反应器的又一重要手段，如声场、电场、磁场、离心力场等，可显著改善某些化学反应器的性能。

1. 声纳化学反应器　超声波作为一种有效且没有污染的活化手段已被广泛应用于制药工程的各个领域。由于超声波能够大大加快反应的速度，声场虽然不能将颗粒聚集体分裂成单一的颗粒，却可以将其分裂成较小的聚集体，从而可以大大改善流化的质量，因而被广泛用于有机合成和有机金属化学领域。

2. 等离子体反应器　典型的等离子体反应器主要由等离子体产生区、反应区和淬冷区三部分组成。反应物首先在等离子产生区被迅速加热到反应温度，然后进入反应区进行反应，反应产物在淬冷区经冷却后离开反应区。等离子体反应器应用于石油化工中将天然气直接合成芳烃，在制药工业中前景广阔。

（四）开发特殊形式的化学反应器

特殊的工艺要求往往需要采用特殊形式的反应器，例如可用于固体物料快速热处理的旋转圆锥反应器。该反应器的主体部分为上大下小的圆锥形。反应物料在旋转圆锥的底部进入，在离心力的作用下，沿反应器内壁螺旋式上升并离开反应器。目前，研究者在新型化反应器方面付出了辛勤的劳动，开发出了许多具有独特性能的新型反应器，尽管多数新型反应器尚处于实验阶段，但前景十分广阔。

二、现代生物反应器

现代生物技术借助于各种生物系统可利用碳水化合物来规模生产现代社会所需的化学品和能源。这些生物系统包括酶、微生物、动物细胞、植物细胞和动植物组织。而生物系统进行物质转化的生化反应是在生物反应器这个相对封闭的小生境中进行的。生物反应器为生物系统的生化反应提供了可控的环境条件以促使生物过程高效进行，例如温度、pH、溶氧、混合、剪切、补料等。另外，生物反应器系统供氧与混合效率、操作稳定性与可靠性和生物制造过程节能降耗密切相关，对生物产品生产成本产生很大影响。因而生物反应器设计、放大和操作优化技术及其产业化生产在生物产业发展中起着重要作用。

传统反应器一般包括悬浮培养系统反应器和固定化培养系统反应器。前者主要包括搅拌式反应器、气升式反应器；后者主要包括膜反应器、填充床反应器。随着全球对生物技术包括生物基产品需求的快速增长和生物技术相关学科发展，生物反应器出现了一些新的发展趋势，主要表现为高通量、微型化生物反应器应用于生物过程工艺快速开发和优化；工业规模生物反应器向大型化、自动化方向发展，并且计算流体力学技术被应用于反应器设计与放大，增强了对于生物反应器供氧、混合与剪切性能的可预期性；对于生物加工过程的高密度、高产率要求，使得包含新型空气分布系统与搅拌系统有机组合的生物反应器得到了广泛的应用，极大地提高了能源使用效率，多种先进传感技术被运用于生物过程的在线测定，提高了对生物过程生理代谢状态认识的准确性和即时性；而针对具体培养对象的特殊性，出现了一些专门反应器，如光生物反应器、动物细胞一次性反应器、酶反应器等，这些新型生物反应器也正逐步实现工业规模应用。

生物反应器可简单分为大型生物反应器、微型生物反应器、动物细胞及组织工程反应器、酶反应器等。

1. 大型生物反应器　在工业实际生产过程中，对传统搅拌罐反应器进行了改良，发酵罐底部搅拌桨直径加大后，生产罐基本解决了发酵前期液面处气柱的产生及逃液问题，发酵后期供氧基本满足需要，生产变得稳定，实现了放大目标。近年来，发酵工业快速发展使发酵工程设备趋向大型化、高效化和自动化，高效节能的大型生物反应器装置的应用是降低生产成本不可或缺的关键技术。随着反应器规模的增加，针对大型搅拌反应器内进行的好氧发酵过程，一般底层配备分散气体的较大直径径流桨以提高供氧，而上层多采用轴流搅拌，增加气体的混合时间并促进整体的混合，同时降低搅拌功耗。

2. 微型生物反应器　指的是容积在数百毫升以下的小型生物反应器以及容积在100ml以下的微型反应器。微型生物反应器往往可同时进行几个甚至几十个平行的培养过程，因而具有一定高通量特性。目前已经有效应用于菌种筛选过程中的菌种特性鉴别、微生物和动物细胞培养基及培养工艺快速优化，成为目前生物反应器的重要发展趋势之一。微型生物反应器的概念主要可以分为两类。

（1）自上而下　将传统的生物反应器缩小，并且集成和阵列化，以提供较多的过程信息和通量。

（2）自下而上　在传统的高通量装置（如摇瓶、微孔板）上配置过程检测的装置（如溶氧、pH检测），以提供一定的过程信息。典型的微型生物反应器包括微流反应器、孔板式反应器、摇瓶式反应器、搅拌式反应器等，其工作容积分别为微升级、毫升级、十数毫升、数十到数百毫升。微型生物反应器系统主要包括检测、培养和控制等组成部分。

3. 动物细胞及组织工程反应器　生物反应器设备的发展要适应生物医药产品研发和生产的需求，比如更短的工业化开发周期、生产的生物安全性、工业化生产的成本控制等。这使得生物反应器的发展除传统搅拌式动物细胞生物反应器外，根据用途不同而产生更多分支，其中包含更多个性化生物反应器。其中，一次性生物反应器种类非常多，包括膜生物反应器、波浪式袋生物反应器、搅拌式袋生物反应器、气体驱动袋生物反应器和摇动式袋生物反应器等。一次性生物反应器的体积从10ml到 $2m^3$ 不等，主要用于筛选试验、治疗抗原的生产（重组蛋白、抗体、次级代谢产物等）和病毒的生产（兽用和人用疫苗）。组织工程3D反应器是一种旋转式生物反应器，不但可以提供理想的供氧条件、较低的剪应力和振荡，还可以模拟微重力环境，在骨组织工程的研究中已经得到广泛的应用。

4. 酶反应器　作为生物催化的反应装置，依据生物催化转化反应的特性而设计，操作的稳定性和连续化是实现工业生物催化的关键；生物催化产品的分离、提取、纯化是产品生产的重要环节，据不完全统计，产品的后处理成本通常占到生产总成本的80%左右。充分利用产品的性质，将反应过程与产品分离过程耦合，开发反应－分离耦合酶反应器，通过高性能不对称膜的截留、隔离作用，结合蒸馏、结晶、电渗析、渗透蒸发、色谱等产物分离提取的单元操作，可以以较低的成本实现产品的原位分离。这样的酶反应器不仅可以简化产品的分离，而且可以很好地实现生产的连续化，是酶反应器设计的重要趋势。

三、反应釜自动化控制系统

反应釜自动化控制系统是通过自动化设备、传感器、执行器等组成的系统，对反应釜进行实时监控和控制，以确保生产过程的稳定性和安全性。

1. 远程监控　通过互联网、物联网技术，实现对反应釜等设备的远程监控，无论身处何地，都能实时掌握设备的运行状态，大大提高了监控的效率和范围。

2. 数据分析　系统可以实时收集和整理反应釜的数据，包括温度、压力、液位等，通过数据分析，可以更好地理解反应过程，优化生产效率。

3. 故障预警和自动处理　系统可以通过传感器和执行器等设备，实时监测反应釜的状态，一旦发现异常，可以及时预警，甚至自动进行处理，大大降低了事故发生的可能性。

4. 生产流程优化　通过对整个生产流程的数据分析，可以找出流程中的瓶颈和问题，有针对性地进行改进和优化，提高生产效率和产品质量。

反应釜自动化控制系统是工厂远程监控管理的重要技术手段，它的应用不仅提高了生产效率和管理效率，也增强了企业的安全性和竞争力。随着科技的快速发展和工业化进程的加速，制药化工行业自动化和智能化已经成为行业发展的必然趋势。

目标检测

答案解析

一、单选题

1. 关于一个优良的发酵罐，下列叙述错误的是（　　）
   　A. 复杂的结构　　　　　　　　　　　　B. 良好的液体混合特性
   　C. 好的传质及传热性能　　　　　　　　D. 可靠的检测及控制仪表

2. 机械搅拌式发酵罐中最简单实用的消泡装置为（　　）
   　A. 耙式消泡器　　　　　　　　　　　　B. 涡轮消泡器
   　C. 叶轮离心式消泡器　　　　　　　　　D. 碟片式消泡器

3. 医药工业中第一个大规模的微生物发酵生产（　　）就是在机械搅拌式发酵罐中进行的
   　A. 抗生素　　　　　B. 氨基酸　　　　　C. 青霉素　　　　　D. 酵母

4. 在投料前，气路、料路、发酵罐必须用（　　）进行灭菌，消除所有死角的杂菌，保证系统处于无菌状态
   　A. 蒸汽　　　　　　B. 酒精　　　　　　C. 紫外线　　　　　D. 消毒液

5. 发酵罐不能采用（　　）作为罐体材料
   　A. 碳钢　　　　　　B. 铜　　　　　　　C. 不锈钢　　　　　D. 铸铁

二、多选题

1. 反应釜的釜体容积由（　　）决定
   　A. 生产能力　　　　　　　　　　　　　B. 产品的化学反应要求
   　C. 制造工艺　　　　　　　　　　　　　D. 场地因素

2. 非均相反应设备可分为（　　）
   　A. 气－液相反应设备　　　　　　　　　B. 液－液相反应设备
   　C. 气－固相反应设备　　　　　　　　　D. 液－固相反应设备

3. 釜式反应器的所有（　　），除出料口外，一律都开在顶盖上
   　A. 人孔　　　　　B. 出料口　　　　　C. 视镜　　　　　D. 工艺接管口

4. 一个优良的发酵罐应具有（　　）
   　A. 严密的结构　　　　　　　　　　　　B. 良好的液体混合特性
   　C. 好的传质及传热性能　　　　　　　　D. 可靠的检测及控制仪表

5. 搅拌反应釜的维护中进行安全检查，应包括（　　）

　　A. 监听减速机和电机声音是否正常

　　B. 检查压力表、温度计等是否准确

　　C. 进行压力测试、泄漏检测等检测

　　D. 对釜体进行防锈处理

三、思考题

1. 简述搅拌反应釜常见故障的原因。

2. 使用发酵罐需要注意的问题有哪些?

书网融合……

重点小结	微课	习题

项目五　换热设备运维技术

学习目标

知识目标：通过本项目的学习，应能掌握板式换热器和管壳式换热器的结构、原理、性能、运行、维护保养；熟悉传热原理、换热设备类型；了解双管板式换热器和螺旋缠绕式换热器的结构及特点。

能力目标：具备板式换热器、管壳式换热器运行和维护的能力。

素质目标：通过本项目的学习，树立一丝不苟、精益求精、追求卓越的工匠精神。

情境导入

情境：某药厂新员工在生产过程中发现板式换热器出口温度低于要求值，检查了流量计、压力表等仪表，显示无明显波动。

思考：1. 板式换热器传热效率下降的原因有哪些？
　　　2. 该采取什么措施来保证换热器正常工作？
　　　3. 如何杜绝此类故障再次发生？

任务一　概　述

PPT

换热设备是进行各种热量交换的设备，通常称作热交换器或换热器。在制药生产中，许多过程都与热量传递有关。例如，药品生产过程中的磺化、硝化、卤化、缩合等许多化学反应，均需要在适宜的温度下，才能按所希望的反应方向进行，并减少或避免不良的副反应；在反应器的夹套或蛇管中，通入蒸汽或冷水，进行热量的输入或导出；对原料进行提纯或反应后产物进行分离、精制的各种操作，如蒸发、结晶、干燥、蒸馏、冷冻等，也都离不开热量的输入或导出；此外，生产中的加热炉、设备和各种管路，通常使用绝热材料包裹来防止热量的损失，也都属于热量传递问题。由此可见，传热过程在制药生产中占有十分重要的地位。

一、传热原理

热量传递是由于物体内或系统内的两部分之间的温度差而引起的，热量传递方向总是由高温处自动地向低温处移动。温度差越大，热能的传递越快，温度趋向一致，就停止传热。所以，传热过程的推动力是温度差。

根据传热机制的不同，热量传递的基本方式有三种：热传导、热对流和热辐射。

1. 热传导　简称导热。物体中温度较高的分子因振动而与相邻分子相碰撞，将热能传给温度较低分子的传热方式。任何物体，不论其内部有无质点的相对运动，只要存在温度差，就必然发生热传导。

如果把一根铁棒的一端放在火中加热，另一端会逐渐变热，这就是热传导的缘故。固体、液体和气体都能以这种方式传热。在气体中，热传导是由不规则的分子热运动引起的；在大部分液体和不良导体的固体中，热传导是由分子或晶格的振动传递动量来实现的；在金属固体中，热传导主要依靠自由电子的迁移来实现。因此，良好的导电体也是良好的导热体。

2. 热对流 是指流体中质点发生相对位移而引起的热量传递过程。热对流可分为自然对流和强制对流。由于外力（泵、风机、搅拌器、磁、电等干扰作用）而引起的质点相对位移或运动，称为强制对流；由于流体内部各部分温度的不同而产生密度差，使流体质点发生相对运动，称为自然对流。强制对流传热状况比自然对流好。热对流这种传热方式仅发生在液体和气体中。在流体发生强制对流时，往往伴随着自然对流。

在制药生产中，往往并非以单纯的对流方式传热，而是流体流过固体壁面时发生的对流和传导联合作用的传热，即热量由流体传到固体壁面（或反之）的过程，通常将其称之为对流传热或给热。

3. 热辐射 是以电磁波的形式发射的一种辐射能，当此辐射能遇到另一物体时，可被其全部或部分吸收而变为热能。因此辐射传热，不仅是能量的传递，还同时伴有能量形式的转化。另外，热辐射不需要任何介质作媒介，它可以在真空中传播。这是热辐射与热传导及热对流的根本区别。只有物体温度较高时，热辐射才能成为主要的传热方式。

实际上，以上三种传热方式很少单独存在，一般都是两种或三种方式同时出现。在一般换热器内，辐射传热量很小，往往可以忽略不计。

二、换热设备的类型

制药生产中的热量交换通常发生在两流体之间，参与换热的流体称为载热体。在换热过程中，温度较高放出热量的流体称为热载热体，简称热流体；温度较低吸收热量的流体称为冷载热体，简称冷流体。同时，根据换热目的的不同，载热体又有其他的名称，若换热的目的是将冷流体加热，此时热流体称为加热剂，常见的加热剂为水蒸气（一般称为加热蒸汽）；若换热目的是将热流体冷却（或冷凝），此时冷流体称为冷却剂（或冷凝剂），常见的冷却剂为冷却水、冷冻盐水和空气。

换热设备是制药生产中应用最为广泛的通用设备之一。换热器按传热特征，可分为下列四类。

1. 直接接触式换热器 又称混合式换热器。在这类换热器中，冷、热两流体通过直接混合进行热量交换。工艺上允许两种流体相互混合的情况下，此类换热器传热效率高，且其结构也比较简单。直接接触式换热器常用于气体的冷却或水蒸气的冷凝，有凉水塔、洗涤塔、喷射冷凝器等。

2. 蓄热式换热器 又称回流式换热器或蓄热器。这种换热器是借助于热容量较大的固体蓄热体，将热量由热流体传给冷流体。热、冷流体交替进入换热器，热流体将热量储存在蓄热体中，然后由冷流体取走，从而达到换热的目的。这类换热器的结构较为简单，且可耐高温，常用于气体的余热及其冷量的利用。缺点是设备体积庞大，且不能完全避免两流体的混合，所以制药生产中极少应用。

3. 间壁式换热器 又称表面式换热器或间接式换热器。间壁式换热器的特点是冷、热流体被一固体壁面相隔开，分别在壁面的两侧流动，互不接触，传热时热流体将热量传给固体壁面，再由壁面传给冷流体。

间壁式换热器适用于两股流体间需要进行热量交换而又不允许直接相混的场合。制药生产中通常要求两流体进行换热时不能混合，相互分开。间壁式换热器是制药生产中使用最广泛的一种形式，多种管式和板式结构的换热器均属于此类。

4. 中间载热式换热器 又称热媒式换热器。循环的载热体（热媒）将两个间壁式换热器连接起来，载热体在高温流体换热器中吸收热量后，带至低温流体换热器传给冷流体。此类换热器多用于核工业、冷冻技术及余热利用中，热管换热器即属此类。

制药生产中最常用的换热设备是间壁式换热器，按换热面的形状不同，换热设备可分为管式换热器和板式换热器；也可根据换热目的不同，分为加热器、冷却器、冷凝器和再沸器。国内常用的换热器已基本标准化、系列化，故可根据工艺要求，初步估算所需的传热面积，然后按有关标准选型、核算。

任务二　板式换热器运行与维护 微课

PPT

一、板式换热器的结构

（一）总体结构

板式换热器结构如图5-1所示。板式换热器主要由传热板片、密封垫片、压紧板和夹紧螺栓等组成。密封垫片采用粘接、点粘或挂接的方式固定于板片上，通过夹紧螺栓，将安装在固定压紧板和活动压紧板中间的若干张板片及密封垫片夹紧而成。

图5-1　板式换热器结构示意图

1—固定压紧板；2—板片；3—垫片；4—上导杆；5—中间隔板；6—滚动装置；
7—活动压紧板；8—前支柱；9—夹紧螺栓螺母；10—下导杆

压紧后板间形成密封的流体通道，且可用密封垫片的厚度调节通道的大小。每块板的四个角上，各开一个圆孔，其中有两个圆孔和板面上的流道相通，另两个圆孔则不相通。它们的位置在相邻板上是错开的，以分别形成两流体的通道。如图5-2所示，冷、热流体交替地在板片两侧流动，通过金属板片进行换热。流体在板间狭窄曲折的通道中流动时，方向、速度改变频繁，其湍动程度大大增强，于是大幅度提高了总传热系数。

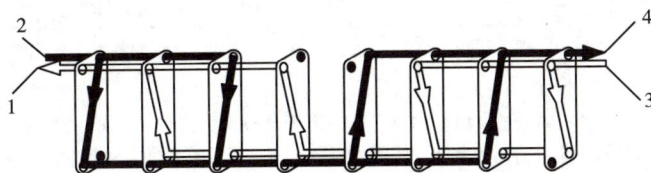

图5-2　板式换热器流体流向示意图

1—热流体出口；2—冷流体进口；3—热流体进口；4—冷流体出口

板式换热器适用于经常需要清洗、工作环境要求十分紧凑，工作压力在 2.5MPa 以下，压强过高容易渗漏；操作温度受垫片材料的耐热性限制，一般不超过 250℃。

优点：传热系数大，检修、清洗均比较方便。

缺点：密封面大，易泄漏，温度、压力受限。

(二) 主要零部件

1. 板片　是板式换热器的核心部件。传热板片表面压制成波纹型或槽型，以增加板的刚度，增大流体的湍流程度，提高传热效率。

板片采用厚度为 0.6～1.2mm 的薄板。其材质多为不锈钢、铜、铝、铝合金、钛、镍等。其中 304 和 316L 是应用最广泛的两种钢板材料，能适用于大多数无腐蚀或微腐蚀的介质。但是这两种材料对于硫酸和盐酸的耐腐蚀性较差。304 不锈钢对于氯离子引起的缝隙腐蚀比较敏感，316L 能用于 100℃ 以内的稀盐酸，但不能用于硫酸溶液。

板角处的角孔起着连接通道的作用。工作介质分别在板片间形成的窄小而曲折的通道中交错流过，进行换热。由于板片相互倒置安装，波纹交叉所形成的数千个触点错列均布，使流体绕这些触点回绕流动，产生强烈的扰动，形成极高的换热系数，使换热器具有极高的换热效率和承压能力。

波纹的形式有人字形波纹、水平平直波纹、球形波纹、斜波纹、竖直波纹等，如图 5－3 所示。

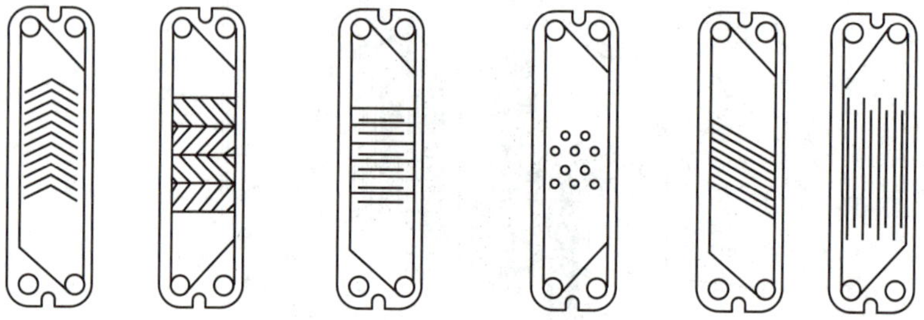

人字形波纹　　水平平直形波纹　　球形波纹　　斜波纹　　竖直波纹

图 5－3　板片波纹形式

图 5－4　密封胶垫结构示意图

2. 密封垫片　为在板片的周边放置的垫片，不仅起到密封作用，也使板与板之间形成一定间隙，从而构成流体通道，结构如图 5－4 所示。垫片能承受的温度实质上就是板式换热器的工作温度，板式换热器的工作压力也受垫片制约。垫片的上下主密封面应平整光滑，不能有任何气泡、凹坑、飞边及其他影响密封的缺陷。垫片应保存在阴凉、干燥、避光、不超 40℃ 的环境中，不与酸、碱、油类及有机溶剂接触，避免重压。密封胶垫的材质主要有丁腈橡胶、三元乙丙橡胶、氟橡胶、氯丁橡胶、硅橡胶等（表 5－1）。

表 5－1　密封胶垫材质的适用场合及适用温度

材料	适用介质范围	适用温度/℃
丁腈橡胶（NBR）	耐油，适用于一般工况场合，如：水、海水、矿物油、动植物油、食用果汁、烷烃、烯烃、洗涤剂等	－20～135
三元乙丙橡胶（EPDM）	适用于耐酸、碱、盐、氯化物及有机溶剂等严重腐蚀的场合，如：过热水、水蒸气、大气臭氧、非石油基润滑油、弱酸、弱碱、酮、醇、有机酸、无机酸、浓碱液等	－50～180
氟橡胶（FR）	适用于耐高温、酸、碱、油类、试剂等场合，如：高温水蒸气、98% 以上高浓度硫酸、非极性矿物油（如泵油、润滑油等），也可用于食物油、氯水、磷酸盐	－50～250
氯丁橡胶（BR）	耐油，适合于一般工况场合	－20～150
硅橡胶（SR）	抗低温、耐干热	－65～230

（三）板式换热器的流程

板式换热器根据介质的温差和流量，可以装配成单流程、双流程、三流程以及混合流程的形式。

单流程是指介质在换热器内流过一个流程，双流程是指介质在换热器内折返流过两个流程，依此类推。如图 5-5 所示。当采用多流程时，换热器的四个接口就不能在同一侧的压紧板上，进出口要位于前后两个压紧板上。

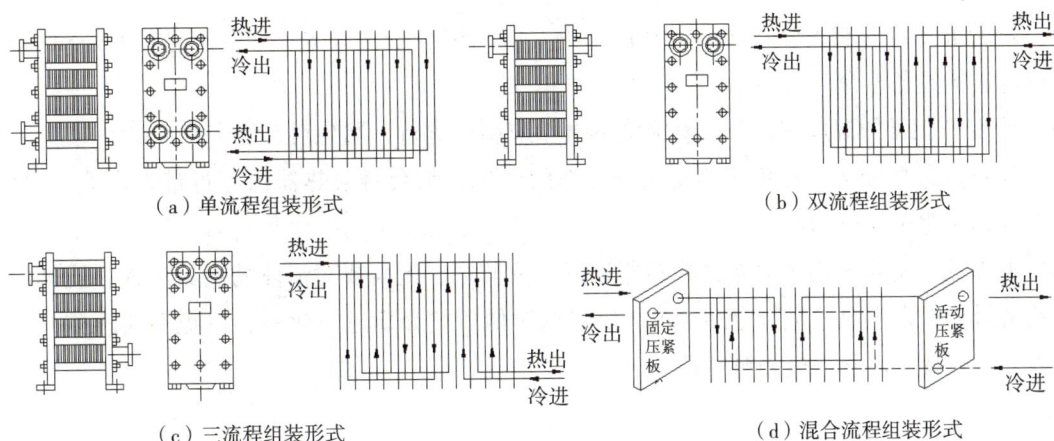

（a）单流程组装形式　　　　（b）双流程组装形式

（c）三流程组装形式　　　　（d）混合流程组装形式

图 5-5　板式换热器的流程

一般类似于水等黏度较低的介质在换热流道内的平均流速为 0.4m/s 较为合适，流速过大，则阻力也大；流速过小，流道内流体流动不易形成湍流，易形成死区，换热效果不好。应根据介质流量的大小来选择流程数，使换热流道内的流速接近 0.4m/s，以获得最佳的换热效果。对于类似于液压油等黏度较高的介质，流速应减小，0.3m/s 较为合适。当流量较小时，可增加流程数来提高流速。例如，当所确定的换热面积所对应的流量比使用的流量大一倍时，采用双流程组装形式，换热流道内的流速就可增加一倍达到合适的流速。两个流道可根据流量的不同，采用不相等的流程数。流程数增加，阻力也会相应增加。对于用蒸汽加热的换热器，蒸汽一侧应装成单流程的形式，以利于蒸汽的充分进入和冷凝水的顺利排出。

二、板式换热器的运行

1. 启动前准备工作

（1）开机运行前，检查各夹紧螺栓有无松动，如有松动应均匀拧紧，拧紧时保证压紧板平行。

（2）使用前按 1.25 倍的工作压力进行水压试验，保压 30 分钟无泄漏。

（3）在管路系统中应设置放气阀，用以排尽设备中的空气，避免空气停在设备中，影响传热。

（4）冷热介质按规定方向流入，不可随意更改接管方向，否则影响传热。

（5）使用前应对换热器进行严格的清洗消毒。

2. 启动

（1）打开冷流体侧管路上的放气阀。

（2）按照所属泵的操作规范启动泵。

（3）缓慢开启阀门，由小到大控制流量。

（4）放尽空气后关闭放气阀。按同样步骤，启动热流体侧的管路系统。

3. 设备运行

（1）打开设备接管处的各介质出口阀门，在流量、压力均低于正常操作的情况下，先慢慢地注入低温流体，然后再缓慢注入高温流体，观察设备有无异常，调整各进出口阀门，使流量、压力均满足工艺要求，达到正常工作状态。

（2）换热器运行时，为防止一侧超压，换热器冷热介质的进口阀应同时打开，或者先慢慢地注入低压侧流体，然后再缓缓注入高压流体。

（3）冷热介质如含有大颗粒泥沙或其他杂物，应先进行过滤，防止用污水进行水压试验和运转使用，以免影响设备寿命。

（4）为保证正常的温度或压降，对流速的调整应缓慢进行，避免对系统产生冲击。

（5）温度的某些变化、热负荷的变化或污垢的产生，都会对换热器的运行带来影响。要使换热器运行正常，应避免任何的冲击。

（6）开车后，通常不需要对板式换热器进行连续监视，但需要对流体的供给压强、流体的温度、板片组的密封是否发生泄漏进行定期检查。要定期对低压侧介质进行化验，以免有高压侧介质混入，若有混入，说明发生内漏，应停机处理。

4. 停车

（1）停车运行时应缓慢切断高压侧流体，再切断低压流体。

（2）停车运行时应缓慢切断高温侧流体，再切断低温流体。

（3）应缓慢地关闭控制泵流速的阀门。

（4）阀门关闭后，停止泵运行。

（5）按同样程序进行另一侧的操作。

（6）残留水对金属材质有腐蚀作用，根据所用介质情况，进行清洗或干燥。

（7）换热器停止运行时间较长时，应降压放空。

三、板式换热器的预防性维护

1. 日常预防性维护

（1）检查换热器的外观是否有腐蚀、漏损或其他可见的损坏。

（2）检查板片之间的间距和密封垫圈是否完好，如果有磨损或损坏，需要更换。

（3）检查管路连接和焊接点是否松动或有渗漏。

（4）使用检测仪器，如红外热成像仪、超声波检测仪等，对换热器进行进一步的非破坏性检测，以确定潜在的内部问题。

2. 定期预防性维护

（1）清洗　每3~6个月对设备进行一次清洗，防止污垢在设备中积累和堆积，影响设备运行效率和热传导率。清洗步骤如下：①关闭进出口阀门；②进行热水或蒸汽清洗，时间不得少于30分钟；③冲洗清洗好的管路，同时清洗管路套件内部；④检查清洗后的设备是否有未清理干净的堵塞和杂物。

（2）更换密封件　密封件是保证设备正常运行的关键部件之一，每年更换一次。更换密封件步骤如下：①关闭进出口阀门；②拆卸设备的密封部件；③检查密封件的磨损情况；④将密封件更换为新的部件；⑤检查新密封件的安装情况。

（3）增强设备稳定性　①定期检查设备支撑结构，确保无严重磨损和腐蚀；②在板间隙处填补垫片以增加板间距离。

四、板式换热器的常见故障及处理

板式换热器常见故障及处理见表5-2。

表5-2　板式换热器常见故障原因及处理

故障	原因	处理方法
密封处渗漏	1. 胶垫未放正或扭曲 2. 螺栓紧固力不均匀或紧固不够 3. 胶垫老化或有损伤 4. 板片变形、组装错位	1. 重新组装 2. 调整螺栓紧固度 3. 更换新胶垫 4. 板片变形部位进行修理或更换板片
内部介质渗漏	1. 板片有裂缝 2. 进出口胶垫不严密 3. 侧面压板腐蚀	1. 检查更换 2. 检查修理 3. 补焊、加工
传热效率下降	1. 板片结垢严重 2. 过滤器或管路堵塞	1. 解体清理 2. 清理

任务三　管壳式换热器运行与维护

PPT

管壳式换热器又称为列管式换热器，是目前制药生产中应用最广泛的一种换热器。虽然同一些新型的换热器相比，它在传热效率、结构紧凑性及金属材料耗量方面有所不及，但因具有坚固的结构、耐高温高压性能、成熟的制造工艺、较强的适应性及选材范围广等优点，使其在工程应用中仍占据主导地位。

一、管壳式换热器的结构

（一）总体结构与类型

管壳式换热器主要由壳体、换热管、管板、管箱、折流板、接管等组成。由于管束和壳体结构的不同，管壳式换热器又分为固定管板式、浮头式、U形管式、填料函式等。

1. 固定管板式换热器　如图5-6所示，固定管板式换热器主要由管箱、壳体、管板、换热管（管束）、折流板等组成。

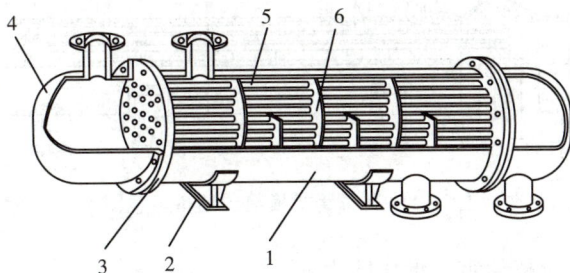

图5-6　固定管板式换热器结构示意图
1—壳体；2—支座；3—管板；4—管箱；5—换热管；6—折流板

管束和管板是刚性连接在一起的。所谓"固定管板"是指管板和壳体之间也是刚性连接在一起的，相互之间无相对移动。这种换热器结构简单、制造方便、造价较低；在相同直径的壳体内可排列较多的换热管，而且每根换热管都可单独进行更换和管内清洗；但管外壁清洗较困难。当两种流体的温差较大时，会在壳壁和管壁中产生温差应力，一般当温差大于50℃时就应考虑在壳体上设置膨胀节（补偿圈），以减小或消除温差应力。固定管板式换热器适用于壳程流体清洁、不易结垢，管程常要清洗，冷热流体温差不太大的场合。

优点：结构简单、紧凑、能承受较高的压力，造价低，管程清洗方便，管子损坏时易于堵管或更换。

缺点：不易清洗壳程，壳体和管束中可能产生较大热应力。

2. 浮头式换热器 如图5-7所示，浮头式换热器的一端管板与壳体固定连接，另一端管板是活动的，与壳体之间并不相连。活动管板一侧和浮头盖总称为浮头。管束可从壳体中抽出，故管外壁清洗方便，管束可在壳体中自由伸缩，所以无温差应力。浮头式换热器适用于冷热流体温差较大，介质易结垢，常需要清洗的场合。

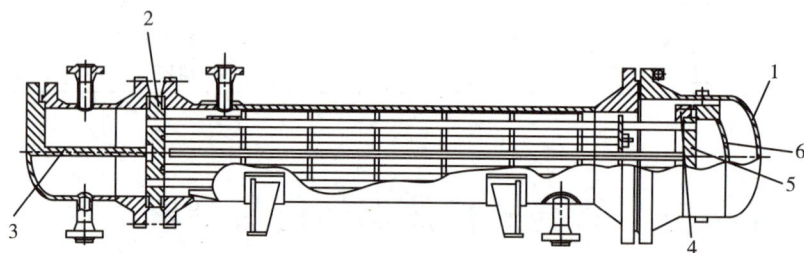

图5-7 浮头式换热器结构示意图

1—管箱；2—固定管板；3—隔板；4—浮头法兰；5—浮动管板；6—浮头盖

优点：管间和管内清洗方便，管束与壳体的热变形互不约束，不产生热应力。

缺点：结构复杂，造价比固定管板式换热器高，设备笨重，材料消耗量大，且浮头盖在操作中无法检查，制造时对密封要求较高。

3. U形管式换热器 结构如图5-8所示。不同于固定管板式换热器和浮头式换热器，U形管式换热器只有一块管板，换热管做成U形，两端都固定在同一块管板上；管板和壳体之间通过螺栓固定在一起。管束可在壳体内自由伸缩，无温差应力，也可将管束抽出清洗；但管内清洗困难且管子更换不方便。U形管式换热器适用于管壁和壳壁温差较大或壳程介质易结垢需要进行清洗，又不宜采用浮头式和固定管板式的场合。特别适用于管内走清洁而不宜结垢的高温、高压、腐蚀性大的物料的场合。

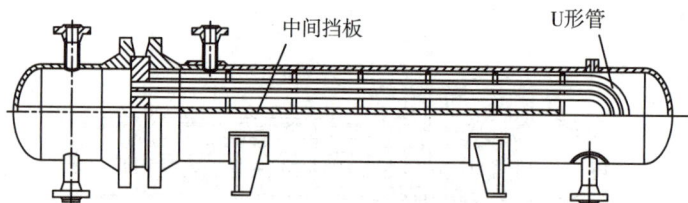

中间挡板　　　　U形管

图5-8 U形管式换热器结构示意图

优点：结构比较简单，价格便宜，承压能力强。

缺点：受弯曲管曲率半径限制，布管少；管束最内层管间距大，管板利用率低；壳程流体易短路，传热不利；当管子泄漏损坏时，只有外层U形管可更换，内层管只能堵死，坏一根U形管相当于坏两根管，报废率较高。

4. 填料函式换热器 结构如图5-9所示。与浮头式换热器结构相似，只是浮动管板一端与壳体之间采用填料函密封。这种换热器管束也可自由伸缩、无温差应力，具有浮头式换热器的优点，但应用受填料密封性限制。填料函式换热器只适用于 4MPa 以下的场合，且不适用于易挥发、易燃、易爆、有毒及贵重介质，使用温度受填料的物性限制，所以以填料函式换热器已很少使用。

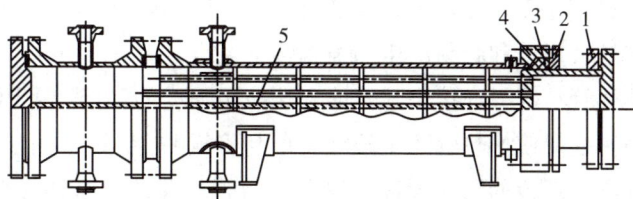

图 5-9　填料函式换热器结构示意图

1—活动管板；2—填料压盖；3—填料；4—填料函；5—纵向隔板

优点：结构较浮头式简单，加工制造方便；节省材料，造价比较低廉；管束从壳体内可抽出；管内、管间都能进行清洗，维修方便。

缺点：填料处易泄漏。

(二) 主要零部件

1. 换热管　管子规格的选择包括管径和管长。管壳式换热器系列只采用 $\varphi 25mm \times 2.5mm$ 及 $\varphi 19mm \times 2mm$ 两种管径规格的换热管。对于洁净的流体，可选择小管径；对于易结垢或不洁净的流体，可选择大管径。管长的选择以清理方便和合理使用管材为原则。我国生产的标准管长度为 6m，系列标准中管长为 1.5m、2m、3m、4.5m、6m 和 9m 共 6 种，其中以 3m 和 6m 更为普遍。此外，管长 L 和壳径 D 的比例应适当，一般 L/D 为 4~6。

管子的中心距 t 称为管间距，管间距小，有利于提高传热系数，且设备紧凑。但由于制造上的限制，一般 $t = (1.25 \sim 1.5) d_o$，d_o 为管外直径。

换热管在管板上的排列主要有正三角形、转角正三角形、正方形和转角正方形四种主要形式（图 5-10，图中流向箭头垂直于折流板切边）。除此之外，还有等腰三角形和同心圆排列方式。其中正三角形排列的管数最多，故应用最广。而正方形排列最便于管外清洗，多用于壳程流体不洁净的情况。换热管之间的中心距一般不小于管外径的 1.25 倍。

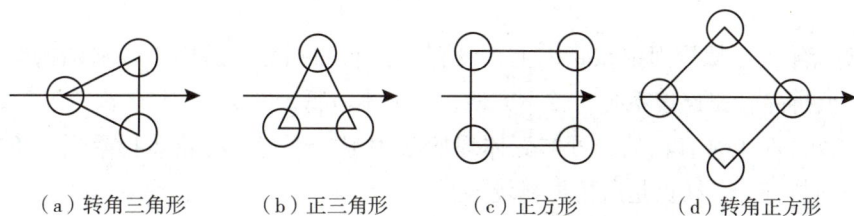

（a）转角三角形　　（b）正三角形　　（c）正方形　　（d）转角正方形

图 5-10　换热管排列方式

2. 管板　作用：排布换热管；将管程和壳程流体分开，避免冷、热流体混合；承受管程、壳程压力和温度的载荷作用。管板一般为一开孔的圆形平板或凸形板，其结构形式及换热器类型与壳体的连接方式有关。

固定管板式换热器的管板，可分为兼作法兰和不兼作法兰两类，如图 5-11 所示。

浮头式的活动管板即为一开孔圆平板；而 U 形管式只有一块固定管板，没有活动管板。填料函式的活动管板通常为一开孔圆平板

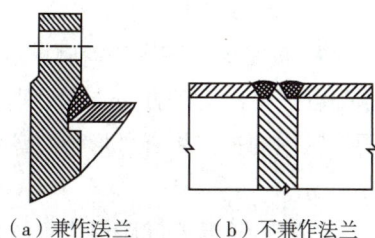

（a）兼作法兰　　（b）不兼作法兰

图 5-11　固定管板结构

加上短节圆筒形壳体。而三者的固定管板一般不兼作法兰，不受法兰力矩的作用，且与壳体采用可拆连接方式。

管子在管板上的连接方式有强度焊接、强度胀接、胀焊结合几种方式。

强度焊接是指保证换热管与管板连接密封性和抗拉脱强度的焊接。其特点是制造加工简单，连接处强度高，但不适应于有较大振动和容易产生间隙腐蚀的场合。

强度胀接是指保证换热管与管板连接密封性能和抗拉脱强度的胀接。采用的方法有机械胀管法和液压胀管法。采用的原理都是促使换热管产生塑性变形与管板贴合。

采用强度胀接虽然管子与管板的贴合较好，但管子与管板孔壁处有环形缝隙，易产生间隙腐蚀。因此工程上常采用胀焊结合的方法来改善连接处的状况。按目的不同，有强度胀加密封焊、强度焊加密封胀、强度胀加强度焊等几种方式。按顺序不同，又有先胀后焊和先焊后胀之分。但一般采用先焊后胀，以免先胀时残留的润滑油影响后焊的焊接质量。

3. 管箱 壳体直径较大的管壳式换热器大多采用管箱结构。管箱位于换热器的两侧，其作用是把从管道送来的流体均匀地分布到各换热管，以及把管内流体汇集在一起送出换热器。在多管程的管壳换热器中，管箱还起到改变流体流向的作用。

管箱结构主要由换热器是否需要清洗及管束是否需要分程等因素决定，大致分三种类型（图5-12）。

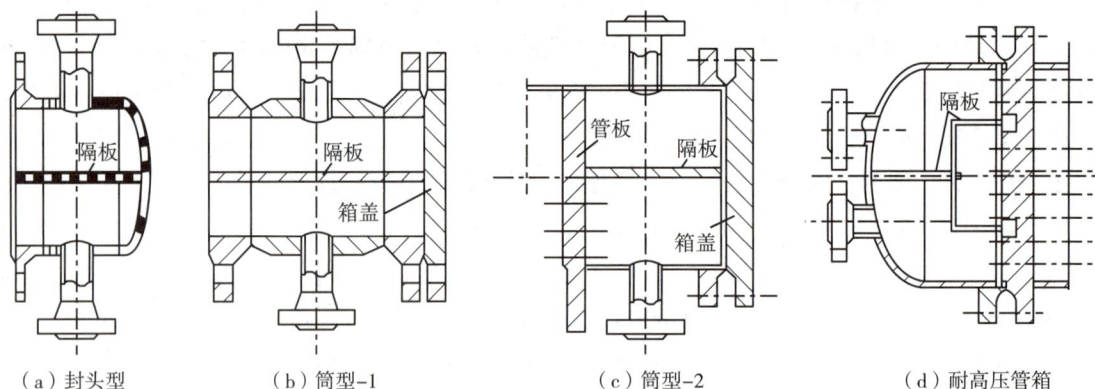

| （a）封头型 | （b）筒型-1 | （c）筒型-2 | （d）耐高压管箱 |

图 5 - 12   管箱结构形式

（1）封头型管箱 用螺栓固定在壳体上，没有可拆卸的端盖，适用于较清洁的介质。在检查和清洗换热器时，要拆除管路连接系统，较不方便，但成本较低。

（2）筒型管箱 箱上装有箱盖，可与壳体焊接或用螺栓固定，将箱盖拆除后，不用拆除连接管就可检查和清洗换热管，其缺点是所用材料较多。

（3）耐高压管箱 专门用来承受高压流体，管板和管箱通常通过锻压加工而成。从结构上看，由于设置多层隔板，可以完全避免在管箱密封处的泄漏。但管箱不能单独拆下，检修和清理不方便，所以实际较少采用。

4. 折流板 在换热器中设置折流板是为了提高壳程流体的流速，增加流体流动的湍动程度，控制壳程流体的流动方向与管束垂直，以增大传热系数。在卧式换热器中，折流板还起着支撑管束的作用。常用的折流板有弓形与圆盘-圆环形几种形式，其中以弓形折流板应用最为普遍。结构如图5-13所示。

挡板的形状和间距对壳程流体的流动和传热有重要的影响，如图5-14所示。弓形挡板的弓形缺口过大或过小都不利于传热，还往往会增加流动阻力。通常切去的弓形高度为外壳内径的10%～40%，常用的为20%和25%两种。

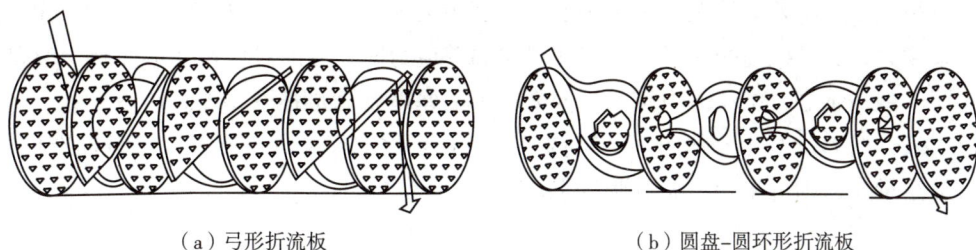

（a）弓形折流板　　　　　　　　　（b）圆盘-圆环形折流板

图 5 – 13　折流板结构

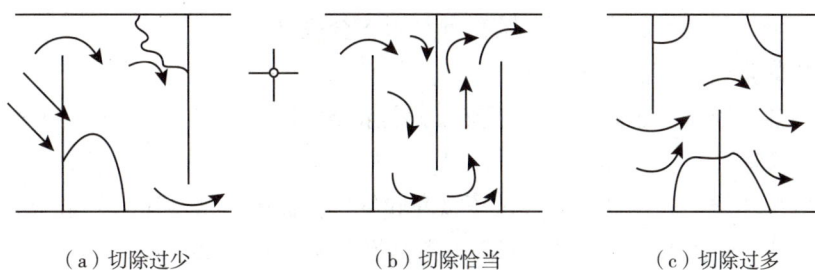

（a）切除过少　　　　　　（b）切除恰当　　　　　　（c）切除过多

图 5 – 14　挡板切除对流动的影响

挡板应按等间距布置，最小间距应不小于壳体内径的 1/5，且不小于 50mm；最大间距不应大于壳体内径。

在卧式换热器中，折流板弓形缺口应上、下水平布置。当壳程流体为气体，且含有少量液体时，应在缺口朝上的弓形板底部开设通液口。通液口通常为 90° 的扇形小缺口，以利于排液。当壳程流体为液体，且含有少量气体时，应在缺口朝下的折流板顶部开设通气口。当壳程流体为气、液相共存或液体中含有固体颗粒时，折流板缺口应左右垂直布置，且在底部开设通液口。

折流板的安装定位采用拉杆 – 定距管结构，如图 5 – 15 所示。当换热管管径较小（$d \leqslant 14mm$），可采用将折流板点焊在拉杆上而不用定距管。换热器内一般都装有折流板，既起折流作用，又起支撑作用。但当工艺上无折流板要求而换热管比较细长时，应考虑有一定数量的支撑板，以便于安装和防止管子变形。支撑板的结构和尺寸可按折流板处理。

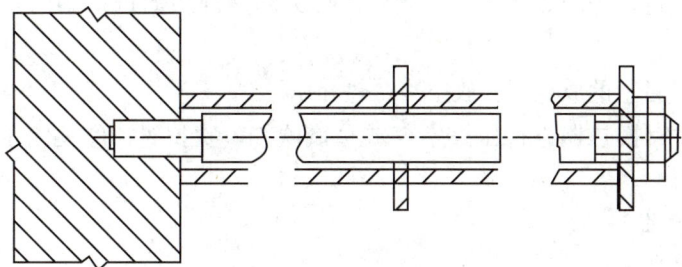

图 5 – 15　拉杆 – 定距管结构示意图

5. 温差补偿装置　在固定管板式换热器中，管束与壳体是刚性连接的。当管程流体温度较高而壳程流体温度较低时，管束的壁温高于壳体的壁温，管束的伸长要大于壳体的伸长，使得壳体受拉而管束受压，在壳壁上和管壁上产生了应力。这个应力是由于管壁与壳壁的温度差而引起的，称为温差应力或热应力。当管程流体温度较低而壳程流体较高时，则壳体受压而管束受拉。当管壁温度与壳壁温度的差值越大，所引起的温差应力也越大。情况严重时，可引起管子弯曲变形，甚至造成管子在管板上拉脱或顶出，导致生产无法进行。

　　工程上应用最多的温差补偿装置是膨胀节。膨胀节是装在固定管板式换热器壳体上的挠性构件，由于它轴向柔度大，当管束与壳体壁温不同而产生温差应力时，可通过协调变形而减少温差应力。膨胀节壁厚越薄，弹性越好，补偿能力越大，但膨胀节的厚度要满足强度要求。

　　使用应用最普遍的是 U 形膨胀节，其结构简单、补偿性能好、价格便宜，已有标准件可供选用。若需要较大补偿量时，则可采用多波 U 形膨胀节。

二、管壳式换热器的运行

1. 启动前准备工作

（1）检查压力表、温度计、安全阀、液位计是否齐全完好。

（2）检查螺栓的紧固，以保证压紧垫片。

（3）检查与换热器连接的各阀门开关正确，通常将各阀门顺时针旋转操作到全关状态（有的阀门可能要求是全开状态）。

（4）投用前的换热器，应按规定进行水压试验和气密性试验。试验压力一般应是公称压力的 1.5 倍，但根据现有的设备制造水平，可以适当降为最高操作压力的 1.25 ~ 1.5 倍。试压时应重点检查法兰结合面和胀口是否泄漏。检查内漏的方法是重点观察压力降的变化，系统保压时间一般不少于 30 分钟。气密性试验时还可以在设备、管路连接处用涂抹肥皂水的方式检查。

　　在系统压力和气密性试验过程中若发现有泄漏，应在泄漏处做上标记，等系统压力撤除后再进行检修。压力试验结束后，应打开排污阀，排除系统内积水。

（5）换热器的主体与附件用法兰螺栓连接、垫片密封，由于材质不同，升温过程中各部分膨胀不均，易造成法兰松弛而引起介质的泄漏，因此在换热器开车过程中，应进行热紧。

2. 启动

（1）开启冷流体进口阀和放空阀，向换热器注液至规定液位。

（2）缓慢开启热流体阀门，先预热后加热，以防换热管和壳体密封处温差过大而引起泄漏或损坏。

（3）根据工艺要求调节冷、热流体的流量，使其达到所需的温度。

3. 停车　换热器的停车方法和开车方法相反。应先关热源后关冷源、先关进口再关出口。

（1）停车前先停泵，切断电源。

（2）停泵后，先缓慢地关闭热介质进口阀门，再关闭冷介质的进口阀门。最后关闭两介质的出口阀门。

（3）打开管线和设备上的放空阀，放空冷、热介质。

（4）停用完毕后，对换热器进行压缩空气或蒸汽吹扫。吹扫时，应关闭水进、出口阀，打开放空阀。

4. 安全操作注意事项

（1）严禁超温、超压操作。

（2）换热器不得在超过铭牌的规定条件下使用。

（3）检修前，切断相连的工艺管路，清除物料并释放换热器内的压力。

（4）注意冷、热流体的进入顺序，一定要先通冷流体，再缓慢通入热流体。防止骤冷骤热损坏换热器。如果先加入热流体会造成各部件热胀，后进冷介质又会使各部件急剧收缩，这种剧烈的一胀一缩，极易造成密封的泄漏。

（5）开、停换热器时，勿将蒸汽阀或被加热介质阀开得太猛，防止产生热应力，使局部焊缝开裂或管子胀口松弛。

（6）停车时，要先切断高温流体，后切断冷流体，并将壳程及管程流体排净，防止换热器锈蚀。

（7）严禁盲目改变换热器结构和材质，或对焊缝不探伤检查等操作，避免造成换热器的强度大大降低导致发生爆炸事故。

（8）严禁操作违章、操作失误、阀门关闭、长期不排污等，以免引起超压爆炸。

三、管壳式换热器的预防性维护

1. 日常预防性维护

（1）严格执行操作规程，确保进、出口温度、压力及流量控制在操作指标内，防止急剧变化，并认真填写运行记录。

（2）随时检查壳体、封头（浮头）、管程、管板及进出口管道等连接处无异响、腐蚀及泄漏。

（3）检查各连接件的紧固螺栓是否齐全、可靠，各部仪表及安全装置是否符合要求，发现缺陷及时消除。

（4）检查换热器及管道附件的绝热层，保持绝热层完好。

（5）勤擦拭、勤打扫，保持设备及环境的整洁，做到无污垢、无垃圾、无泄漏。

（6）严格执行交接班制度，未排除的故障应及时上报，故障未排除不得盲目运行。

2. 定期预防性维护

（1）壳体、封头（端盖）壁厚测定（超声波检测法），一般为 6~12 个月检测一次。

（2）内部结构腐蚀情况监测（流体腐蚀性检测器；液体 pH 测定液体金属含量分析），一般为 6~12 个月检测一次。

（3）壳程、管程、螺旋通道及换热板通道污垢堆积检测（经验判断法、物料分析法），一般为 3~6 个月检测一次。

（4）压力表、安全阀、温度计等仪器仪表准确性、灵敏度、可靠性检测（按工艺操作规程规定校验），一般为 6~12 个月检测一次。

四、管壳式换热器的常见故障及处理

管壳式换热器常见故障及处理见表 5-3。

表 5-3 管壳式换热器常见故障及处理

故障	原因	处理方法
结合面有泄漏	1. 联接螺栓有松动 2. 密封件有缺陷或中间夹杂异物 3. 焊缝有砂眼和裂缝	1. 紧固螺栓 2. 排除缺陷或清除异物 3. 进行焊缝探伤，找出缺陷并补焊
换热效率明显降低	1. 介质通路不畅 2. 结垢严重 3. 壳体内不凝气或冷凝液增多	1. 清理介质通路 2. 根据介质的种类、性质，选用合适的去垢方法 3. 排放不凝气或冷凝液
管束产生振动	1. 进口压力波动 2. 壳程介质流速太快 3. 管束和折流板的结构不合理 4. 支座的刚度较小	1. 调整进口压力 2. 调节壳程介质流速 3. 改进管束和折流板结构 4. 增加支座的刚度
内泄漏	1. 管子腐蚀、磨损引起的减薄和穿孔 2. 因龟裂、腐蚀、振动而使扩管部分松脱 3. 管子因与挡板接触而引起磨损、穿孔 4. 开停车频繁、温度变化过大，设备急剧膨胀或收缩，使管板胀管、法兰泄漏 5. 浮动头盖的紧固螺栓松开、折断以及这些部分的密封垫片劣化等	1. 更换换热管 2. 找出松脱的管子，重新胀接 3. 更换换热管 4. 尽量减少开、停车次数，严格按照操作规程操作 5. 拧紧浮动头盖的紧固螺栓，更换折断螺栓和劣化的密封垫片

续表

故障	原因	处理方法
发生异常振动和异响	1. 管束发生振动 2. 发生内泄漏 3. 换热器结垢、堵塞 4. 发生水击 5. 操作失误、阀门关闭，致使器内压力过高	1. 按"管束产生振动"处理 2. 按内泄漏处理 3. 清除结垢 4. 找出水击原因并清除 5. 及时发现并排除
换热器冷热不均	1. 空气没有放净 2. 堵塞	1. 放净空气 2. 找出堵塞，清除

管壳式换热器的50%以上故障是由于管子引起的。当管子出现渗漏时，必须更换管子。对胀接管，必须先钻孔，除掉胀管头，拔出坏管，然后换上新管进行胀接。最后对周围不需要换的管子也能稍稍胀一下。注意换下坏管时，不能碰伤管板的管孔，同时在胀接新管时，要清除管孔的残留异物，否则可能产生渗漏。对焊接管，必须用专用工具将焊缝进行清除，拔出坏管，换上新管进行焊接。

更换管子的工作比较麻烦，因此当只有个别管子损坏时，可用管堵将管子的两端堵死，管堵材料的硬度不能高于管子的硬度，堵死的管子数量不能超过该换热器管程总管数的10%。

管子胀口或焊口处发生渗漏时，有时不需换管，只需要进行补胀或补焊，补胀时，应考虑到胀管应力对周围管子的影响，所以对周围管子也要轻轻胀一下；补焊时，一般必须先清除焊缝再重新焊接，需要应急时，也可直接对渗漏处进行补焊，但只适用于低压设备。

任务四　其他类型换热设备

一、双管板式换热器

管壳式换热器作为一种常见的换热设备，在实际操作中其换热管和管板连接处易发生泄漏，从而使壳程物料和管程物料混合，而且这种泄漏目前没有有效的办法完全防止，工程上常采用双管板结构，以减小泄漏。

双管板换热器与单管板换热器相比，虽然管、壳程间泄漏概率低得多，但由于增加了管板数量以及隔离腔的存在，不仅增大了外形尺寸，耗材较多，而且加工制造难度大，综合造价高。因此，只有当换热器管、壳程物料混合，会导致产生以下严重后果时，才建议采用双管板结构。

（1）腐蚀　两侧介质不接触时没有腐蚀发生，一旦混合会导致设备严重腐蚀。

（2）安全方面　混合后会燃烧、会爆炸。

（3）产生反应　当两种介质接触后，会使其中一种介质化学反应受到限制或不产生反应，或两种介质接触后发生聚合或生成树脂状物质。

（4）催化剂中毒　当两种介质接触后，造成催化剂性能改变或化学反应。

（5）混合导致产品不纯。

所谓"双管板"，是指在换热管端部有一块管板，称为外管板，也就是管程管板，兼作法兰，与换热管及管箱法兰相连接。在距换热管端部较近的位置再设一块管板，称为内侧管板，即壳程管板，与换热管及壳程相连接。外侧管板与内侧管板之间有一定的间距，这部分空间把管程和壳程隔离开，组成一个不承受介质压力的隔离腔。管、壳程每侧布置两块管板，不仅起到两道防线的作用，而且能通过设置在两块管板间隔离腔上的管口及时查出内侧管板的泄漏问题。

双管板换热器主要有整体式双管板、连接式双管板、双离式双管板等，如图5-16所示。

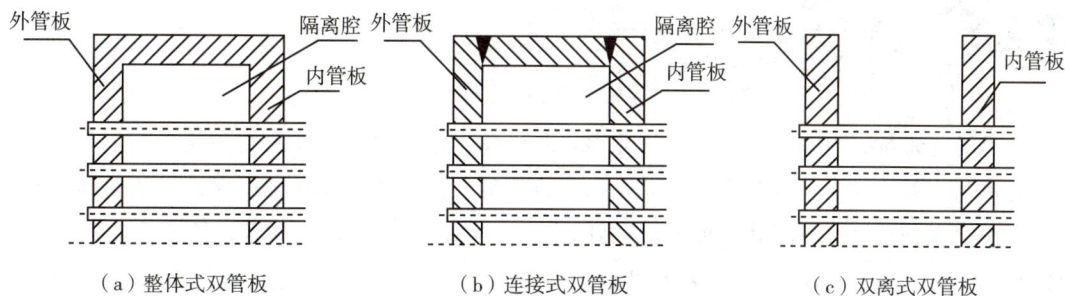

（a）整体式双管板　　　　　（b）连接式双管板　　　　　（c）双离式双管板

图 5 – 16　双管板结构形式

整体式双管板由一块厚度较大的单管板按管子的布局钻孔后开槽而成，整体式双管板结构钻孔时不会出现错孔的现象，安装管束比较方便，因为是整体结构式，强度也比较好，但加工成本较高，且在防止管、壳程流体串流方面不及常规双管板。

双管板换热器中，两管板之间的管束不能用于传热，浪费了管子的表面积，加工困难，增加了制造费用，使用过程中的操作条件比单管板换热器严格，加大了使用成本，所以工程上尽量避免使用双管板换热器，但在壳程、管程的流体严禁混合的场合，双管板换热器还是一种必要的选择。

二、螺旋缠绕式换热器

螺旋缠绕式换热器具有结构紧凑、安全高效、耐高温高压、介质温度的段差及端差小等优点，在制药、食品、石油、化工、冶金、电力等行业中应用广泛。

螺旋缠绕式换热器主要由缠绕管芯体、壳体以及中心管组成。螺旋缠绕式换热器的结构尺寸主要由缠绕管束所决定，而缠绕管束是由多层螺旋缠绕换热管组成，在设计螺旋缠绕管时控制螺旋升角的大小以确保每一根螺旋缠绕管具有相同的长度，并且相邻两层螺旋缠绕管的缠绕方向相反，在同一层上螺旋缠绕管的布置均匀。壳体的直径和高度取决于缠绕管束的外径和高度以及工艺计算所需的流通面积。中心管的外径由最内一层螺旋缠绕管的弯曲半径以及工艺计算所需的流通通道所决定，在使用过程中起到分流导流的作用，使流体分布均匀，防止短流现象的产生。

传统缠绕管式换热器大体有三种结构：①单股流缠绕管式换热管；②带有若干小管板结构的多股流缠绕管式换热器；③整体管板式多股流缠绕管式换热器。随着强化传热理论和制造技术的不断发展，缠绕管式换热器结构呈现多样化，国内厂家开发出了浮头式、半浮头式结构、新型多股流结构、真空保温结构、无管板结构、无管板结构和带竖直隔板结构等类型。

三、气动喷涂翅片管换热器

气动喷涂翅片管换热器是利用气动喷涂技术，在翅片管表面涂
覆一层特殊材料，在热交换过程中，这种涂层不仅增加了管道的耐用性，还能有效减少热量损失，显著提高了热交换效率（图 5 – 17）。这种换热器在耐腐蚀和热传递方面体现出的优势，使其在制药、化工、能源和重工业等领域得到了广泛应用。

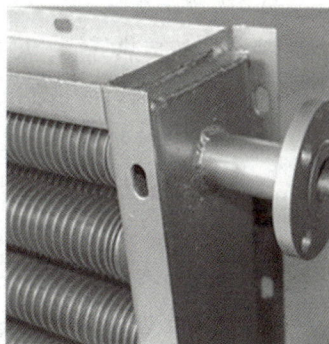

图 5 – 17　气动喷涂翅片管换热器

知识链接

温度控制装置

制药技术迅速发展，对制药生产过程的要求不断提高，通常需要准确控制和监控反应釜内物料的实时温度，运用制冷加热温度控制装置得以实现此目的。该装置可设置多种控制模式，热媒和物料温差也可设定，整个制冷加热温度控制装置可采用全封闭循环，高温时不会产生油雾，低温时不会吸水。

管式换热器的制冷加热温度控制装置温控范围可在 $-100 \sim 200℃$ 进行高精度智能温控调节，拥有多功能报警系统和保护功能，确保管式换热器的制冷加热温度控制装置的稳定运行，可配有大尺寸触控屏显示，操控简单，并可进行智能控制。

目标检测

答案解析

一、单选题

1. 换热器运行时，为防止一侧超压，换热器冷热介质的进口阀通常（　　）打开

　　A. 同时　　　　　　　　B. 不　　　　　　　　C. 延时　　　　　　　　D. 选择性

2. 密封件是保证设备正常运行的关键部件之一，每年更换（　　）次

　　A. 0　　　　　　　　　B. 1　　　　　　　　　C. 5　　　　　　　　　D. 随意

3. 管壳式换热器操作时，高压流体应走（　　）

　　A. 管程　　　　　　　　B. 壳程　　　　　　　　C. 管程或壳程　　　　　D. 不允许

4. 管壳式换热器工作一般时间后发现传热效率下降，可能的原因是（　　）

　　A. 折流板结构不合理　　　　　　　　　B. 壳体和管束温差过大

　　C. 列管结垢　　　　　　　　　　　　　D. 管路振动

5. 管式换热器的停车方法和开车方法相反。应（　　）、先关进口再关出口

　　A. 先关热源后关冷源　　　　　　　　　B. 热源冷源一起关

　　C. 只关热源　　　　　　　　　　　　　D. 只关冷源

二、多选题

1. 热量传递的基本方式有（　　）

　　A. 热传导　　　　　　B. 热对流　　　　　　C. 热辐射　　　　　　D. 热传递

2. 换热器按传热特征，可分为（　　）

　　A. 直接接触式换热器　　　　　　　　　B. 蓄热式换热器

　　C. 间壁式换热器　　　　　　　　　　　D. 中间载热式换热器

3. 关于板式换热器的密封胶垫，下列描述正确的是（　　）

　　A. 应保存在阴凉、干燥、避光环境中

　　B. 使用条件和材料有关

　　C. 上下主密封面应平整光滑，不得有气泡、凹坑等缺陷

　　D. 丁腈橡胶垫圈可适用于 $200℃$ 以上的场合

4. 管壳式换热器的定期预防性维护，通常检查的部件有（　　）

　　A. 壳程　　　　　　　　　　　　　　　B. 管程

　　C. 螺旋通道　　　　　　　　　　　　　D. 换热板通道污垢堆积

5. 管壳式换热器发生异常振动和异响可能的原因有（　　）

    A. 管束发生振动　　　　　　　　　　B. 发生内泄漏

    C. 换热器结垢、堵塞　　　　　　　　D. 操作失误、阀门关闭，致使器内压力过高

三、思考题

1. 请分析蒸发器效率不佳的原因及解决措施。

2. 如何根据物料性质选择合适的蒸发器？

书网融合……

重点小结

微课

习题

项目六 蒸发设备运维技术

学习目标

知识目标：通过本项目的学习，应能掌握薄膜蒸发器、刮板式蒸发器的结构、原理、性能特点；熟悉各类蒸发器的特点和选用原则；了解离心式蒸发器的结构和工作原理。

能力目标：具备蒸发设备运行与维护的能力。

素质目标：通过本项目的学习，树立药品生产从业者预防维护的意识，以及严谨细致的工作作风和精益求精的工匠精神。

情境导入

情境：某药厂新员工在操作升膜式蒸发器时发现有杂音。

思考：1. 蒸发器有杂音的原因有哪些？

2. 如何排除故障恢复蒸发器正常运行？

3. 如何杜绝此类故障再次发生？

任务一　概　述

PPT

一、蒸发

1. 蒸发的概念　药材经过浸提与分离后得到的大量浓度较低的浸出液，既不能直接应用，也不利于制备其他剂型，因此常通过蒸发与干燥等过程，获得体积较小的浓缩液或固体产物。

蒸发操作的目的是将溶剂与溶质分离开来，蒸发主要应用于三个方面：药液的浓缩、回收浸出操作的有机溶剂和制取饱和溶液，为溶质析出结晶创造条件。

适用于蒸发操作的必要条件：①工作对象是溶液，溶剂是挥发性物质，加热后可汽化；②溶质为不挥发性物质，即加热后也不能汽化。

2. 蒸发传热过程的特点

（1）对于含有不挥发性溶质的溶液，溶液的蒸气压要低于同温度下纯溶剂的蒸气压，故在相同的压强下，溶液的沸点要高于纯溶剂的沸点。因此，当加热蒸气的温度一定时，蒸发操作的传热温度差要小于加热纯溶剂时的温度差，且溶液的浓度越大，这种现象就越明显。

（2）溶液在蒸发沸腾的过程中，可能会在加热表面上析出溶质而结垢，从而使传热系数减小，传热速率下降。为此，在进行蒸发器的结构设计时，应确保加热表面易于清洗。

（3）许多药品具有热敏性，不宜在高温下过久停留，因此应设法减少溶液在蒸发器中的停留时间。此外，在蒸发操作中，还应考虑某些溶液可能因浓缩而出现黏度和腐蚀性增大的现象，故蒸发器的结构还应具有良好的适应性。

（4）通常蒸发时溶剂的气化量较大，能耗较高。因此，如何充分利用加热蒸气带入的热量，将对蒸发操作费用产生很大的影响。

（5）蒸发过程中，传热壁面两侧的流体均有相变化，即加热侧的蒸气冷凝和受热侧的溶剂气化。

3. 蒸发的分类　在蒸发操作中，用于加热的热源多为饱和或过热的水蒸气，而被蒸发的物料也多为水溶液，气化后的溶剂也形成水蒸气。习惯上将用于加热的水蒸气称为加热蒸气或生蒸气，而将溶剂气化产生的水蒸气称为二次蒸气。

加热蒸气与二次蒸气的区别在于两者的温度不同，即加热蒸气的温度相对较高，二次蒸气的温度相对较低，故蒸发操作是一个由高温蒸气向低温蒸气转化的过程。因此，温度较低的二次蒸气的再利用率必将对整个蒸发操作的能耗产生重要的影响。

根据二次蒸气是否被重新用作另一蒸发器的加热蒸气，蒸发操作可分为单效蒸发和多效蒸发。在单效蒸发中，蒸发产生的二次蒸气将不再被蒸发系统重新利用，通常二次蒸气经冷凝后直接排出，所含热能未予回收。而在多效蒸发中，二次蒸气将被继续引入另一压强较低的蒸发器中用作加热蒸气，以提高热能的利用率。一般情况下，当生产规模不大时，宜采用单效蒸发；而当生产规模较大时，则宜采用多效蒸发。

二、蒸发设备的类型

蒸发设备又称蒸发器，是通过加热使溶液浓缩或从溶液中析出晶粒的设备。主要由加热室和蒸发室两个部分组成。加热室是用蒸汽将溶液加热并使之沸腾的部分，但有些设备则另有沸腾室。蒸发室又称分离室，是使气液分离的部分。加热室（或沸腾室）中沸腾所产生的蒸气带有大量的液沫，到了空间较大的分离室，液沫由于自身凝聚或室内的捕沫器等的作用而得以与蒸汽分离。

按溶液在蒸发器中的运动状况分循环式、单程式、直接接触式三种。

（一）循环式蒸发器

循环式蒸发器是指沸腾溶液在加热室中多次通过加热表面，如中央循环管式、悬筐式、外热式、列文式和强制循环式等。

1. 中央循环管式蒸发器　结构如图6－1所示，其加热室由一垂直的加热管束（沸腾管束）构成，在管束中央有一根直径较大的管子，称为中央循环管，其截面积一般为加热管束总截面积的40%～100%。当加热介质通入管间加热时，由于加热管内单位体积液体的受热面积大于中央循环管内液体的受热面积，因此加热管内液体的相对密度小，从而造成加热管与中央循环管内液体之间的密度差，这种密度差使得溶液自中央循环管下降，再由加热管上升的自然循环流动。溶液的循环速度取决于溶液产生的密度差以及管的长度，其密度差越大，管子越长，溶液的循环速度越大。但这类蒸发器由于受总高度限制，加热管长度较短，一般为1～2m，直径为25～75mm，长径比为20～40。

中央循环管蒸发器具有结构紧凑、制造方便、操作可靠等优点，故在工业上的应用十分广泛，有所谓"标准蒸发器"之称。但实际上，由于结构上的限制，其循环速度较低（一般在0.5m/s以下）；而且由于溶液在加热管内不断循环，使其浓度始终接近完成液的浓度，因而溶液的沸点高、有效温度差减小。此外，设备的清洗和检修也不够方便。

2. 悬筐式蒸发器　结构如图6－2所示，加热室中的列管制成一体，悬挂在蒸发室的下方。加热蒸汽通过中央的管子进入加热室的管间，不设较粗的中央循环管，而在加热室和壳体之间形成一横截面积较大的环隙。液体由列管向上再向四周环隙向下循环流动，形成自然循环。一般环隙截面积为加热管总面积的100～150%，因而溶液循环速度较高（1～1.5m/s）。由于与蒸发器外壳接触的是温度较低的沸腾液体，故其热损失较小。

特点：加热室像个悬筐，悬挂在蒸发器壳体的下部，可由顶部取出，便于清洗与更换，循环效果比中央循环管好，但构造较复杂，价格较昂贵，适用于易结垢或有结晶析出的溶液。

3. 外加热式蒸发器　结构如图6－3所示。加热室和蒸发室分为两个设备，这样不仅便于清洗与更换，而且可以降低蒸发器的总高度。受热后沸腾溶液从加热室上升至蒸发室，分离出的液体部分经循环管返回加热室。因循环管内液体不受热，使此处料液密度比加热室料液大很多，故而加快了循环速率，可达1.5m/s。有较高的传热速率，适应能力强，但结构不紧凑，热效率较低。

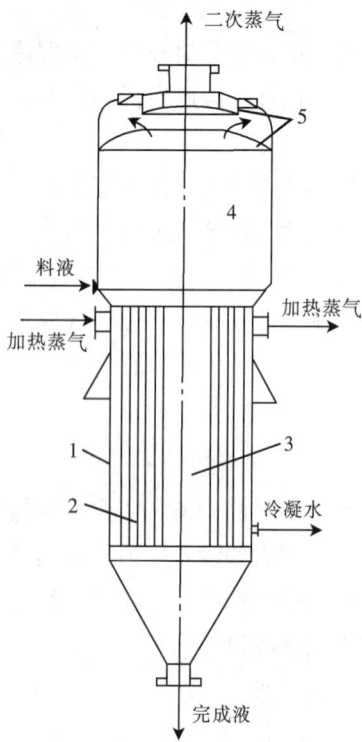

图6-1 中央循环管式蒸发器

1—外壳 ；2—加热室；3—中央循环管；
4—蒸发器 ；5—除沫器

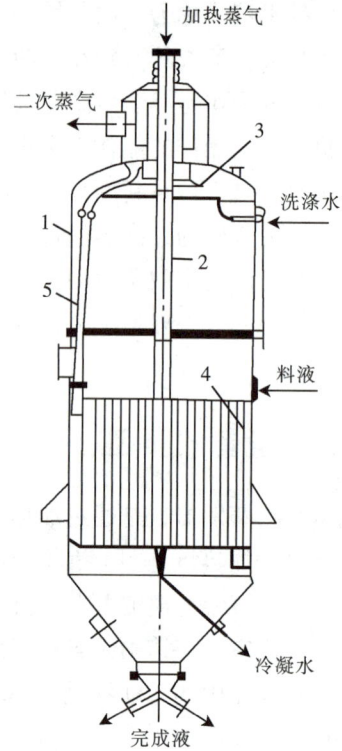

图6-2 悬筐式蒸发器

1—外壳；2—加热蒸汽管；3—除沫器；
4—加热室；5—液沫回流管

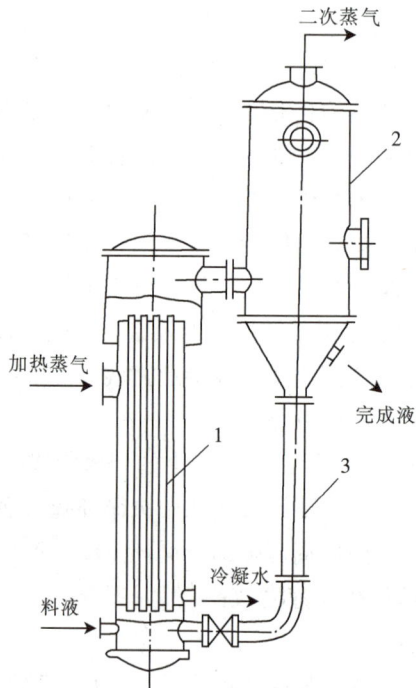

图6-3 外加热式蒸发器

1—加热室；2—蒸发室；3—循环管

4. 列文式蒸发器 结构如图 6-4 所示，是在加热室上增设沸腾室。加热室中的溶液因受到沸腾室液柱附加的静压力的作用而并不在加热管内沸腾，直到上升至沸腾室内，当其所受压力降低后才能开始沸腾，因而溶液的沸腾汽化由加热室移到了没有传热面的沸腾室，从而避免了结晶或污垢在加热管内的形成。另外，这种蒸发器循环管的截面积为加热管总截面积的 2~3 倍，溶液循环速度可达 2.5~3m/s 以上，故总传热系数亦较大。这种蒸发器的主要缺点是液柱静压头效应引起的温度差，损失较大，为了保持一定的有效温度差，要求加热蒸汽有较高的压力。此外，设备庞大，消耗的材料多，需要高大的厂房等。

5. 强制循环式蒸发器 除了上述自然循环蒸发器外，在蒸发黏度大、易结晶和结垢的物料时，还采用强制循环式蒸发器，结构如图 6-5 所示。在这种蒸发器中，溶液的循环主要依靠外加的动力，用泵迫使它沿一定方向流动而产生循环。循环速度的大小可通过泵的流量调节来控制，一般在 2.5m/s 以上。强制循环蒸发器的传热系数也比一般自然循环的大。但它的明显缺点是能量消耗大，每平方米加热面积需 0.4~0.8kW。

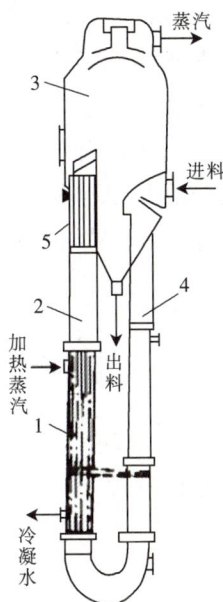

图 6-4 列文式蒸发器

1—加热室；2—沸腾室；3—蒸发器；4—循环管；5—挡板

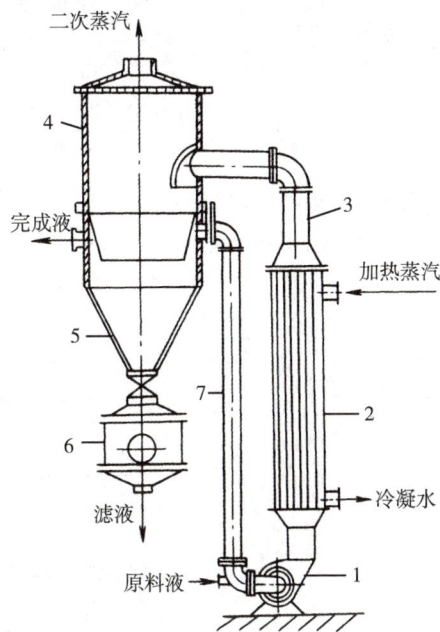

图 6-5 强制循环式蒸发器

1—循环泵；2—加热器；3—上循环管；4—蒸发室；5—分离室；6—分离器；7—下循环管

（二）单程式蒸发器

单程式蒸发器是指沸腾溶液在加热室中一次通过加热表面，不做循环流动，即行排出浓缩液，如升膜式、降膜式、刮板薄膜式和离心薄膜式等。在药品生产中，有些料液在较高温度下或持续受热时间较长时，会破坏药物中的有效成分，从而降低药效，我们称这种物料为热敏性物料。对于热敏性物料，通常采用单程式蒸发器。

1. 升膜式蒸发器 是指在蒸发器中形成的液膜与蒸发的二次蒸汽气流方向相同，由下而上并流上升。受热时间很短，对热敏性物料的影响相对较小，对于发泡性强、黏度较小的热敏性物料较为适用。

2. 降膜式蒸发器 结构如图 6-6 所示，在上管板的上方装有液体分布器或分布头。蒸发器的料液由顶部进入，通过分布板或分配头均匀进入每根换热管，并沿管壁呈膜状下降，液体的运动是靠本

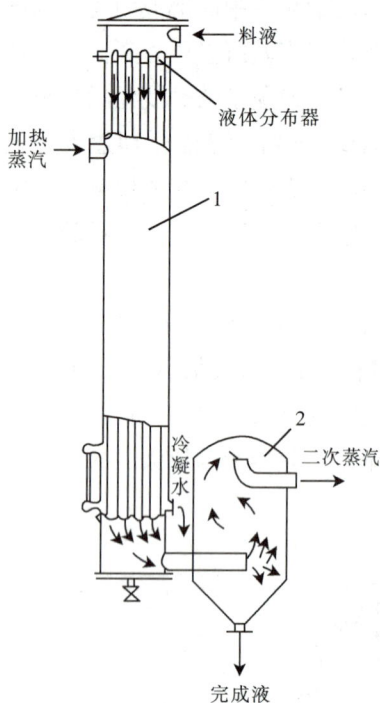

图 6 - 6　降膜式蒸发器

1—蒸发室；2—分离室

身的重力和二次蒸汽运动的拖带力的作用，下降速度比较快，成膜的二次蒸汽流速可以较小，对黏度较高的液体也较易成膜。停留时间短，适用于热敏性物料的蒸发，也适用于黏度较大的料液的浓缩。

3. 刮板式蒸发器　蒸发器外壳内带有加热蒸汽夹套，其内装有可旋转的叶片即刮板。是通过旋转的刮板使液料形成液膜的蒸发设备。

适用于易结晶、易结垢和高黏度的热敏性物料，但是设备加工精度高，消耗动力较大，传热面积小，蒸发量小。

4. 离心式蒸发器　原理如图 6 - 7 所示，构造与碟片式离心机相仿，但碟片具有夹层，内通加热蒸汽。操作时，通过旋转碟片产生的离心力，将料液分布于碟片的内表面，形成薄膜；碟片夹层内的蒸汽，对此液膜进行加热蒸发；浓缩液则汇集于周边液槽内，由吸料管借真空将其吸出；二次蒸汽经碟片顶部空间汇集上升，进入冷凝器冷凝，并由真空泵抽出。加热蒸汽由底部空心转轴通入，经通道进入碟片夹层。

其优点是传热效率高，蒸发强度大，料液受热时间短，1 ~ 2秒，形成的薄膜仅 0.1mm，特别适合于果汁和其他热敏性物料的蒸发浓缩，但不宜用于黏度大、易结晶、易结垢的料液。

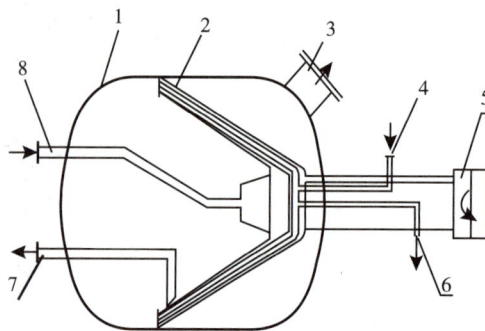

图 6 - 7　离心式蒸发器原理图

1—蒸发罐；2—中空离心转盘；3—二次蒸汽出口；4—加热蒸汽进口

5—联轴器；6—冷凝水出口；7—浓缩液出口；8—料液进口

（三）直接接触式蒸发器

直接接触式蒸发器是指加热介质与溶液直接接触传热，典型设备如浸没燃烧式蒸发器。浸没燃烧法又称液中燃烧法，是一种新型燃烧技术。它将燃气与空气充分混合，送入燃烧室进行完全燃烧，高温烟气直接喷入液体中，将液体加热。浸没燃烧效率高，可达 90% ~ 96% 以上，水在进行低温加热时热效率接近 100%。由于高温烟气从液体中鼓泡排出，气液两相进行直接接触传热，且气液混合与搅动十分强烈，大大增加了气液间的传热面积，强化了传热过程，烟气的热量最大限度地传给了被加热液体，排烟温度低。浸没燃烧设备的维护简单，成本低，适合大流量的液体加热。

1. 特点　①高温烟气从液体中鼓泡后排出，由于气液混合搅动十分强烈，大大增加了气液间的接触传热面积，强化了传热过程，因此排烟温度低，热效率高；②不需要固定传热面，节省了耐高温、耐腐蚀材料；③浸没燃烧法排出的尾气中 NO_x 含量较低，也是一种低污染的燃烧方法。

2. 应用 可应用于海水、矿物水及酸碱洗液的加热，集中供热系统，采矿，造纸，木材加工，全自动汽车洗涤，纺织业，洗衣店，污水控制与处理池等领域。可利用浸没燃烧所得的汽气混合气获得工艺所需气体（N_2和CO_2），并用它来清洗物体的内外表面、消毒和解毒。目前国外油气田采出水的处理应用浸没燃烧进行蒸发处理的较为普遍。

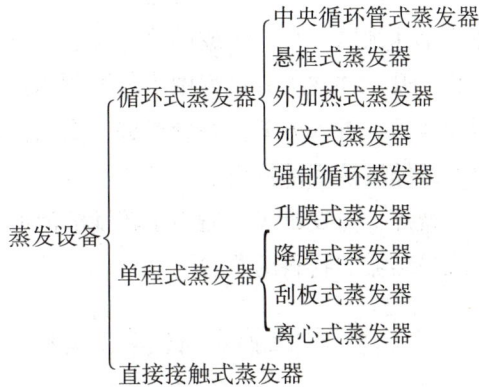

```
                      ┌ 中央循环管式蒸发器
                      │ 悬框式蒸发器
              循环式蒸发器 ┤ 外加热式蒸发器
              │       │ 列文式蒸发器
              │       └ 强制循环蒸发器
蒸发设备 ┤
              │       ┌ 升膜式蒸发器
              单程式蒸发器 ┤ 降膜式蒸发器
              │       │ 刮板式蒸发器
              │       └ 离心式蒸发器
              └ 直接接触式蒸发器
```

（四）蒸发器的附属设备——除沫器

除沫器是指在蒸发操作时，二次蒸汽中夹带大量的液体，虽然在分离室中进行了分离，但是为了防止损失有用的产品或污染冷凝液体，还需设法减少夹带的液沫，因此在蒸汽出口附近设置除沫装置。常见的除沫器类型见表6-1。

表6-1 除沫器的各种类型

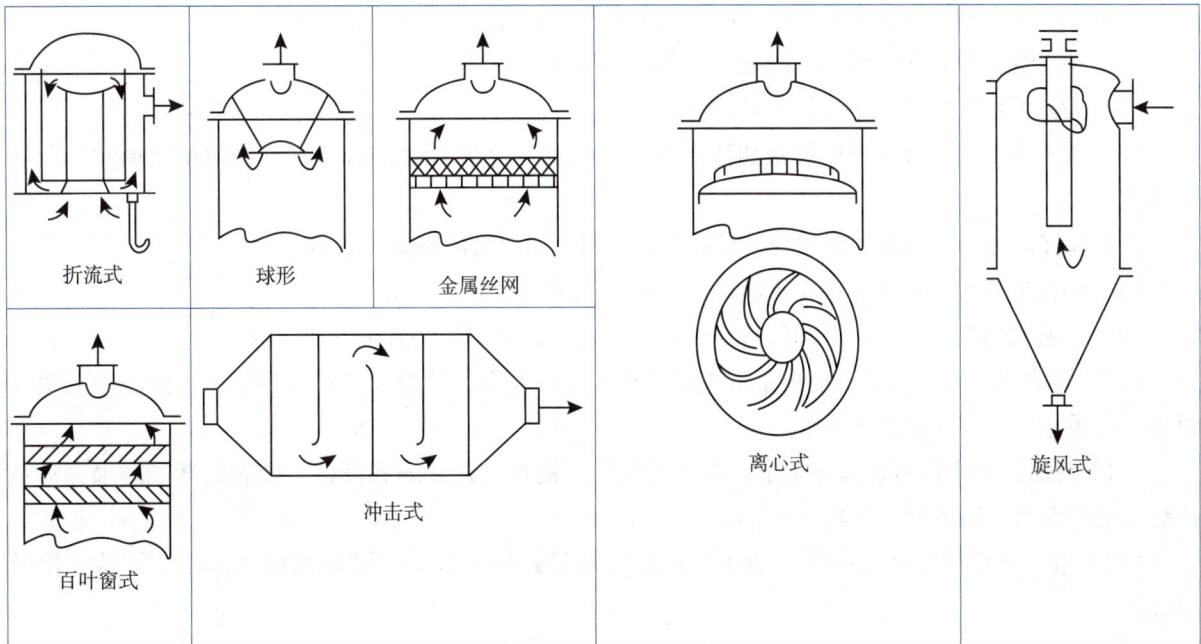

折流式　球形　金属丝网　离心式　旋风式

百叶窗式　冲击式

任务二　管式薄膜蒸发器运行与维护 ▣微课

PPT

一、管式薄膜蒸发器的结构原理

（一）结构

升膜式蒸发器主要由蒸发室、除沫器、分离室等部件组成。蒸发室是一组列管式换热器。结构如

图 6-8 所示。列管直径为 25~50mm。管长 3~10m，管径比为 100~150，无中央循环管设置。加热蒸汽与原料液进口均设置在蒸发室下部，浓缩液出口设置在分离室的下部。

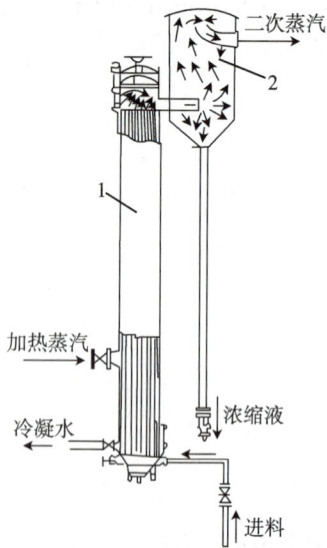

图 6-8 升膜式蒸发器
1—蒸发室；2—分离室

（二）工作原理

原料液预热至沸点或接近沸点后，从蒸发器底部通入，进入列管受热后迅速沸腾汽化，生成的蒸汽快速上升，同时带动原料液沿管内壁成膜状上升，并在上升过程中不断汽化为蒸汽。蒸汽和部分料液经过除沫器除沫后，进入分离室并分离成二次蒸汽和浓缩液，二次蒸汽从顶部导出，浓缩液从底部排出。

特点：蒸发量大，适用于较稀溶液的浓缩，不适用于黏度大、易结晶或易结垢的物料的蒸发。

二、管式薄膜蒸发器的运行

1. 启动前准备工作

（1）检查蒸发器外表面、接口、焊缝等部位有无裂缝、过热变形及泄漏等，必要时对上述部位进行无损探伤检查。

（2）检查蒸发器本体与相邻管道和构件之间有无接触，以防运行中因振动造成磨损和噪音。

（3）检查安全附件和接地线是否完好、支座螺栓是否紧固、视镜是否完好。

（4）检查保温层是否完好，无破损、脱落与潮湿现象。

（5）检查捕沫装置及其附件固定好，无变形。

（6）检查分布器、导流筒的固定和变形情况，检查热电偶套管是否完好、器内壁表面和加热管的腐蚀情况。

（7）检查液体箱内表面的腐蚀情况及加热室关闭与加热管的腐蚀泄漏情况。

（8）确认所有阀门和仪表动作灵活可靠、指示准确，泵完好待用。

（9）对蒸发器进行水压试验和气密性试验，对需要抽真空的装置进行抽真空。

（10）用自来水或清洁的工业用水清洗系统和各单体设备，放净余水；对不易用水洗净的管道和设备，应采用压缩空气或氮气吹净。

（11）对系统通水进行水循环试车，以打通流程，检查工艺缺陷和设备、仪表的性能。水循环结束后，放净存水，用压缩空气吹干。

（12）通入操作压力≤0.3MPa（表压）的蒸汽对设备进行预热，打开惰性气体排空阀放空惰性气体。

2. 启动

（1）根据不同物料的蒸发、不同蒸发设备及所附带的不同的自控装置，按照事先设定的程序，开启真空阀、加料阀、冷却水阀。

（2）缓缓开启蒸汽阀门，并打开加热器的旁通阀，将不凝性气体排出口关闭，调节蒸汽压力保持稳定加热。

（3）调节进料阀门的开启度，控制物料在加热管内稳定成膜。

（4）查看分离室的液位显示，当液位达到规定值时再开启相关输送泵。

（5）监测蒸发室温度，检查其蒸发情况，检查产品浓度。调整装置处于稳定运行状态。

（6）设备进入正常操作后，要注意保持"三个稳定"，即蒸汽压力稳定、进料流量稳定、初始料液含量稳定，从而确保获得稳定的合格的浓缩成品。

3. 停车

（1）通告系统前后工序或岗位准备停车。

（2）关闭蒸汽阀，停止加料。

（3）当蒸发停止后，停真空泵并关闭所有阀门。

（4）关停冷凝液泵和所有生产用泵，停止向冷凝器和冷却水器供水，关闭冷凝器管路、工艺管路和生产用管路的所有阀门。保持密封和冲洗水流动。

（5）如装置内部检修，应用水冲洗，以去掉装置内残留液体。一般应保持密封和冲洗水至少流动1小时。如装置不需要冲洗，应保持密封冲洗水流动数小时，以避免造成密封损坏。

4. 安全操作注意事项

（1）开车前，要认真检查蒸发室是否有水，避免在通入蒸汽时剧热，或水击引起蒸发器的整体剧振。

（2）进口物料流量应随具体情况灵活选择，当出料黏度过高时，可相应增加料液进口的流量，反之则可相应降低流量。

（3）操作过程不应有缺料或流量过小等不正常现象发生，以免蒸发器内壁产生结焦，影响设备正常运转。

（4）按规定时间检查控制室仪表和现场仪表读数，如超出规定，应迅速查找原因。

（5）经常对设备、管路进行严格检查、探伤，特别是视镜玻璃要经常检查、适时更换，以防因腐蚀造成事故。

（6）当发生事故时，首先用最快的方式切断蒸汽，以避免料液温度继续升高，再停止进料，打开真空器的开关，停止蒸发操作。

（7）检修蒸发器前，要泄压、泄料，并用水冲洗降温，再用冷水进行冒顶洗出处理，去除设备内残存腐蚀性液体；同时要检查有关阀门是否能关死，否则加盲板，以防检修过程中物料窜出伤人；拆卸法兰螺栓时应对角拆卸，确认无液体时再卸下，以免液体喷出，并且注意管口下面不能有人。操作、检修人员应穿戴好防护衣物，避免热液、热蒸汽伤害；检修时外面需有人监护，便于发生意外时及时抢救。

三、管式薄膜蒸发器的预防性维护

1. 日常清洁

（1）清洁外部表面和运行部件，防止积尘和杂物影响设备性能。

（2）清洗进出口管道，保持管道畅通无阻。

（3）对设备各部位进行润滑保养，确保运行顺畅。

2. 每日检查

（1）检查蒸发器的外观和密封情况，确保外壳无损坏或腐蚀，密封件完好无损。

（2）检查传热管道是否有堵塞、腐蚀、磨损或泄漏现象，及时清理或更换。

（3）检查泵和阀门的密封性能，确保无泄漏，并定期润滑以保持其灵活运转。

（4）检查控制系统的仪表和电气设备，确保其准确可靠，及时维修或更换故障部件。

3. 维护工作

（1）定期检查设备的密封件和连接部位，如有磨损或泄漏现象应及时更换。

（2）清洗和更换设备中的过滤器，防止堵塞影响正常运行。

4. 注意事项

（1）在低温下操作时，应预热蒸发器以防止水分结冰堵塞水管道。

（2）使用蒸馏水或纯净水清洗蒸发器，避免使用强酸、强碱等化学药品。

四、管式薄膜蒸发器的常见故障及处理

升膜式蒸发器常见故障及处理见表6-2。

表6-2　升膜式蒸发器常见故障及处理

常见故障	原因	处理方法
蒸发器内有杂音	1. 蒸发室内有空气 2. 加热管漏 3. 冷凝水排出不畅 4. 部分加热管堵塞 5. 蒸发器部分元件脱落	1. 开放空阀排除 2. 停车修理 3. 检查冷凝水管路 4. 清洗蒸发器 5. 停车修理
蒸发器效率不佳	1. 加热管结垢 2. 蒸汽压力低 3. 真空度低 4. 加热管漏、冷凝水渗出 5. 料液浓度低 6. 加热室积水 7. 蒸发器内结晶太多，影响传热效率 8. 成膜不稳定	1. 清洗 2. 提高压力 3. 检查真空系统，提高真空度 4. 视情况停车处理 5. 提高料液浓度 6. 及时排出冷凝水 7. 洗蒸发器 8. 按工艺要求控制好进料的浓度、流量和二次蒸汽的升速，适当提高进料温度
蒸发器过料不畅	1. 蒸发器罐底或管道被异物堵塞 2. 管道或阀门被盐堵塞 3. 进、出口所用阀门坏	1. 停车取出异物 2. 用冷凝水冲洗 3. 停车调换
蒸发器冷凝水含料液多	1. 蒸发室上部密封不好 2. 蒸发器加热室漏液	1. 停车检查密封部位，并修理 2. 停车检修

任务三　其他类型蒸发设备

PPT

一、刮板式蒸发器

（一）结构原理

刮板式蒸发器又称为刮板式薄膜蒸发器，是通过旋转的刮板使液料形成液膜的蒸发设备。结构如图6-9所示，其外壳带有加热蒸汽夹套，内部装有可旋转的叶片即刮板。刮板有固定式和转子式两种，前者与壳体内壁的间隙为0.5~1.5mm，后者与器壁的间隙随转子的转数而变。液料从进料管以稳定的流量进入随轴旋转的分配盘中，在离心力的作用下，通过盘壁小孔被抛向器壁，受重力作用沿器壁下流，同时被旋转的刮板刮成薄膜，薄膜在加热区受热，蒸发浓缩，同时受重力作用下流，瞬间另一块刮板将浓缩液料翻动下推，并更新薄膜，这样物料不断形成新液膜蒸发浓缩，直至液料离开加热室流到蒸发器底部，完成浓缩过程产生的二次蒸汽可与浓缩液并流进汽液分离器排除，或以逆流形式向上到蒸发器顶部，由旋转的带孔叶板把二次蒸汽所夹带的液沫甩向加热筒体内壁面，除沫后的二次蒸汽从蒸发器顶部排出。

适用于易结晶、易结垢和高黏度的热敏性物料，但是设备加工精度高，消耗动力较大，传热面积

小，蒸发量小。

1. 电机、减速机　是转子旋转的驱动装置。转子的转动速度将取决于刮板的形式、物料的黏度和蒸发筒身内径；选择刮板合适的线速度是保证蒸发器稳定可靠运行及满意蒸发效果的重要参数之一。

2. 分离筒　物料由设在分离筒身下端的入口切向进入蒸发器，并经安装在分离筒身内的布料器被连续均匀地分布于蒸发筒身内壁，从蒸发筒身蒸发出的二次蒸汽上升至分离筒，经安装在内的气液分离器，将二次蒸汽可能挟带的液滴或泡沫分离，二次蒸汽从上端的出口引出蒸发器。依据于蒸发器内阻力计算的分离筒身的合理设计，是避免物料"短路"的关键因素之一。所谓"短路"，系指物料刚进蒸发器，尚未完成蒸发过程，即从二次蒸汽出口离开蒸发器。

3. 布料器　安装在转子上。合理的设计，使从切线方向进入蒸发器的物料，通过旋转的布料器，被连续均匀地呈膜上泼布在蒸发面上。

4. 气液分离器　旋片式气液分离器安装在分离筒上方，它将上升的二次蒸汽可能挟带的液滴或泡沫捕集，并使之回落到蒸发面上。

5. 蒸发筒身　又称加热筒身。它是被旋转刮板强制成膜的物料与夹套内加热介质进行热交换的蒸发面。蒸发筒身的内径及长度由蒸发面积及适宜的长径比确定。加热筒身内壁经专用机床加工和抛光，且与两端法兰连接面一次加工而成，保证设备整体圆心度。经过抛光的筒身内壁光滑洁亮，不易粘料和结垢，有效保证了设备的高传热系数。若加热介质为蒸汽，加热筒身一般采用夹套形式。若加热介质为导热油或高压蒸汽时，加热筒身一般采用半管形式。

6. 转子　安装在蒸发器筒体内的转子由转轴与转架组成。转子由电机、减速机驱动，并带动刮板作圆周运动。转架采用不锈钢精密铸件加工而成，使其强度、几何尺寸、稳定性等都得到有效保证。

7. 刮板　由于刮板的运动，将物料不断地在蒸发面上刮成薄膜，以达到薄膜蒸发的效果。根据物料的黏度等特性，有下述三种刮板形式可供选择。

（1）滑动刮板　如图6-10所示，滑动刮板是一种最基本、最常见的刮板形式。刮板被安装在转子的四条刮板导槽内，由于受转子旋转的离心力作用而沿径向甩向蒸发筒体内壁面，同时随转子一起做圆周运动。刮板的这种刮动，使物料在蒸发壁面上呈膜状湍流状态，极大提高了传热系数，同时这种连续不断的刮动，有效地抑制了物料过热、干壁和结垢等现象。通常，刮板采用填充聚四氟乙烯材质，它适宜低于150℃的工作温度；当蒸发温度高于150℃时，需采用碳纤维材质。刮板的端面加工有呈一定角度的导液槽。

（2）铰链刮板　如图6-11所示，这种刮板适宜于易在加热面上结垢的物料，刮板通常采用金属件，采用活动铰链方式将刮板安装在转架上。当转子转动时，由于离心力的作用，刮板被紧压在蒸发筒体内壁，与壁面呈一定角度在壁面滑动，将物料刮成薄膜，且能防止壁面结垢。

（3）固定刮板　如图6-12所示，固定刮板都采用金属材料，它被刚性连接在转子上，刮板的长度同蒸发筒身，旋转刮板与蒸发筒身内壁的间隙仅为1~2mm，要求较高的加工与安装精度，适于

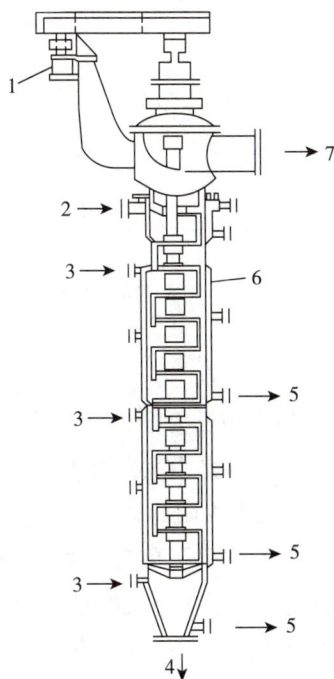

图6-9　刮板式蒸发器

1—电机；2—进料口；3—加热蒸汽进口；
4—完成液出口；5—冷凝水出口；6—刮板；
7—二次蒸汽出口

特高黏度及易起泡沫物料的蒸发浓缩、脱溶或提纯。

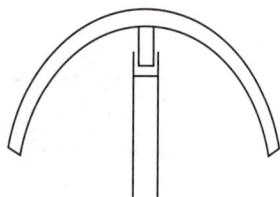

图 6 - 10　滑动刮板　　　　图 6 - 11　铰链刮板　　　　图 6 - 12　固定刮板

（二）特点

1. 极小的压力损失　在旋转刮板薄膜蒸发器中，物料"流"与二次蒸汽"流"是两个独立的"通道"：物料是沿蒸发筒体内壁（强制成膜）降膜而下；而由蒸发面蒸发出的二次蒸汽则从筒体中央的空间几乎无阻碍地离开蒸发器，因此压力损失（或称阻力降）是极小的。

2. 可实现真正真空条件下的操作　正由于二次蒸汽由蒸发面到冷凝器的阻力极小，因此可使整个蒸发筒体内壁的蒸发面维持较高的真空度（可达 -750mmHg 以上），几乎等于真空系统出口的真空度。由于真空度的提高，有效降低了被处理物料的沸点。

3. 高传热系数，高蒸发强度　物料沸点的降低，增大了与热介质的温度差；呈湍流状态的液膜，降低了热阻；同样，抑制物料在壁面结焦、结垢，也提高了蒸发筒壁的分传热系数；高效旋转薄膜蒸发器的总传热系数可高达 $8000kJ/(h \cdot m^2 \cdot ℃)$，因此其蒸发强度很高。

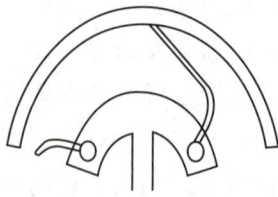

图 6 - 13　刮板端面导流沟槽

4. 低温蒸发　由于蒸发筒体内能维持较高的真空度，被处理物料的沸点大大降低，因此特别适合热敏性物料的低温蒸发。

5. 过流时间短　物料在蒸发器内的过流时间很短，小于 10 秒左右；对于常用的活动刮板而言，其刮动物料的端面有导流的沟槽（图 6 - 13），其斜角通常为 45°，改变斜角的角度，可改变物料的过流时间，物料在刮板的刮动下，呈螺旋式下降离开蒸发段。缩短过流时间，能有效防止产品在蒸发过程中的分解、聚合或变质。

6. 可利用低品位蒸汽　蒸汽是常用的热介质，由于降低了物料的沸点，在保证相同 Δt 的条件下，就可降低加热介质的温度，利用低品位的蒸汽，有利于能量的综合利用。特别适宜作为多效蒸发的末效蒸发器。

7. 适应性强、操作方便　独特的结构设计，使该产品可处理一些常规蒸发器不易处理的高黏度、含颗粒、热敏性及易结晶的物料。旋转薄膜蒸发器操作弹性大，运行工况稳定，且维护工作量小，维修方便。

二、离心式蒸发器

（一）结构原理

离心式蒸发器又称为离心式薄膜蒸发器，采用内置锥形旋转加热器，物料由输料管道直接进入锥形加热器，在离心力的推动下沿加热面向外侧延伸滚动并受热，在锥体底部完成整个蒸发过程，挥发出的轻组分经二次蒸汽出口进入冷凝器回收，重组分由出料收集管送进成品储罐。

结构如图 6 - 14 所示，离心薄膜蒸发器的蒸发工作部件为 6 个锥形盘。它们固定于转鼓，随空心轴旋转，锥形盘由上下两个不锈钢锥体焊接而成。两个锥体中间走蒸汽和汽凝水，下面一个锥体的腹面是料液的蒸发面。锥形盘上部两个锥体组焊在一起，锥形盘底部有一个环分别和两个锥体焊接。此环上开有 20 个轴向孔及 40 个径向孔，轴向孔用于浓缩液的流通，径向孔用来引入蒸汽和排出汽凝水。

物料由薄膜蒸发器顶部进入，经分配管喷至蒸发面。分配管由总管和 6 个支管组成。支管顶端有一直径 3mm 的喷嘴，料液按锥形盘旋转方向喷入，以避免液滴飞溅而影响收得率。料液喷至蒸发面后在离心力的作用下迅速分散，布满在整个加热面上形成一层厚度约 0.1mm 的液膜。料液由于获得了不断增大的离心加速度，从锥体内部到外边缘仅需约 1 秒钟。浓缩液通过锥形盘边缘的轴向孔向上流至储料槽，然后再由装置在槽内的出料管从蒸发器输出。

加热蒸汽由薄膜蒸发器底部中心引入转鼓，再通过锥形盘边缘的径向孔进入盘内，汽凝水在离心力的作用下甩至上锥体的内壁，并沿壁向下流通过水蒸气最初进入的孔而回流至汽凝水汇集槽，藉位于空心轴内的凝水排出管排出。

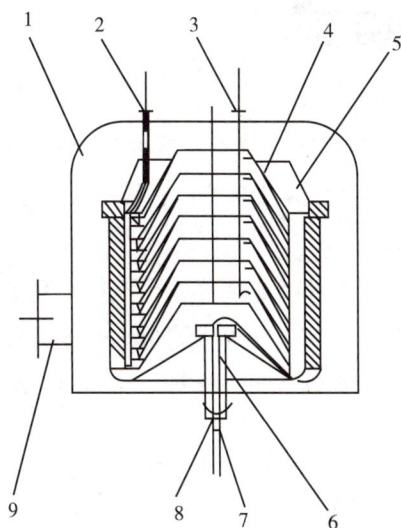

图 6 - 14 离心式薄膜蒸发器

1—蒸发室；2—浓缩液出口；3—料液进口；
4—锥形盘；5—转鼓；6—空心转轴；7—加热蒸汽进口；
8—冷凝水出口；9—二次蒸汽出口

(二) 特点

1. 蒸发强度高 物料在高速旋转的加热面上产生离心力，所产生的离心力可达重力的上百倍甚至几千倍，在如此大的离心力作用下，物料在加热面上形成的液膜厚度可达 0.1mm，因此蒸发效果好，蒸发强度大。

2. 停留时间短 由于锥型加热面高速旋转产生如此大的离心力，物料迅速从锥体的小端流向外侧，整个加热蒸发的过程仅需 1 ~ 2 秒。

3. 蒸发温度低 新型离心式薄膜蒸发器是在真空状态下操作，且蒸发器内腔的空间足够大，因此真空度较一般的蒸发器高，所以可大大降低物料的沸点，在较低的温度下进行蒸发操作。

4. 操作弹性大 离心式薄膜蒸发器可以不同的转速来控制物料在加热面上的停留时间，使物料达到需要的浓度。其次可调节出料收集管的位置高度，也能起到稳定浓度的作用。

5. 有独特的发泡抑止效果 普通的蒸发器针对加热过程中易发泡的物料较难处理，一般采用除沫或泡沫积聚，有独特的发泡抑止功能。

6. 清洁高效 离心式薄膜蒸发器的结构简洁、死角少、无须刮板，有别于刮板式薄膜蒸发器，避免了刮板与加热面的摩擦，消除了刮板磨损产生的污染，易消毒杀菌，对制药行业有 GMP 要求的产品特别适用。

7. 清晰高效 离心式薄膜蒸发器配有视镜观察孔，对物料浓缩过程及成膜情况一目了然，有别于其他的蒸发器。

8. 高效节能 由于离心式薄膜蒸发器的成膜情况好，因此蒸发强度大，热能利用率高，与传统的蒸发器相比，蒸发效率显著提高，热能利用率高，是一种高效节能的蒸发器。

离心式薄膜蒸发器特别适用于热敏性要求极高的产品及受热蒸发时发泡性强的物料，如抗生素发酵液、血液制品及蛋白水溶液等。

知识链接

MVR 蒸发器远程智能监控系统

MVR 蒸发器远程智能监控系统由传感器（温度、压力、流量、液位、酸碱度、pH、电导率、电能表等）、执行器（压缩机、阀门、泵等）、控制器（可编程逻辑控制器，PLC）、监控主机、数据库等部分组成。

PLC 读取现场各类传感器采集的运行数据，通过与监控主机在局域网下建立的连接，将数据上传进行监测。监控主机亦通过局域网将控制指令下发至 PLC，继而对各类执行器实施控制。可实现全工艺流程的可视化监测、控制。对 MVR 蒸发器进行全生命周期管理，为系统的安全稳定运行提供可靠保证。

目标检测

答案解析

一、单选题

1. 蒸发不宜用于（ ）

   A. 药液的浓缩

   B. 回收浸出操作的有机溶剂

   C. 制取饱和溶液，为溶质析出结晶创造条件

   D. 液液分离

2. 下列不属于单程式蒸发器的是（ ）

   A. 列文式   B. 搅拌薄膜式   C. 升膜式   D. 离心薄膜式

3. 蒸发器内有杂音可能的原因不包括（ ）

   A. 蒸发室内有空气   B. 加热管漏

   C. 蒸汽压力低   D. 蒸发器部分元件脱落

4. 关于管式薄膜蒸发器的运行，下列叙述错误的是（ ）

   A. 操作前检查保温层和捕沫装置是否完好

   B. 操作前对所有管道用水进行清洗

   C. 要注意调节进料，控制物料在加热管内成膜

   D. 停车时要先关闭蒸汽阀

5. 关于刮板式蒸发器，下列叙述错误的是（ ）

   A. 适用于易结晶、结垢和高黏度的热敏性物料

   B. 设备加工精度高

   C. 传热面积小，蒸发量小

   D. 消耗动力较小

二、多选题

1. 蒸发器除沫器的类型包括（ ）

   A. 折流式   B. 冲击式   C. 百叶窗式   D. 旋风式

2. 管式薄膜蒸发器常见的故障有（　　）

    A. 蒸发器内有杂音　　　　　　　　　　B. 蒸发器效率不佳

    C. 蒸发器过料不畅　　　　　　　　　　D. 蒸发器冷凝水含料液多

3. 管式薄膜蒸发器维护时要注意（　　）

    A. 日常清洁和每日检查

    B. 避免使用强酸、强碱等化学药品清洗蒸发器

    C. 低温操作时要进行预热

    D. 若出现过滤器堵塞应该用强酸强碱进行清洗

4. 管式薄膜蒸发器主要包括（　　）

    A. 刮板　　　　　　B. 蒸发室　　　　　　C. 除沫器　　　　　　D. 分离室

5. 蒸发设备分为（　　）

    A. 循环式蒸发器　　　B. 单程式蒸发器　　　C. 直接接触式蒸发器　　　D. 多程式蒸发器

三、思考题

1. 请分析蒸发器效率不佳的原因及解决措施。

2. 简述管式薄膜蒸发器的预防性维护。

书网融合……

| 重点小结 | 微课 | 习题 |

项目七　干燥设备运维技术

▶▶ 学习目标 ///

知识目标：通过本项目的学习，掌握沸腾干燥器的结构、操作、使用和维护；熟悉各类干燥器的特点和选用原则；了解其他类型干燥器的结构和工作原理。

能力目标：具备常见干燥设备运行和维护的能力。

素质目标：通过本项目的学习，树立药品生产从业者严谨求实、忠于职守、质量第一的工作作风。

▶▶ 情境导入 ///

情境：某药厂制剂车间利用沸腾干燥器在对一批湿颗粒进行干燥时，操作人员李某按照要求在安装前对设备各结构部件都检查了一遍，确认没有问题，在安装过程中，他非常认真又卖力地将每颗螺丝一次拧紧到位。但是，在设备刚刚启动的时候，噪音比较大，紧接着抱箍定位销断了。李某特别纳闷，刚刚检查时定位明明是完好的，怎么会断？

思考：1. 沸腾干燥器使用前要做哪些检查工作？

2. 沸腾干燥器抱箍定位销会断的原因是什么？

3. 设备安装时需要注意什么问题？设备噪音大可能的原因是什么，如何解决？

任务一　概　述

PPT

在制药生产中，经常存在着许多湿物料需要进行干燥，其目的是除去湿物料中的水分或其他溶剂，以便于储存、运输、加工及使用，如各类原辅材料、半成品及成品等。而被干燥物料的特性、干燥产品的要求、生产方式及条件不同，采用的干燥方法及设备也有所不同。

一、干燥设备的应用

干燥设备在制药生产中的应用非常广。干燥是制药生产中重要的单元操作之一。

1. 西药原料药中的应用　西药原料药为药品基本原料，大多为结晶型，湿物料经过过滤或分离的结晶型粒状固体，根据物料特性，需要选择合适的干燥方式得到干燥成品。

2. 制剂药品中的应用　药物制剂过程中，需要的中间体及半成品均为湿物料，如湿颗粒、洗干净的安瓿瓶等，都需要合适干燥设备进行干燥才能使用。

3. 中药制药中的应用　新鲜的中药材要进行加工，也需要通过合适的干燥方式去除水分，才能加以利用。

4. 生物制剂中的应用　某些生物制剂，如蛋白多肽类药物，需要通过冷冻干燥制成粉末。

二、干燥设备的类型

在制药生产中，干燥器使用的型式多种多样，根据被干燥物料的理化性质、形状、干燥所需达到的程度、生产能力的大小等情况不同，所选择的干燥器种类也有所不同。根据不同的分类方式，干燥器的种类特别多，通常我们按加热方式的不同来进行分类。

1. 对流式干燥器　干燥介质通过对流的方式将热量直接传递给被干燥物料而将物料中的湿分带出的干燥器就叫作对流式干燥器。如厢式干燥器、喷雾干燥器、气流干燥器、流化干燥器及隧道干燥器。

2. 传导式干燥器　干燥介质通过热传导的方式将热量传递给被干燥物料而将物料中的湿分带出的干燥器就叫作传导式干燥器，也叫间接式干燥器。如螺旋输送干燥器、真空耙式干燥器、冷冻干燥器及滚筒干燥器。

3. 辐射式干燥器　通过各种辐射器发射出一定波长范围的电磁波，被干燥物料表面有选择地吸收后转变为热量进行干燥的干燥器叫辐射式干燥器。如红外线干燥器。

4. 介电式加热干燥器　通过高频电场地作用，使被干燥物料内部发生热效应进行干燥的干燥器叫作介电式加热干燥器。如微波干燥器。

任务二　厢式干燥器运行与维护

PPT

一、厢式干燥器的结构原理及类型

（一）结构

厢式干燥器指外形像箱子的一类干燥器。它的外部是绝热层，内部结构则种类繁多，小型的厢式干燥器，内部带支架、上放浅盘，可适用少量原料干燥；稍大型的厢式干燥器把支架改为小车，可适用于生产能力较大的场合，大型的洞道式厢式干燥器把外壳做成狭长的洞道，洞道内铺设导轨，用一系列的小车承载原料，适用于批量大、干燥时间长的场合。我们通常将小型的厢式干燥器称为烤箱，大型的称为烘房。厢式干燥器一般为间歇操作，也有连续操作的，结构原理相似，其结构主要由进风口、出风口、加热器、电动机、风机、挡板、托盘、盘架、箱体等组成，如图 7 - 1 所示。

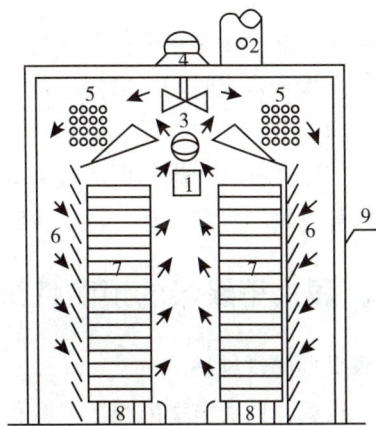

图 7 - 1　厢式干燥器结构示意图

1—空气入口；2—空气出口；3—风机；4—电动机；
5—加热器；6—挡板；7—托盘；8—盘架；9—箱体

（二）工作原理

厢式干燥器一般以蒸汽或电能为热源，以热空气通过湿物料的表面，或均匀地穿流通过物料层带走湿分而达到干燥的目的。热风沿着物料表面通过，称为水平气流厢式干燥器；热风均匀地穿流通过物料层，称为穿流气流厢式干燥器；而如果通过抽真空的方式将物料的湿分带出，则称为真空式厢式干燥器。

（三）类型

厢式干燥器是常用的干燥设备，一般采用强制气流进行干燥，按照气体流动方式主要分为水平气流式、穿流气流式、真空式。

1. 水平气流厢式干燥器 该机器工作时，热风沿着物料表面平行通过，把湿分带走，从而达到干燥。适用于易产生粉尘的泥状物料、少量多品种湿物料的粒状或粉状物料的干燥。

2. 穿流气流厢式干燥器 其将物料盘改为金属筛网或多孔板，热空气穿流通过物料层，增大了热风与物料的接触面积，内部湿分扩散距离较短。与水平气流厢式干燥器相比较，克服了热风只在物料表面通过，传热系数低的缺点，干燥效率较水平气流式高 3 ~ 10 倍，但能耗较大。适用于小规模、多品种、干燥条件变动较大及干燥时间长的情况。

3. 真空厢式干燥器 为间歇式操作，操作时，箱体关闭后用真空泵抽至所需真空度后打开加热装置并维持一定时间，物料中蒸发出来的湿分被真空泵抽出而使物料得到干燥，干燥结束后关闭真空泵，此类干燥器干燥过程温度低、速度快，可得到疏松易于粉碎的干燥物品。适用于热敏性、易氧化物料及生物制品的干燥。是特别适合实验室或中间试验的干燥装置。

二、厢式干燥器的运行

1. 启动前的准备工作
（1）检查设备、仪表、阀门等是否完好。
（2）将铺好湿物料的托盘放入干燥器的托盘架上，关好门。

2. 启动
（1）开启干燥器电源开关。
（2）根据被干燥物料的具体要求，设置、调节干燥所需温度。
（3）开加热蒸汽、开风机，使干燥器内热风均匀流通。
（4）待温度升高到设置温度时，打开排湿系统，开始记录干燥时间。

3. 干燥过程
（1）注意观察设备是否正常运行，仪表显示是否正常。
（2）干燥至规定时间，取样进行检查。

4. 停车
（1）如取样检查干燥程度已符合要求，停排湿、蒸汽、风机，断开电源。
（2）等待物料降温冷却，将物料取出，准备下批物料的操作。

三、厢式干燥器的预防性维护

1. 每日预防性维护
（1）检查复核工作室内测量温度和实际温度之间的误差，确保精控温度。
（2）检查鼓风机运转时声音是否正常。
（3）检查干燥箱外壳是否良好、有效接地动。
（4）检查干燥箱内下方散热板上是否放置了物品。
（5）检查加热指示灯是否正常。
（6）清理设备内部和外部的灰尘和杂质，保持设备的清洁。
（7）如果发现异常，及时报告。

2. 每月预防性维护
（1）确定每月预防性维护工作。
（2）检查加热器、风扇、控制面板等部件，确保其正常工作。
（3）做好检查维护记录。

3. 每季度预防性维护

（1）确认进行每季度预防性维护工作。

（2）对轴承、链条、齿轮等部件进行润滑，减少磨损和噪音。

（3）进行设备故障分析报告。

（4）做好检查维护记录。

4. 每年预防性维护

（1）确认进行每年预防性维护工作。

（2）检查控制系统，包括温度传感器、湿度传感器、控制面板等，确保其正常工作。

1）检查温度传感器是否灵敏，能否正常工作。

2）检查湿度传感器是否灵敏，能否正常工作。

3）检查控制面板操作是否灵敏，能否正常工作。

4）检查设备门开关是否灵敏、密封。

（3）做好检查维护记录。

四、厢式干燥器的常见故障及处理

厢式干燥器常见故障及处理见表 7 - 1。

表 7 - 1　厢式干燥器常见故障及处理

故障	原因	处理方法
无电源	1. 插头未插好或断线 2. 熔断器开路	1. 插好插头，接好线 2. 更换熔断器
箱内温度不升高	1. 电加热器坏了 2. 设定温度低 3. 温度传感器松动 4. 蒸汽压力太低或保温措施不好 5. 疏水器有异物堵塞失灵 6. 排湿阀未关闭	1. 调整设定温度 2. 更换温控仪 3. 旋转拧紧传感器螺帽 4. 提高蒸汽压力，对回管外部增加保温层 5. 清理、更换疏水器 6. 关闭排湿阀
箱体内温度不均匀	1. 百叶窗叶片调整不当 2. 箱门未关严	1. 调整百叶窗 2. 关严箱门
设定温度与箱内温度误差大	1. 温度传感器坏了 2. 设定温度微调电位器移位	1. 更换温度传感器 2. 调整微调电位器

任务三　沸腾干燥器运行与维护 🅔微课

PPT

一、沸腾干燥器的结构原理及类型

（一）结构

沸腾干燥器又称流化床干燥器，一般由加热系统、沸腾床主机、旋风分离器、布袋除尘器、引风机、操作台组成。沸腾干燥器根据外型不同，可分为卧式沸腾干燥器以及立式沸腾干燥器。

（二）工作原理

沸腾干燥器是将待干燥物料湿颗粒置于空气分布板上，干热空气快速流经空气分布板进入干燥室，受到热空气气流作用干燥物料，使其向上浮动，物料颗粒浮动至干燥室的上部时，风速降低后物料因重力下沉，当再遇到气流时而又上浮，物料反复上浮下沉处于沸腾的状态，气流与物料直接接触面积大大增加，传热效率高，物料得到快速、均匀的干燥。与厢式干燥器相比较，较适合热敏性物料的干燥。被干燥物料颗粒粒径不能太小，应控制在 $30\mu m \sim 60mm$，太小容易被气流带走，太大不易干燥。干燥混合物时要求混合物密度接近，不适合用于含水量过高或易黏结的物料干燥。

（三）类型

1. 卧式沸腾干燥器 又称为箱式沸腾干燥器，如图7-2、图7-3所示。洁净的热风经阀板分配进入床体内，从加料器进入的湿物料在热风的作用下，形成沸腾状态，使得热风与物料的接触表面积增大，加快了传热传质速度，使物料在短时间内得到干燥。物料从床体一头进入后经几十秒至几分钟即可得到干燥，并自动从床体另一头流出。

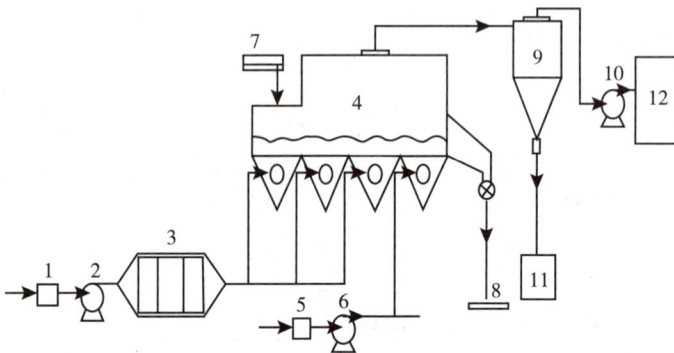

图7-2 卧式沸腾干燥器结构图

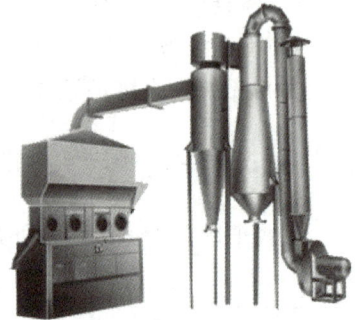

图7-3 卧式沸腾干燥器

1，5—空气过滤器；2，6—鼓风机；3—加热器；4—流化床；7—双螺旋混合器；
8—皮带输送机；9—旋风分离器；10—引风机；11，12—收集器

卧式沸腾干燥器可实行自动化生产，是连续式干燥设备，一般采用负压操作。干燥速度快，温度低，可保证干燥所得产品质量符合GMP要求。

2. 立式沸腾干燥器 又称为高效沸腾干燥器，如图7-4、图7-5所示。空气经加热净化后，由引风机从主机下部导入，然后穿过料斗的孔网板，与被干燥物料接触，沸腾室内处于负压状态，经热风、搅拌及负压作用使物料形成流态化，似沸腾状态，水分快速蒸发后随着排气而被带走，物料快速得到干燥，每批干燥时间一般在 $20\sim30$ 分钟。立式沸腾干燥器的流化床为圆形结构，避免死角，料斗内设有搅拌，避免潮湿物料团聚及干燥时形成沟流。采用翻倾卸料，方便迅速，也可以设计自动进出料系统。该设备操作简便，清洗方便，沸腾室内为密封负压操作，可保证干燥所得产品质量符合GMP要求。

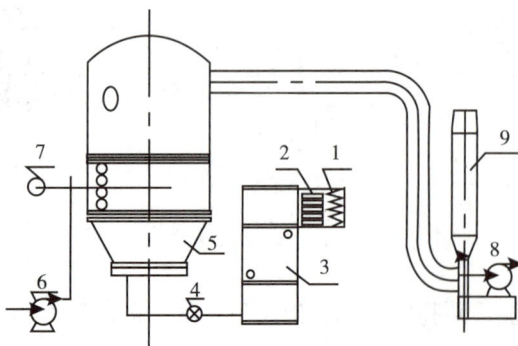

图7-4 立式沸腾干燥器结构示意图

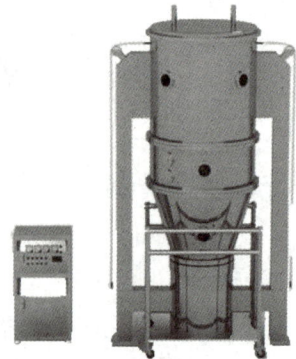

图7-5 立式沸腾干燥器

1—中效过滤器；2—亚高效过滤器；3—加热器；4—调风阀；5—流化床；
6—输液泵；7—压缩空气；8—引风机；9—消音器箱体

二、沸腾干燥器的运行

1. 启动前准备工作

（1）检查设备、仪表、阀门等各部件是否完好。

（2）检查空气压缩机是否加润滑油，贮气罐内是否存有冷却水，如有则需要将其排放干净。

（3）检查各紧固件无松动，安装布袋及其他设备部件。

2. 启动

（1）接通电源，检查自动、手动开关是否灵活。

（2）开启压缩空气，检查设备密封性是否完好，设定干燥温度等相关参数。

（3）进料，启动风机，调整风量，是物料沸腾状态适中。

（4）开启加热器，准备干燥。

3. 干燥过程

（1）检查干燥过程设备有无异常声音、振动、泄漏和发热。

（2）检查压力是否处于正常范围，不得偏高或偏低。

（3）干燥至规定时间，取样进行检查。

4. 停车

（1）干燥结束，停止加热。

（2）待沸腾室内温度降至室温，停压缩空气，停风机，卸料。

（3）按要求对设备进行清洁。

三、沸腾干燥器的预防性维护

1. 每日预防性维护

（1）检查蒸汽阀、压缩空气以及各仪表是否正常工作。

（2）检查上、下气囊密封圈是否有凸起。

（3）检查平头螺丝是否紧固。

（4）检查料斗的叶桨是否过紧。

（5）检查上、下气囊密封圈的气压是否在 0.1 ~ 0.15MPa 以下。

（6）保持设备清洁。

（7）如果发现异常，及时报告。

2. 每月预防性维护

（1）确定每月预防性维护工作。

（2）对中效过滤袋进行清洗。

（3）对搅拌装置中的变速箱进行清洗并加润滑油。

（4）对料车的传动齿轮加润滑油并填写设备润滑记录。

（5）对干燥器状态检查情况进行统计分析，分析设备运行状态趋势。

（6）做好检查维护记录。

3. 每季度预防性维护

（1）确认进行每季度预防性维护工作。

（2）统计季度设备运行状态数据，分析设备运行趋势。

（3）进行设备故障分析报告。

（4）做好检查维护记录。

4. 每年预防性维护

（1）确认沸腾干燥器每年预防性维护工作。

（2）结合季度设备状态数据表，对计划维修设备进行维修。

1）更换上、下气囊密封圈，检查平头螺丝螺纹，如有损坏必须更换。

2）检查螺旋轴底部轴承，如已有磨损、损坏，应予更换。

3）检查搅拌桨，如有变形、损坏，应予更换。

4）检查捕集袋是否有破裂、泄漏等情况，如有应予更换。

5）检查初、中、高效过滤器是否有损坏，如有应予更换。

（3）做好检查维护记录。

四、沸腾干燥器的常见故障及处理

沸腾干燥器常见故障及处理见表7-2。

表7-2　沸腾干燥器常见故障及处理

故障	原因	处理方法
发生死床	1. 物料过湿或块多 2. 热风量少或温度低 3. 床面干料层高度不够 4. 热风量分配不均匀	1. 降低物料的含水量 2. 增加风量、升高温度、缓慢出料 3. 增加干料层厚度 4. 加大进风阀开度
尾气含尘量大	1. 分离器破损，效率下降 2. 风量大或内部温度高 3. 物料颗粒变细小	1. 检查修理分离器 2. 降低风量、温度 3. 检查操作指标是否变化
沸腾床流动不好	1. 风压低或物料多 2. 热风温度低 3. 风量分布不合理	1. 加大风量，减少物料投入量 2. 加大加热蒸汽量 3. 调节进风板阀开度
抱箍定位销断	一次将一端螺丝拧紧	使用棘轮扳手预紧后，再使用加长手柄依次逐渐加力至抱紧为止
耐磨环磨损厉害	1. 过早磨损 2. 使用时间过长	1. 经常性抹油脂减少磨损 2. 磨损超过1/3时，更换
传动健磨损厉害	1. 过早磨损 2. 使用时间过长	1. 减小传动键与环模键槽的间隙 2. 更换

任务四　其他类型干燥设备

PPT

在制药生产中，需要干燥的物料种类繁多，干燥的目的和要求也往往各不相同，对干燥器的要求也不尽相同。除了大量地使用厢式干燥器、沸腾干燥器以外，还广泛地采用了其他形式的干燥器，本节将对喷雾干燥器、气流干燥器及真空冷冻干燥器等做简要介绍。

一、喷雾干燥器

喷雾干燥器为连续式常压干燥器的一种，由干燥塔、喷嘴、空气加热器、热空气输送设备、细粉与废气分离装置等组成，如图7-6、图7-7所示。

喷雾干燥器是采用雾化器将原料液分散为雾滴，大大增加了物料的表面积，然后利用热气体（空气、氮气或过热水蒸气）为介质干燥雾滴而获得产品的一种干燥器。当热气体与雾状液滴接触时进行热交换，水分迅速蒸发，物料被干燥成粉末状或颗粒状。喷雾干燥的原料液可以是溶液、乳浊液、悬浮液，也可以是熔融液或膏糊液。干燥产品根据需要可制成粉状、颗粒状、空心球或团粒状。雾化器即喷嘴，是喷雾干燥器的关键部件。根据喷嘴的不同，喷雾干燥器可分为离心式、压力式和气流式三种类型。

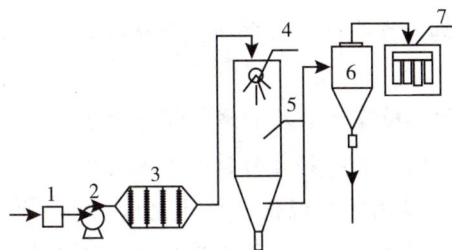

图 7 - 6　喷雾干燥器结构示意图

1—空气过滤器；2—鼓风机；3—加热器；4—喷嘴；
5—干燥室；6—旋风分离器；7—袋滤器

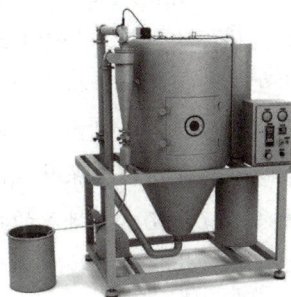

图 7 - 7　喷雾干燥器

1. 压力式喷雾干燥器　该机器工作时，料液通过高压泵输入，高压液体通过喷嘴（图 7 - 8）时，将压力能转变为动能而高速喷出时分散为雾滴，然后同热空气并流下降，大部分粉粒由塔底排料口收集，废气及其微小粉末经旋风分离器分离，废气由抽风机排出，粉末由设在旋风分离器下端的授粉筒收集，风机出口还可装备二级除尘装置，回收率在 96% ~ 98% 以上。它的特点是干燥速度快，在热风气流中，瞬间就可蒸发 95% ~ 98% 的水分，完成干燥的时间仅需要十几秒到几十秒，适用于热敏性物料、浓料液的干燥，但不适于高黏度及含固体颗粒的料液。所得产品为球状颗粒，粒度均匀，流动性好，溶解性好，产品纯度高，质量好。使用范围广，根据物料的特性，可以用热风干燥，也可以用冷风造粒，对物料的适应性强。操作简单稳定，控制方便，容易实现自动化作业。

2. 离心式喷雾干燥器　在液体工艺成形和干燥工业中广泛应用，高心式喷嘴如图 7 - 9 所示。适用于从溶液、乳液、悬浮液和糊状液体原料中生成粉状、颗粒状固体产品。它的特点是干燥速度快，在热风气流中，瞬间就可蒸发 95% ~ 98% 的水分，完成干燥时间仅需数秒钟，此类喷雾干燥器适用性较强，既适用于热敏性物料的干燥，也可用于混悬液、黏稠料液的干燥。产品具有良好的均匀度、流动性和溶解性，产品纯度高，质量好。生产过程简单，操作控制方便。对于含湿量 40% ~ 60% 的液体能一次干燥成粉粒产品，控制和管理都很方便。

3. 气流式喷雾干燥器　该机器工作时，将压缩空气或水蒸气通过高速从喷嘴（图 7 - 10）喷出，靠摩擦力使料液分离成细小雾滴，使其与热空气完全接触来形成热交换，整个过程不到半分钟。对黏性较大及含有少量固体微粒的料液效果很好，是其他喷雾干燥机无法比拟的，而且操作方便。

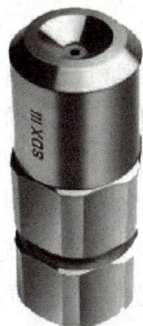

图 7 - 8　压力式喷嘴

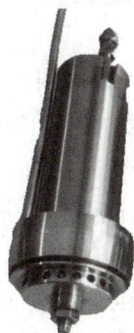

图 7 - 9　离心式喷嘴

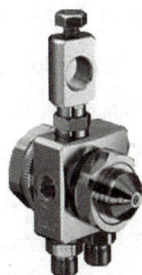

图 7 - 10　气流式喷嘴

知识链接

低温喷雾干燥机

随着全球经济的发展和人口的增长，制药、化工、食品等行业对干燥设备的需求不断增加。低温喷雾干燥机以其独特的优势，如干燥速度快、产品质量好、操作简便等，在这些领域中的应用越来越广泛。尤其是在生物医药、新材料等领域，低温喷雾干燥机凭借其独特的低温干燥技术，有效保留了生物活性物质的活性，市场规模逐步扩大。

随着环保意识的提高和环保政策的推动，绿色环保型低温喷雾干燥机将成为市场的主流。这种低温喷雾干燥机采用低能耗、低排放的技术，可以减少对环境的污染，符合可持续发展的要求。

随着人工智能、物联网等技术的快速发展，低温喷雾干燥机的智能化、自动化水平将不断提高。智能化控制系统可以实现设备的远程监控、故障诊断、自动调节等功能，提高设备的运行效率和稳定性。同时，自动化技术的应用也可以降低人工成本，提高生产效率。

市场竞争的加剧和消费者需求的多样化，定制化、个性化需求将逐渐成为低温喷雾干燥机市场的新趋势。企业需要根据不同客户的需求，提供定制化的产品和解决方案，满足客户的个性化需求。

二、气流干燥器

气流干燥器是一种连续操作的干燥器。干燥器工作时，一定流速的热气流进入干燥器后带动粉粒状的湿物料一起运动，物料在被热气流输送的过程中被干燥，如图 7 - 11 所示。

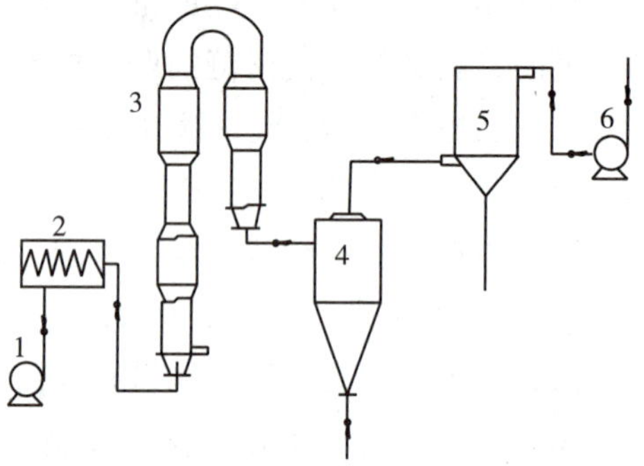

图 7 - 11　气流干燥器结构示意图
1—鼓风机；2—加热器；3—干燥管；4—旋风分离器；5—袋式除尘器；6—引风机

气流干燥器通常分为通直管气流干燥机、旋风气流干燥器及脉冲气流干燥器三种类型。此类干燥器的优点是设备结构简单，占地面积小；干燥速度快，强度高；干燥时间短，仅需 5 ~ 7 秒；适用于大量生产。缺点是消耗能量较多。

1. 直管气流干燥机　该机器工作时，湿料由加料器加入直立管，空气经鼓风机鼓入翅片加热器，加热到一定温度后吹入直立管，在管内的速度决定于湿颗粒的大小和密度，一般大于颗粒的沉降速度（10 ~ 20m/s）。已干燥的颗粒被强烈气流带出，送到两个并联的旋风分离器分离出来，经螺旋输送器送出，尾气则经袋式过滤器放空。由于停留时间短，对某些产品往往必须采用二级或多级串联流程。

2. 旋风气流干燥器　该机器工作时，热气流夹带被干燥的物料颗粒以切线方向进入旋风干燥器内，沿热壁产生旋转运动，使物料颗粒处于悬浮旋转运动状态而进行干燥。器壁根据需要可设蒸汽夹套，干燥过程大为强化。此外，由于颗粒与器壁撞击而有所粉碎，气固相的接触面积增大，也强化了干燥过程。对于憎水性强、不怕粉碎的热敏性散粒状物料特别适用。但对含水量高、黏性大、熔点低、易升华爆炸、易产生静电效应的物料还不适用。

3. 脉冲气流干燥器　该机器操作时，采用管径交替缩小或扩大，使气流和颗粒做不等速流动，气流和颗粒间的相对速度与传热面积都较大，从而强化传热传质速率。

三、真空冷冻干燥器

真空冷冻干燥器是将冷冻干燥箱、制冷系统、真空系统、加热系统、排湿系统、控制及辅助系统组合为一体，较大地利用箱体内存放物料空间进行干燥的干燥器。如图 7 – 12、图 7 – 13 所示。

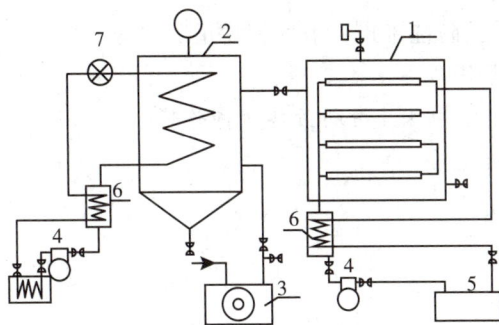

图 7 – 12　真空冷冻干燥器结构示意图
1—冻干机；2—冷凝器；3—真空泵；4—制冷压缩机；
5—水冷却器；6—热交换器；7 膨胀阀

将被干燥物料投入干燥器干燥室内后，使其在低温下快速预冻结至物料最低共熔点以下，物料冻结完全后，利用真空系统抽真空带走一部分水分，同时通过加热系统对物料进行加热使冻结的水分子直接升华成为水蒸气逸出，从而达到物料冷冻干燥的要求。因此，真空冷冻干燥是通过升华从冻结的生物产品中去除水分或其他溶剂的过程，冷冻干燥得到的产物称作冻干物，该过程称作冻干。

冻干过程无不纯物混入物料中，能保持物料的原有成分和活性成分及物料形体不受损。传统的干燥会引起材料皱缩，破坏细胞。在冰冻干燥过程中样品的结构不会被破坏，因为固体成分被在其位置上的坚冰支持着，在冰升华时，它会留下孔隙在干燥的剩余物质里，这样就保留了产品的生物和化学结构及其活性的完整性。真空冷冻干燥器适用于高档原料药、中药饮片、化工药物中间体、生物制品（如抗生素、激素、血浆、血清等）、蛋白质药品（酶、天花粉蛋白）以及粉针剂等的干燥。

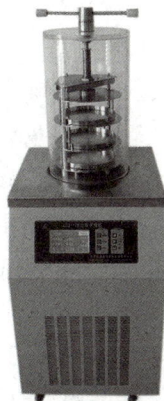

图 7 – 13　真空冷冻干燥器

····目标检测

一、单选题

1. 厢式干燥器的工作原理是（　　）
   A. 以蒸汽为热源，以热空气通过湿物料的表面带走湿分而达到干燥的目的
   B. 以电能为热源，以热空气通过湿物料的表面带走湿分而达到干燥的目的
   C. 以蒸汽或电能为热源，以热空气通过湿物料的表面，或均匀地穿流通过物料层带走湿分而达到干燥的目的
   D. 以蒸汽或电能为热源，以热空气通过湿物料的表面带走湿分而达到干燥的目的

2. 热敏性的药物可以采用（　　）

    A. 水平气流厢式干燥器　　　　　　　　B. 穿流气流厢式干燥器

    C. 真空厢式干燥器　　　　　　　　　　D. 以上都不适合

3. 沸腾干燥器沸腾床流动不好的原因不可能是（　　）

    A. 风压低或物料多　　　　　　　　　　B. 热风温度低

    C. 风压高或物料少　　　　　　　　　　D. 风量分布不合理

4. 真空冷冻干燥器进行干燥的原理是（　　）

    A. 液化　　　　　　B. 蒸发　　　　　　C. 升华　　　　　　D. 冷冻

5. 关于沸腾干燥器的每月预防性维护，下列叙述正确的是（　　）

    A. 检查平头螺丝是否紧固

    B. 统计季度设备运行状态数据，分析设备运行趋势

    C. 检查料斗的叶桨是否过紧

    D. 对中效过滤袋进行清洗

二、多选题

1. 干燥的目的包括（　　）

    A. 便于物料储存　　　　　　　　　　　B. 便于物料运输

    C. 便于物料加工与使用　　　　　　　　D. 便于物料分类

2. 干燥设备的类型有（　　）

    A. 对流式干燥器　　　　　　　　　　　B. 传导式干燥器

    C. 辐射式干燥器　　　　　　　　　　　D. 介电式加热干燥器

3. 厢式干燥器干燥时，如果箱内温度不升高，可能是（　　）

    A. 电加热器坏了　　　　　　　　　　　B. 设定的温度低了

    C. 温度传感器坏了　　　　　　　　　　D. 设定的温度高了

4. 关于沸腾干燥器的每日预防性维护，下列叙述正确的是（　　）

    A. 如果发现异常，可以直接处理，无须报告

    B. 检查蒸汽阀、压缩空气以及各仪表是否正常工作

    C. 对中效过滤袋进行清洗

    D. 检查上、下气囊密封圈是否有凸起

5. 沸腾干燥器的工作原理内容包括（　　）

    A. 将待干燥物料湿颗粒置于空气分布板上，干热空气快速流经空气分布板进入干燥室，受到热空气气流作用干燥物料，使其向上浮动

    B. 物料颗粒浮动至干燥室的上部时，风速降低后物料因重力下沉，当再遇到气流式而又上浮

    C. 物料反复上浮下沉处于沸腾的状态

    D. 气流与物料直接接触面积大大增加，传热效率高，物料得到快速、均匀的干燥

三、思考题

1. 沸腾干燥器在使用时，尾气的含尘量大怎么处理？

2. 简述如何根据实际情况选择适合的喷雾干燥器类型。

书网融合……

重点小结　　　　微课　　　　习题

项目八　灭菌设备运维技术

学习目标

知识目标：通过本项目的学习，应能掌握常用灭菌设备的结构及特点；熟悉干热、湿热灭菌常用设备的常见故障排除与维护；了解各种灭菌设备操作流程。

能力目标：具备常见灭菌设备运行与维护的能力。

素质目标：通过本项目的学习，树立药品生产从业者严谨求实、质量第一的工作作风，践行绿色制药、环保先行理念。

情境导入

情境：某制药厂在灭菌生产过程中，员工小李发现脉动真空灭菌器在灭菌完成后密封门不能打开，小李检查灭菌器内室压力已回零。

思考：1. 灭菌器密封门打不开的原因有哪些？

2. 如何排除故障，恢复灭菌器正常开启？

3. 如何杜绝此类事故再次发生？

任务一　概　述 🔲 微课

PPT

灭菌是保证药品安全的必要条件，是制药生产中无菌制剂的一项重要操作。如注射剂和直接用于黏膜、创面的药剂，均属于无菌制剂。

一、灭菌方法

灭菌法是指用适当的物理或化学手段，将物品中活的微生物杀灭或除去的方法，灭菌法可分为物理灭菌法、化学灭菌法、无菌操作法。制药工业中普遍采用物理灭菌法，常用物理灭菌方法有干热灭菌法、湿热灭菌法、辐射灭菌法和过滤除菌法。

1. 干热灭菌法　是在特别设计的灭菌设备中进行灭菌的方法，通过气体或电加热，设备内温度是可控的。干热灭菌是基于焚化或氧化使微生物脱水死亡，从而达到灭菌的目的。因干热灭菌在杀灭微生物方面的效果较差，故需要更高的温度和更长的时间。干热灭菌的温度通常是 160～170℃，时间不小于 2 小时。更高的温度可缩短时间，反之，较低的温度则需要更长的时间。干热灭菌法通常用于湿热灭菌无效的物质，包括不挥发油、甘油及各种热稳定的粉末等。干热灭菌法也是玻璃器皿和手术器具灭菌的有效方法。注射剂生产中的玻璃瓶常常采用干热灭菌法。

2. 湿热灭菌法　是在高压灭菌器中使用高压饱和蒸汽或过热高温水喷淋进行灭菌的方法。高压蒸汽灭菌是热力学灭菌中最有效、最广泛的灭菌方法。高压灭菌器的常规操作温度是 121℃，时间是 10～20 分钟；也可选择达到相同杀灭效果的 115℃，一般时间是 45 分钟。通常湿热灭菌方法适用于可承受所需温度，且能被湿气穿透但不会受到不良影响的、包装在密闭容器中的药物制剂。灭菌工艺生产的输液剂常常采用湿热灭菌法。

3. 辐射灭菌法　使用 γ 射线或阴极射线进行灭菌，是基于通过射线照射后，微生物中的化学物质（DNA）发生了变化，使细胞活性丧失，从而达到灭菌的目的，通常剂量为 25kGy。辐射灭菌可对某些药物制剂进行灭菌，但需要非常特殊的设备，因此在实际的应用过程中受到限制。

4. 过滤除菌法　是通过过滤介质吸附或过筛去除微生物的方法，一般用于热敏性溶液的灭菌。除菌过滤器常采用孔径分布均匀的微孔滤膜作为过滤材料，药品生产中采用的除菌滤膜孔径一般不超过 0.22μm。但是，采用过滤除菌法的制剂必须进行严格的无菌检查和验证，因为针对制剂的过滤灭菌的有效性主要取决于被滤溶液中存在的微生物。所以，要根据被滤溶液中所存在的微生物情况选择适宜孔径的滤膜。

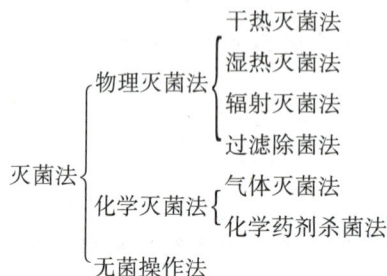

$$
灭菌法
\begin{cases}
物理灭菌法
\begin{cases}
干热灭菌法 \\
湿热灭菌法 \\
辐射灭菌法 \\
过滤除菌法
\end{cases} \\
化学灭菌法
\begin{cases}
气体灭菌法 \\
化学药剂杀菌法
\end{cases} \\
无菌操作法
\end{cases}
$$

二、灭菌设备的类型

1. 干热灭菌设备　主要设备有烘箱、干热灭菌柜、隧道灭菌系统等。

干热灭菌柜、隧道灭菌系统是制药生产中用于对玻璃容器进行灭菌干燥工艺的配套设备，适用于经清洗后的安瓿瓶或其他玻璃容器的干燥灭菌。

2. 热压灭菌设备　热压灭菌是在热压灭菌器内进行的。

热压灭菌器有密封端盖，可以使饱和水蒸气不逸出，由于水蒸气量不断增加，而使灭菌器内的压力渐渐增大，利用高压蒸汽杀灭细菌，是一种公认的可靠灭菌法。热压灭菌器的种类很多，但其结构基本相似。热压灭菌器应密闭耐压，有排气口、安全阀、压力表、温度计等部件。热源有通饱和蒸汽，也有在灭菌器内加水，用煤、电或木炭加热。常用的热压灭菌器有手提式热压灭菌器和卧式热压灭菌柜系统。

制药工业中的灭菌设备还有除菌过滤器、紫外线灭菌灯、60Co - γ 射线灭菌器等。

任务二　干热灭菌设备运行与维护

PPT

一、干热灭菌原理

利用火焰或干热空气（高速热风）进行灭菌，称为干热灭菌法。由于空气是一种不良的传热物质，其穿透力弱，且不太均匀，所需的灭菌温度较高，时间较长，所以容易影响药物的理化性质。在生产中除极少数药物采用干热空气灭菌外，大多用于器皿和用具的灭菌。

干热灭菌法通常可分为火焰灭菌法、干热空气灭菌法、高速热风灭菌法。

1. 火焰灭菌法灼烧　是最彻底、最简便、最迅速、最可靠的灭菌方法，适用于不易被火焰损伤的物品、金属、玻璃及瓷器等的灭菌。

2. 干热空气灭菌法　是在干热灭菌设备中用高温干热空气进行灭菌的方法。凡是用湿热灭菌法无效的非水性物质、极黏稠液体或易被湿热破坏的药物，均适用于热空气灭菌法，如油类、软膏基质或粉末等。干热空气灭菌法由于灭菌温度高，故不适用于橡胶制品、塑料制品及大部分药物的灭菌。

3. 高速热风灭菌法　对某些药物的水溶液，采用较高温度和较短时间，其灭菌效果更好。

二、干热灭菌设备的类型

干热灭菌的主要设备有烘箱、干热灭菌柜、隧道灭菌系统等。

1. 柜式电热烘箱　目前电热烘箱种类很多，但其主体结构基本相同，主要由不锈钢板制成的保温箱体加热器、托架（隔板）、循环风机、高效空气过滤器、冷却器、温度传感器等组成（图8-1）。

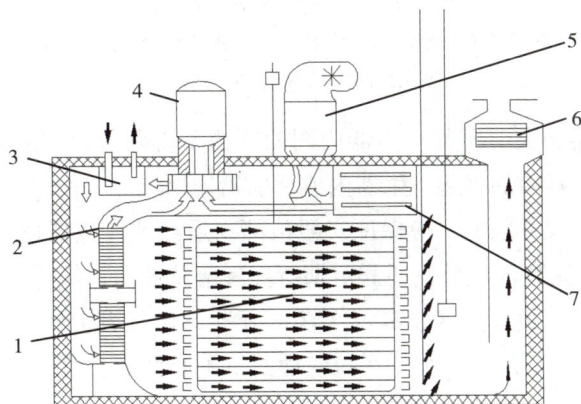

图8-1　柜式电热烘箱
1—温度传感器；2，5—高效空气过滤器；3—冷却器；4—循环风机；6—过滤器；7—加热器

柜式电热烘箱的操作过程：将装有待灭菌品的容器置于托架或推车上，放入灭菌室内，关门。在自动或半自动控制下加热升温，同时开启电动蝶阀，水蒸气逐渐排尽。此时，新鲜空气经加热并经耐热的高温空气过滤器后形成干空气。在加热风机的作用下形成均匀分布的气流向灭菌室内传递，热的干空气使待灭菌品表面的水分蒸发，通过排气通道排出。干空气在风机的作用下，定向循环流动，周而复始，达到灭菌干燥的目的。灭菌温度通常在180~300℃。干燥灭菌完成后，风机继续运转对灭菌产品进行冷却，也可通过冷却水进行冷却，减少对灭菌产品的热冲击。当灭菌室内温度降至比室温高15~20℃时，烘箱停止工作。

柜式电热烘箱主要用于小型的医药、化工、食品、电子等行业的物料干燥或灭菌。

2. 隧道式远红外烘箱　远红外线是指波长大于5.6μm的红外线，它以电磁波的形式直接辐射到被加热物体上，不需要其他介质的传递，所以加热快、热损小，能迅速实现干燥灭菌。

隧道式远红外烘箱（煤气烘箱）是由远红外发生器、传送带和保温排气罩组成（图8-2）。

瓶口朝上的盘装安瓿由隧道的一端用链条传送带送进烘箱。隧道加热分预热段、中间段及降温段三段，预热段内安瓿由室温升至100℃左右，大部分水分在这里蒸发；中间段为高温干燥灭菌区，温度达300~450℃，残余水分进一步蒸干，细菌及热原被杀灭；降温区是由高温降至100℃左右，而后安瓿离开隧道。

为保证箱内的干燥速率不致降低，在隧道顶部设有强制抽风系统，以便及时将湿热空气排出；隧道上方的罩壳上部应保持5~20Pa的负压，以保证远红外发生器的燃烧稳定。该机操作和维修时应注意以下几点。

（1）调风板开启度的调节　根据煤气成分不同而异，每个辐射器在开机前需逐一调节调风板，当燃烧器赤红无焰时紧固调风板。

图 8 - 2　隧道式远红外烘箱结构

1—排风管；2—罩壳；3—远红外发生器；4—盘装安瓿；5—传送带；6—煤气管；

7—通风板；8—喷射器；9—铁铬铝网

（2）防止远红外发生器回火　压紧发生器内网的周边不得漏气，以防止火焰自周边缝隙（大于加热网孔的缝隙）窜入发生器内部引起发生器内或引射器内燃烧——回火。

（3）安瓿规格需与隧道尺寸匹配　应保证安瓿顶部距远红外发生器面为 15~20cm，此时烘干效率最高，否则应及时调整其距离。此外，还需定期清扫隧道及加油，保持运动部位润滑。

3. 热层流式干热灭菌机　由预热区、高温灭菌区及冷却区三部分组成（图 8 - 3）。主要用在针剂联动生产线上，与超声波安瓿洗瓶机和安瓿拉丝灌封机配套使用，可连续对经过清洗的安瓿瓶进行干燥灭菌除热原。

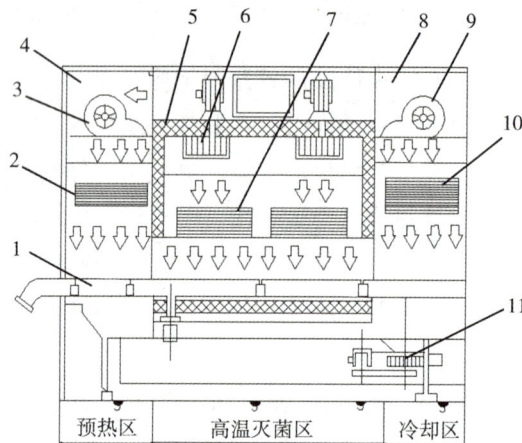

图 8 - 3　热层流式干热灭菌机示意

1—传送带；2—空气高效过滤器；3—前层流风机；4—前层流箱；5—高温灭菌箱；6—热风机；

7—热空气高效过滤器；8—后层流箱；9—后层流风机；10—空气高效过滤器；11—排风机

整个设备可安装在 D 级区内，按其功能设置可分为彼此相对独立的三个组成部分：预热区、高温灭菌区及冷却区，它们分别用于已最终清洁瓶子的预热、干热灭菌、冷却。灭菌器的前端与洗瓶机相连，后端设在无菌作业区。控制温度可在 0~350℃ 范围内任意设定，并有控制温度达不到设定温度时停止网带运转的功能，能可靠保证安瓿瓶在设定温度时通过干燥灭菌机。前后层流箱及高温灭菌箱均为独立的空气净化系统，从而有效地保证进入隧道的安瓿始终处于 A 级洁净空气的保护下，机器内压力高于外界大气压 5Pa，使外界空气不能侵入，整个过程均在密闭情况下进行，符合 GMP 要求。

热层流式干热灭菌机是将高温热空气流经空气过滤器过滤，获得洁净度为 A 级的洁净空气，在 A 级单向流洁净空气的保护下，洗瓶机将清洗干净的安瓿送入输送带，经预热后的安瓿进入高温灭菌段。在高温灭菌段流动的洁净热空气将安瓿加热升温（300℃以上），安瓿经过高温区的总时间超过 10 分钟，有的规格达 20 分钟，干燥灭菌除热原后进入冷却段。冷却段的单向流洁净空气将安瓿冷却至接近室温（不高于室温 15℃）时，再送入安瓿拉丝灌封机进行药液的灌装与封口。安瓿从进入隧道至出口全过程时间平均约为 30 分钟。

4. 辐射式干热灭菌机　由低温区、灭菌区及冷却区三部分组成（图 8 - 4）。

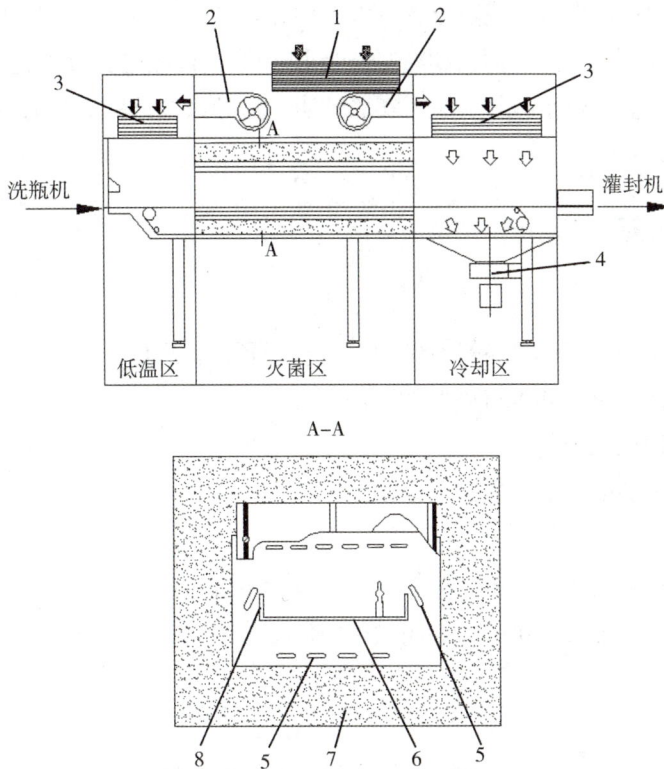

图 8 - 4　辐射式干热灭菌机示意图

1—过滤器；2—送风机；3—高效过滤器；4—排风机；5—电加热管；

6—水平网带；7—隔热材料；8—竖直网带

12 根电加热管沿隧道长度方向安装，在隧道横截面上呈包围安瓿盘的形式。电热丝装在镀有反射层的石英管内，热量经反射聚集到安瓿上，以充分利用热能。电热丝分两组：一组为电路常通的基本加热丝；另一组为调节加热丝，依箱内额定温度控制其自动接通或断电。形如矩形料盘的水平网带和垂直网带，将密集直立的安瓿以同步速度缓缓通过加热灭菌段，完成对安瓿的预热、高温灭菌和冷却。在箱体加热段的两端设置静压箱，提供 A 级垂直单向流空气屏。垂直单向流空气屏能使由洗瓶机输送网带传送来的安瓿立即得 A 级单向流空气保护，不受污染；在灭菌结束后，A 级单向流空气对安瓿还起到逐步冷却的作用，使安瓿在出干热灭菌机前接近室温。该机的预处理部分通常都安装排风机，以排除湿的灭菌物在预热段产生的大量水蒸气。

热层流和辐射式干热灭菌机均为隧道式、连续式干热灭菌机，适用于高洁净度及无菌要求的空安瓿、西林瓶、片剂用包装瓶及其他器皿的干燥灭菌，前端与洗瓶机相连，后端与设在无菌作业区与灌封机相连。

5. 微波灭菌器 由微波加热的特性可知,热是在被加热的物质内部产生的,所以加热均匀,升温迅速。又由于微波能穿透介质的深部,可使药物溶液内外一致,均匀加热。近年来的研究表明,微波的生物效应不仅有热效应,同时还存在非热效应,是热效应和非热效应综合作用的结果。微波使生物体温度上升,同时对生物体内的离子状态、生物电变化及细胞状态、酶活性等产生影响,对菌细胞形态及通透性、细菌某些酶活性等产生影响。

微波灭菌由于其具有灭菌效率高、速度快、处理后无污染等优点而日益受到重视。但目前微波灭菌还存在灭菌不彻底、对不同的菌种灭菌效果不同等问题。

微波灭菌器大多采用家用微波炉或隧道式微波灭菌器。隧道式微波灭菌器可与注射剂生产组成联动线,可在 30 秒内使安瓿中药物溶液的温度被加热到 140℃,再经过保温器保温 12 秒,可使注射安瓿达到灭菌效果,之后用空气或水冷却安瓿。实验证明,这种微波灭菌器具有足够的灭菌效果,并且化学降解的成分比高压灭菌器低。

三、柜式电热烘箱的运行

1. 启动前准备工作

(1)查看设备使用记录,了解设备运行情况,查看设备是否完好。

(2)检查设备的清洁情况,并进行必要的清洁。

(3)检查供电电源情况。

(4)检查排湿阀是否关闭。

2. 启动

(1)将需要干燥的物料放于烘盘中,分布均匀,厚度不宜过厚。

(2)将烘盘放于车内并推入烘箱中,关闭烘箱门。

(3)开启总电源。

(4)设定加热温度。

(5)依次打开"风机开"开关,"加热开"开关,设备开始自动运行。

(6)循环运转一段时间后,打开排湿阀开关进行排湿。

(7)物料干燥完毕,关闭加热开关,关闭循环风机,冷却至室温后,打开烘箱门,将干燥后的物料取出。

(8)按要求认真、准确填写设备使用记录,工作中注意保持设备清洁和环境卫生。

3. 安全操作注意事项

(1)严禁用水冲洗电器设备,在刷洗机器时严防电器设备受潮。

(2)运送物料中要相互照应,防止意外伤害。

(3)打开烘箱门查看物料时应注意安全,防止烫伤。

四、柜式电热烘箱的预防性维护

1. 日常预防性维护

(1)检查箱门密封是否有漏汽情况,若有则应立即修理。

(2)每次使用前检查进风口是否通畅,新风高效过滤器是否阻塞,必要时清理或更换。

2. 每周预防性维护

(1)检查各个风机电机固定是否牢固。

（2）检查连接管道（含排风管）是否移位。

3. 每月预防性维护　检查排风过滤器是否阻塞，必要时更换。

4. 每季度预防性维护

（1）检查排风风机及风阀，必要时清洗。

（2）对加热管彻底检查一次，对于腐蚀严重或损坏的及时更换。

（3）对风机的电机加注润滑油。

5. 每半年预防性维护　设备长期搁置后首次使用或使用每隔 6 个月，应更换风机中的润滑油。

6. 每年预防性维护

（1）压力表、温度显示仪每年检测 1 次并留存检测报告。

（2）每年彻底更换一次润滑油。

（3）每年彻底更换空气过滤器。

五、柜式电热烘箱的常见故障及处理

柜式电热烘箱常见故障及处理见表 8 – 1。

表 8 – 1　柜式电热烘箱常见故障及处理

故障	原因	处理方法
开机无电源	1. 插头未插好或断线 2. 保险丝烧坏	1. 插好插头或接好线 2. 更换保险丝
打开电源后，触摸屏不亮	1. 触摸屏电源未接通 2. 保险丝烧坏 3. 无 24V 电源 4. 系统交流电源部分连接不正常	1. 检查触摸屏电源 2. 更换保险丝 3. 检查 24V 电源 4. 检查系统交流电源部分连接线是否正常，插件有无松动现象
不升温	1. 设备处于定时结束状态 2. 设定温度低 3. 电加热器坏 4. 温度控制器坏	1. 按一下"SET"键 2. 调整设定温度 3. 更换电加热器 4. 更换温度控制器
设定温度与烘箱内温度误差大	1. 循环风机不工作 2. 控制参数偏差 3. 温度传感器故障	1. 修复或更换循环风机 2. 修改控制参数 3. 修复或更换温度传感器
温度失控	1. 可控硅坏 2. 温度传感器脱落 3. 温度控制器坏	1. 更换可控硅 2. 固定温度传感器 3. 更换温度控制器
循环风机声音异常	1. 循环风机风叶碰擦风道板 2. 循环风机轴承缺油	1. 修复 2. 更换循环风机

任务三　湿热灭菌设备运行与维护

PPT

一、湿热灭菌原理

湿热灭菌法是利用饱和水蒸气或沸水来杀灭细菌的方法。由于蒸汽潜热大，穿透力强，容易使蛋白质变性或凝固，所以灭菌效率比干热灭菌法高。其特点是灭菌可靠、操作简便、易于控制、价格低廉。湿热灭菌是制药生产中应用最广泛的一种灭菌方法。缺点是不适用于对湿热敏感的药物。

湿热灭菌法通常可分为热压灭菌法、流通蒸汽灭菌法、煮沸灭菌法和低温间隙灭菌法。其中，热压灭菌法是一种最为可靠的灭菌方法，凡是能耐高压蒸汽的药物制剂、玻璃容器、金属容器、瓷器、橡胶塞、膜过滤器等，均可采用热压灭菌法来进行灭菌，热压灭菌法在制药生产中应用最为广泛。

1. 热压灭菌法　是在热压灭菌器内进行的。热压灭菌器有密封端盖，可以使饱和水蒸气不逸出，由于水蒸气量不断增加，而使灭菌器内的压力渐渐增大，利用高压蒸汽杀灭细菌，是一种公认的可靠灭菌法。热压灭菌器的种类很多，但其结构基本相似。凡热压灭菌器应密闭耐压，有排气口、安全阀、压力表、温度计等部件。热源有通饱和蒸汽，也有在灭菌器内加水，用煤、电或木炭加热。

2. 热压灭菌器的分类

（1）按容积大小分类　一般当容积在 $0.20m^3$ 以下者为小型灭菌器，$0.20 \sim 1.5m^3$ 者为中型灭菌柜，$1.5m^3$ 以上者为大型灭菌柜。大中型灭菌柜常用于工业灭菌，而小型灭菌器则常用于医疗卫生机构和实验室。

（2）按控制方式分类　可分成简易式、手控式和自控式三类。

1）简易式压力蒸汽灭菌器　包括手提式和台式等小型灭菌器。

2）手控式灭菌柜　整个灭菌过程全由操作者自行处理，各步骤之间无有机联系。

3）自动控制（程控）灭菌柜　可按不同灭菌物品的要求对灭菌过程进行选择，除装卸物品外，整个灭菌过程连续地自动进行。

（3）按热力介质、运行状态、排气方式、蒸汽品质和用途等分类　分为压力蒸汽灭菌柜、水浴式灭菌柜和蒸汽加空气混压灭菌柜三大类。

压力蒸汽灭菌柜根据排除柜内原有冷空气所需真空产生原理的不同，可分为下排式（又称为重力置换式）和预真空式（包括一次抽真空和脉动真空两种）两类。

水浴式灭菌柜根据柜内灭菌车的运动状态，又可分为静态式和回转式两类。

按蒸汽品质的不同，可分为普通蒸汽型灭菌柜和纯蒸汽型灭菌柜两类。

按用途的不同，又可分为通用型蒸汽灭菌柜和专用型蒸汽灭菌柜两类。

二、热压灭菌设备的类型

常用的热压灭菌器有手提式热压灭菌器和卧式热压灭菌柜。

1. 手提式热压灭菌器　结构如图 8 - 5 所示，锅盖上装有压力表、放气阀门、安全阀门和手柄。放气阀下接一放气软管，用以排出冷空气。当锅内压力增加达到此种灭菌器不能承受的压力时，安全阀门将被锅内蒸汽推开、放出蒸汽，以免发生事故。另外，锅盖上还有两个小孔，内嵌有特制合金，在锅内蒸汽压力超过限度时，合金即被熔融，亦可放出蒸汽以防爆炸。锅内有电热管，用来加热水产生蒸汽。锅内有一铝桶（内桶），供放置灭菌物品，桶内壁上装一方管，供插入放气软管用。内桶置于锅内一圆形架上，避免压坏加热管。灭菌完毕后可连铝桶一起取出。

手提式热压灭菌器灭菌时，必须先将铝桶取出。在锅内加足量水，然后将桶放回灭菌器内，再放入待灭菌物品。盖上锅盖时，必须把放气软管插到铝桶内壁方管中，同时将盖上方相对方向的螺丝同时旋紧，再接上电源加热。加热开始时应先打开放气阀门，待放气阀门冲出大量蒸汽时关闭放气阀门。当达到所需的温度、压力时，开始计算灭菌时间，同时调节安全阀门的螺丝帽，令其稍有漏气现象，使锅内压力保持在所需的高度上。灭菌时间到达后，关掉电源停止加热，使温度渐渐下降，当压力降至零时，即可开启放气阀门，将锅内蒸汽放出，缓缓打开锅盖，取出灭菌物品。

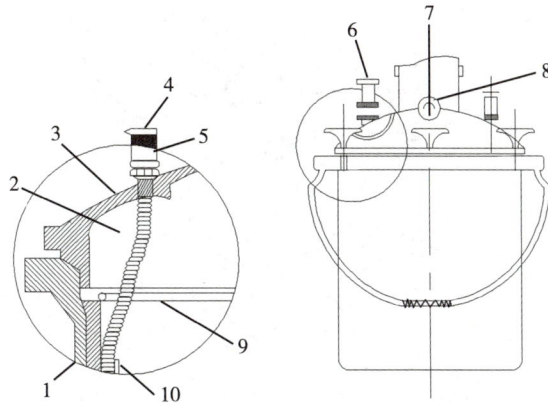

图 8 – 5　手提式热压灭菌器结构示意图

1—锅身；2—放气软管；3—锅盖；4—安全阀门活塞；5—放气阀门；
6—安全阀门；7—手柄；8—压力表；9—消毒物品安置桶；10—方管

2. 压力蒸汽灭菌柜　在制药生产中，湿热灭菌法的主要设备是灭菌柜。灭菌柜种类很多，性能差异也很大，但其基本结构大同小异，所用的材质为坚固的合金。现在国内很多企业使用的方型高压灭菌柜，能密闭耐压，有排气口、安全阀、压力和温度指示装置。如图 8 – 6 和图 8 – 7 所示，带有夹套的灭菌柜备有带轨道的活动格车，分为若干格。灭菌柜顶部装有两只压力表，一只指示蒸汽夹套内的压力，另一只指示柜室内的压力。灭菌柜的上方还应安装排气阀，以便开始通入加热蒸汽时排除不凝性气体。灭菌柜的主要优点是批次量较大，温度控制系统准确度及精密度较好，产品灭菌过程中受热比较均匀。

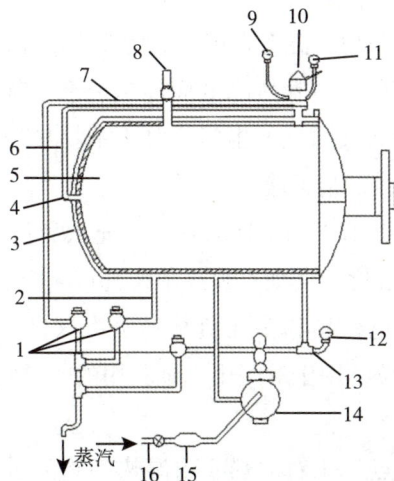

图 8 – 6　卧式热压灭菌柜结构示意图

1—定温气阀；2—夹套回气管；3—夹套；4—柜室蒸汽进口；5—灭菌室；6—蒸汽管；
7—上排气管；8—安全阀；9—柜室压力表；10—蒸汽控制阀；11—夹套气压表；
12—温度表；13—柜室排气管；14—蒸汽压力调节阀；15—蒸汽过滤器；16—蒸汽阀

压力蒸汽灭菌柜为特种设备，必须按 GB 150—2011《压力容器》和 TSG—2016《固定式压力容器安全技术监察规程》制造，确保使用安全。使用时必须严格按照操作规程进行操作。使用热压灭菌柜应注意以下几点。

（1）灭菌柜的结构，被灭菌物品的体积、数量、排布均对灭菌的温度有一定影响，故应先进行灭菌条件实验，确保灭菌效果。

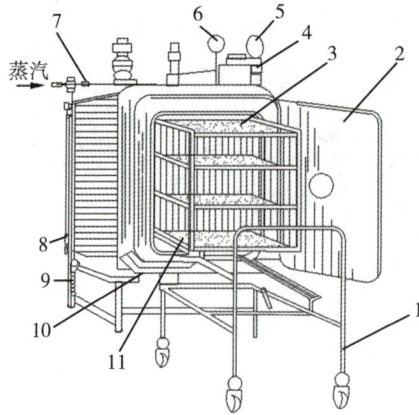

图 8 - 7　大型卧式压力蒸汽灭菌柜结构示意图

1—搬运车；2—柜门；3—铅丝网格架；4—蒸汽控制阀门手柄；5—夹套压力表；

6—柜室压力表；7—蒸汽旋塞；8—外壳；9—夹套回气装置；10—温度计；11—活动格车

（2）灭菌前应先检查压力表、温度计是否灵敏，安全阀是否正常，排气是否畅通；如有故障必须及时修理，否则可造成灭菌不安全，也可能因压力过高，灭菌柜发生爆炸。

（3）排尽灭菌柜内的冷空气，使蒸汽压与温度相符合。灭菌时，先开启放气阀门，将灭菌器内的冷空气排尽。因为热压灭菌主要依靠蒸汽的温度来杀菌，如果灭菌柜内残留有空气，则压力表上所表示的不是柜内单纯的蒸汽压力，结果，柜内的实际温度并未达到灭菌所需的温度，致使灭菌不完全。此外，由于水蒸气被空气稀释后，可妨碍水蒸气与灭菌物品的充分接触，从而降低了水蒸气的灭菌效果。

（4）灭菌时间必须在全部灭菌药物的温度真正达到所要求的温度时算起，以确保灭菌效果。

（5）灭菌完毕应缓慢降压，以免压力骤然降低而冲开瓶塞，甚至玻璃瓶爆炸。待压力表回零或温度下降到 40～50℃时，再缓缓开启灭菌器的柜门。对于不易破损而要求灭菌后为干燥的物料，则灭菌后应立即放出灭菌柜内的蒸汽，以利干燥。

3. 脉动真空灭菌柜　是通过多次对灭菌室抽取真空和充入蒸汽，使灭菌室达到一定的真空度后，再充入饱和蒸汽，达到设定压力和温度，实现对被灭菌物进行灭菌的目的。

脉动真空蒸汽灭菌柜作为"打包物品和多孔负载的蒸汽灭菌器"，主要适合医院供应室、手术室、制药厂及科研单位实验室等单位，用于对医用、试验用的布类物品、手术器械及器具类物品进行灭菌处理。

（1）脉动真空蒸汽灭菌柜的特点　①对耐热、耐湿热的物品进行灭菌；②脉动真空蒸汽灭菌器是医疗部门广泛使用的灭菌设备，具有灭菌效果好、可靠性强、灭菌周期短、节约能源、温度均匀性好等特点；③对医疗器具及手术器械进行灭菌，采用了等效灭菌时间处理，确保灭菌的可靠性。

（2）脉动真空蒸汽灭菌柜工作流程　①脉动：利用真空泵抽真空，然后充干燥饱和蒸汽，一般进行3次，这样就能排除空气，不凝气体，给柜体升温。②升温：往柜里通蒸汽，使温度达到设定值。③灭菌：保持设定温度一定时间，达到灭菌的效果。④排气：泵开始运转排除柜内气体。⑤干燥：泵抽真空，利用真空迅速干燥。⑥结束（图 8 - 8）。

（3）脉动真空灭菌器的结构　主要由容器主体、管道系统及控制系统组成。如图 8 - 9、图 8 - 10所示。

织物程序：适用于织物等物品灭菌

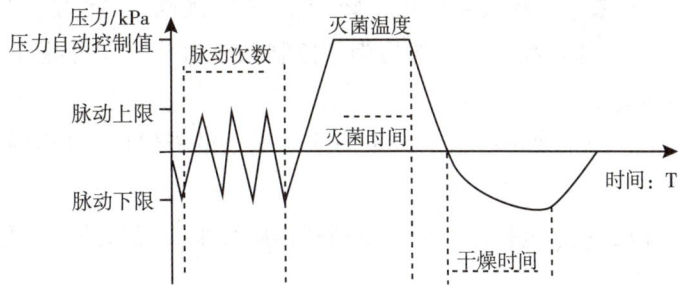

"液体"程度：仅适用于液体或不需要抽真空物品

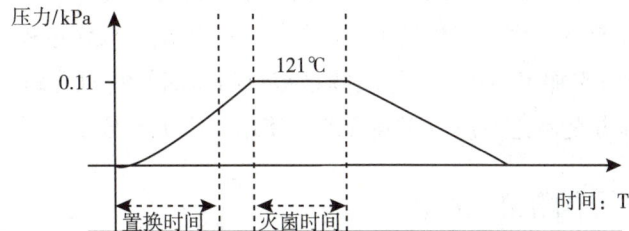

器械程度

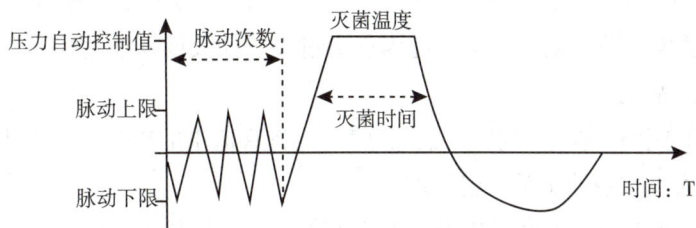

图8-8　脉动真空蒸汽灭菌器灭菌程序

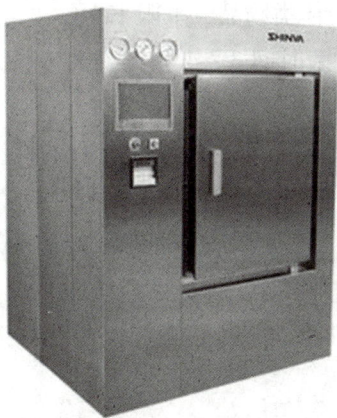

图8-9　XG1.GW系列脉动真空灭菌柜

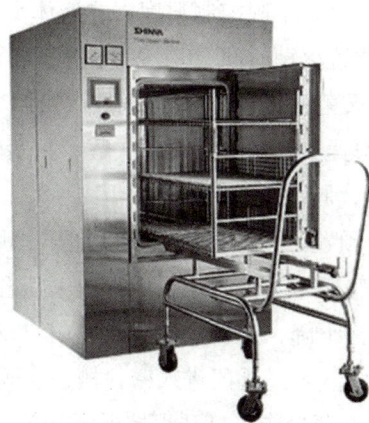

图8-10　XG1.D系列脉动真空灭菌柜

　　脉动真空蒸汽灭菌器主体结构由柜体、门、保温层、外罩板组成，主体采用双面焊接夹层加强结构，设备具有足够高的承压能力，又能保证内室有一定的温度，减少内室在灭菌过程中冷凝水的凝结。内室选用316L不锈钢板，机械镜面抛光，其余部分为304不锈钢材质，完全符合CGMP和FDA相关标准。常规的管路部分主要分为蒸汽、真空、水路、压缩气管路等部分。主要由管子、控制阀门、真空泵、过滤器、安全阀、疏水阀等专用阀件构成。控制阀门多采用国外进口角座式气动阀，运行寿命长、可靠性高。真空泵为水环式真空泵，噪音低、真空度高。高性能空气过滤器，过滤精度不大于 $0.22\mu m$，有效避免了工作过程中的二次污染。控制系统由 PLC（可编程序控制器）、微机触摸屏、灭菌报表、传感器等组成。

脉动真空灭菌柜的密封门主要由门板、齿条加强槽钢铰链板组件、升降系统、控制元件、外罩组成。

1）升降系统　由门内的减速电机通过链条带动螺杆旋转来实现门的上下移动，并且由两个行程开关确定开关门的位置。

2）安全联锁　密封门采用电动升降、气压密封结构，当密封门没有进入主体齿孔位置，门不能升降，当门下降到正常位置时程序才能启动，同时当密封门处于工作位置时程序一经启动并运行，或内室压力超出零压设定范围，密封门将被锁定不能打开，以确保操作过程安全。

3）密封圈　经过特殊加工的环状硅橡胶圈是密封门压缩气密封管路点的一个主要组成部分，它总是处于不断摩擦和扯拉的状态，所以正确安装、使用、维护十分重要。

三、脉动真空灭菌柜的运行

1. 启动前准备工作

（1）灭菌前应先检查压力表、温度计是否灵敏，安全阀是否正常，排气是否畅通，如有故障必须及时修理，否则可造成灭菌不安全，也可能因压力过高，使灭菌器发生爆炸。

（2）检查蒸汽供应情况。

（3）打开蒸汽控制阀门，在蒸汽进入夹层之前，先将管道中的冷凝水排放干净。

（4）打开水阀，为真空泵的正常运转做准备。

（5）接通电源：合上动力电源和控制电源，将控制器上的电源拨向"开"端，为程序运行做好准备。

2. 启动

（1）预设各灭菌参数

1）预设上下限控制温度　非液体类物品：132～134℃。液体类物品：下限121℃。

2）预置灭菌时间　0～99分钟，非液体类物品：132℃灭菌时间3～4分钟，大包裹，4分钟以上。液体灭菌：121℃灭菌时间30分钟。

3）预置干燥时间及灭菌次数　一般器械、织物、器皿、橡胶手套、非液体类物品预置灭菌时间6～8分钟，脉动3～4次。

（2）预置　在开门状态下，打开电源开关，"开门"灯亮，将所要灭菌的药品或物品安放在搁架上。将门轻轻转到关闭位，使门板上啮合齿进入主体齿条内，并靠近主体，然后按压"关门"按钮，密封门徐徐下降，到密封位置时，门自动停止下降，"关门"指示灯亮，"开门"指示灯灭，同时门密封。压缩气经过阀门进入密封槽，实现密封。

（3）灭菌操作　打开程控电源开关，"真空""液体"指示灯同时闪烁，按下"真空"程序按钮后，"真空"灯亮程序按顺序逐一进行。

1）升温阶段　"升温"指示灯亮，真空泵启动，抽空阀和进气阀，交替开启，进行脉动真空，脉动次数达到预置值后，真空泵停止运转，抽空阀关闭，进汽阀开启，进行升温，温度达到记录仪下限值，"升温"灯灭，进入灭菌阶段。

2）灭菌阶段　灭菌计时开始，"灭菌"灯亮，计时时间达到预置值，进入排汽阶段。

3）排汽阶段　"灭菌"灯灭，排汽灯亮，真空泵重新启动，抽空阀打开，内柜压力迅速下降，当内柜压力下降到 0.005MPa 时，"排汽"指示灯灭，"干燥"指示灯亮。

4）真空干燥阶段　内柜压力降到 0.005MPa 时，"干燥"指示灯亮的同时，开始干燥计时，干燥时间到达预置值，真空泵停止运转，空气阀打开内室压力回升至 −0.005MPa 时，"结束"灯亮进入结束阶段。

3. 停车

（1）空气阀继续开启，蜂鸣器呼叫（内室压力为零），按压"复位"或"开门"按钮。密封用压缩气被真空泵抽出，密封门徐徐升起，当升到开启位置时，"开门"指示灯亮，此时便可拉开密封门。

（2）灭菌结束后，切断电源（前门、后门电源开关都关闭），关闭蒸汽阀，关闭供水。

（3）对液体类物品，应待自然冷却到 60℃以下，再开门取物，不得使用快速排出蒸汽法，以防突然减压，液体剧烈沸腾或容器爆炸。

4. 安全操作注意事项

（1）开门、关门时应密切注意门升降情况，如有异常，立即按压相应按钮，停止门的动作，查看故障，并排除。

（2）关门时，用力不要过猛，以免破坏门开关。

（3）当设备出现故障或停电时，若需开门，必须在确认内室压力为零时，将门罩取下，用手动扳手旋转驱动装置上的手动齿轮，将门升起，然后打开门。

（4）水压低于 0.1MPa 时，切不可启动真空泵。非灭菌过程，柜门不要关紧，以防门密封圈长期压缩变形而影响门的密封性能和寿命。

（5）排尽灭菌柜内的冷空气，使蒸汽压力与温度相符合。

（6）灭菌时间必须在全部灭菌药物的温度达到所要求的温度时算起，以确保灭菌效果。

（7）灭菌完毕应缓慢降压，以免压力骤然降低而冲开瓶塞，甚至玻璃瓶爆炸。

四、脉动真空灭菌柜的预防性维护

1. 每日预防性维护

（1）检查门框与橡胶垫圈有无损坏、是否平整，门的锁扣是否灵活、有效。

（2）检查压力表在蒸汽排尽时是否到达零位。

（3）由柜室排气口倒入 500ml 水，查有无阻塞。

（4）关好门，通蒸汽检查是否存在泄露。

（5）检查蒸汽调节阀是否灵活、准确，压力表与温度计所标示的状况是否吻合，排气口温度计是否完好。

（6）检查安全阀是否在蒸汽压力达到规定的安全限度时被冲开。

（7）立式压力蒸汽灭菌器主体与顶盖必须无裂缝和变形。

（8）卧式压力蒸汽灭菌柜输入蒸汽的压力不宜过高，夹层的温度不能高于灭菌室的温度。

2. 每周预防性维护

（1）用清洁剂清洗灭菌锅腔体内壁。

（2）灭菌锅门、密封条表面涂抹石腊油。

（3）打开蒸汽发生器的排污阀，排出锅炉内部余水，并及时关闭阀门。

（4）确认蒸汽发生器的压力控制器是否控制准确。

3. 每月预防性维护

（1）提拉灭菌锅内室安全阀手把 1 次，用蒸汽冲刷，以防其动作失灵。

（2）灭菌室进行一次彻底的除垢、维修和保养工作。

除垢时，把水和除垢剂按照1：100的原则进行正确配比，混合均匀后进行除垢。10分钟后，把容器清洗干净，之后选择不起毛的布对容器进行擦拭，以保持容器干燥。

（3）灭菌室外以及清洁车也可以按照上述办法进行清洗，不锈钢部件部分，要用浸石蜡油纱布擦拭。

4. 每季度预防性维护

（1）检查压力灭菌器门板是否平整，进行压力灭菌器中罩板的拆卸工作。同时，对于生锈的部分要进行除锈。

（2）为压力灭菌器添加高温润滑油等。

5. 每半年预防性维护

（1）取下密封条，用肥皂液清洗干净，再用酒精擦洗晾干后，将其装回密封槽内。

（2）蒸汽发生器除垢。

（3）清洗进气与进水管路过滤器。

（4）灭菌锅及蒸汽发生器压力表检测并留存检测证书。

6. 每年预防性维护

（1）灭菌锅及蒸汽发生器安全阀检测1次并留存检测报告。

（2）检测脉动真空压力蒸汽灭菌器的完整性，如果存在部分开裂的情况，应及时向有关部门进行报告，以尽快解决问题，延长灭菌器的使用寿命。

五、脉动真空灭菌柜常见故障及处理

脉动真空灭菌器常见故障及处理见表8-2。

表8-2　脉动真空灭菌器常见故障及处理

故障	原因	处理方法
打开电源后，触摸屏不亮	1. 触摸屏电源未接通 2. 保险丝烧坏 3. 无24V电源 4. 系统交流电源部分连接不正常	1. 检查触摸屏电源 2. 更换保险丝 3. 检查24V电源 4. 检查系统交流电源部分连接线是否正常，插件有无松动现象
程序不启动	1. 密封门未关好 2. 未退出手动程序 3. 灭菌程序不正常 4. PLC损坏	1. 关好密封门 2. 退出手动程序 3. 重新下载程序 4. 更换新的PLC
通信中断或触摸屏画面中的数据静止不动	1. 通信接口接触不良 2. 通讯线不正常 3. 24V电源不正常	1. 关机后重新连接 2. 检查通讯线有无断线，线头焊接不牢脱落现象 3. 检查24V电源及其连线是否正常
触摸屏黑屏	1. 触摸屏故障 2. 触摸屏受潮或过热 3. 24V电源故障	1. 更换触摸屏 2. 将触摸屏放在通风干燥的地方 3. 检查24V电源
泵抽空太慢，负压达不到标准	1. 抽空管路中有泄漏 2. 截止阀调节不当 3. 水源无水 4. 压力控制器故障 5. 内室疏水管路单向阀损坏 6. 管路系统中有冷凝物 7. 抽空阀没有打开 8. 管路结垢太多 9. 门胶条向内室漏气	1. 检查管路各连接部件，进行保压试验 2. 调节截止阀开度 3. 检查有无供水 4. 调整或更换压力控制器 5. 修理或更换单向阀 6. 检查阀、管路，并做必要清洁 7. 检查有无压缩气，阀门是否损坏 8. 对冷凝器及泵等管路系统进行化学除垢 9. 检查密封胶条

续表

故障	原因	处理方法
真空泵噪声大	1. 水源未接通 2. 真空泵反转 3. 真空泵结垢严重 4. 抽空阀未打开	1. 检查水源 2. 调整任意两相电源接线 3. 给泵及管路除垢 4. 检查抽空管路
气动阀不动	1. 压缩气气源压力不够 2. 先导阀气路故障	1. 检查压缩气气源是否正常 2. 检查先导阀气路有无泄漏、堵塞现象
真空泵不启动	1. 没有动力电 2. 泵启动器未接通 3. 泵启动器损坏 4. 真空泵电机烧坏 5. 热继电器保护 6. 真空泵电机堵转	1. 检查动力电源 2. 检查泵启动器控制线路 3. 更换泵启动器 4. 更换真空泵 5. 检查热继电器保护电流设定是否合适，检查真空泵排水管路是否存在阻力过大的现象 6. 真空泵在长期不用后，再次使用通前前，必须人为使真空泵转动几下，防止因泵内生锈造成电机堵转
程序运行过程中，门周围有气露出	1. 压缩气源压力不足 2. 门密封管路泄露 3. 门密封圈损坏	1. 检查压缩气源 2. 查找泄露点，并进行处理 3. 更换密封圈
夹层进汽慢，升温时间延长	1. 夹层及内室疏水阀开度过大 2. 调压阀调整不当	1. 调节夹层及内室疏水阀 2. 调节调压阀
夹层压力高，但内室压力上不去	1. 慢排疏水阀开得过大 2. 管路有泄漏处	1. 调节疏水阀开启频率 2. 检查是否有漏气处
升温速度太慢	1. 气源压力低 2. 蒸汽饱和度低 3. 灭菌物品装载太多	1. 检查气源压力 2. 使用饱和蒸汽 3. 减少灭菌物品装量
压力达到，但温度升不上去	1. 疏水阀开度太小，导致疏水管路中有积水 2. 门胶条向内室漏气	1. 调节疏水阀开启频率 2. 检查门密封胶条
温度显示为0	1. 铂热电阻连线未接好 2. 铂热电阻损坏	1. 检查铂热电阻，重新接线 2. 更换铂热电阻
压力无显示或显示为 −100kPa	1. 电缆无法通信 2. 压力变送器接线错了或脱落	1. 检查通信线和压力变送器 2. 检查压力变送器的接线
温度与压力跳跃不定	1. 地线未接好 2. 设备周围存在磁场 3. 温度、压力变送器不稳定	1. 地线重新接地，将控制箱地线接在设备主体，不要与其他供电设备的地线直接连在一起，以免引进新的干扰 2. 检查周围磁场来源 3. 更换温度压力变送器
后门面板上指示灯不亮	1. 电源未接通 2. 灯泡烧坏或保险丝断	1. 检查后门电源 2. 更换灯泡或保险丝
前后门压力显示不一样	1. 压力表显示不准 2. 压力表损坏	1. 校检压力表 2. 更换压力表
电磁启动器总是跳闸保护	1. 接线松脱 2. 负载过大	1. 重新紧固真空泵与电磁启动器的接线 2. 检查排气管路是否通畅
密封门打不开	1. 内室有正压或负压 2. 密封胶条没有抽回 3. 启动电容坏 4. 门电机坏或传动系统坏	1. 待内室压力回零后在开门 2. 检查真空泵是否抽空，门密封管路是否堵塞 3. 更换门电机启动电容 4. 检查更换门电机或传动系统
关门后密封胶条不密封	1. 门关位的限位开关不到位 2. 起源未接通或压力不足	1. 检查门关位的限位开关是否闭合 2. 检查压缩空气源
开关门噪声大	1. 传动链条与其他零件摩擦 2. 传动轴承损坏 3. 缺少润滑	1. 调整链轮位置或更换传动链条 2. 更换传动轴承 3. 加润滑油

知识链接

灭菌无感智能检测

目前国产蒸汽灭菌设备智能监测解决了高压蒸汽灭菌黑匣子在传感器、数据处理与存储、通信技术、合规性上的技术难点，采用综合运用创新的物联网技术等多种技术，整合无线温压一体传感器、智能数据传输系统、可视化软件，可实现灭菌设备或物品在灭菌过程中的压力、温度全过程监控和数据快速传输，用于验证灭菌、巴氏杀菌和器械消毒过程，减少进口设备依赖，提升国内技术水平和竞争力（图8-11）。

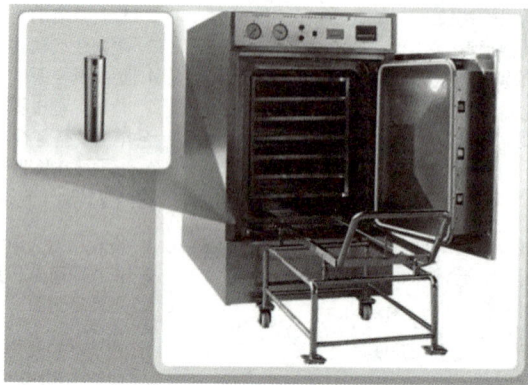

图8-11　灭菌智能检测传感器

目标检测

答案解析

一、单选题

1. 柜式电热烘箱每月预防性维护的内容有（　　）

　　A. 检查连接管道（含排风管）是否移位

　　B. 检查各个风机电机固定是否牢固

　　C. 检查箱门密封是否有漏汽情况，若有应立即修理

　　D. 检查排风过滤器是否阻塞，必要时更换

2. 湿热灭菌法使用（　　）灭菌

　　A. 高压饱和蒸汽　　　　B. 饱和蒸汽　　　　C. 过热高温水　　　　D. 蒸汽

3. 安瓿瓶灭菌用热层流式干热灭菌机时，其隧道内的气流要始终达到的洁净等级是（　　）

　　A. D级　　　　　　　　B. C级　　　　　　　C. A级　　　　　　　D. B级

4. 脉动真空灭菌柜出现真空泵反转的原因是（　　）

　　A. 两相电源线接反　　B. 电源线未接地　　　C. 电源线接触不良　　D. 电压过低

5. 在制药生产中应用最广泛的是（　　）

　　A. 热压灭菌法　　　　　　　　　　　　B. 流通蒸汽灭菌法

　　C. 煮沸灭菌法　　　　　　　　　　　　D. 低温间隙灭菌法

二、多选题

1. 灭菌方法一般可分为（　　）

　　A. 物理灭菌法　　　　B. 化学灭菌法　　　　C. 无菌操作法　　　　D. 火焰灭菌法

2. 干热灭菌法包括（　　）

    A. 火焰灭菌法　　　　　　B. 干热空气灭菌法　　　C. 高速热风灭菌法　　　D. 辐射灭菌法

3. 脉动真空灭菌柜每半年预防性维护的内容包括（　　）

    A. 取下密封条，用肥皂液清洗干净，再用酒精擦洗晾干后，将其装回密封槽内

    B. 蒸汽发生器除垢

    C. 清洗进气与进水管路过滤器

    D. 灭菌锅及蒸汽发生器压力表检测并留存检测证书

4. 柜式电热烘箱每年预防性维护的内容包括（　　）

    A. 压力表、温度显示仪每年检测 1 次并留存检测报告

    B. 每年彻底更换一次润滑油

    C. 每年彻底更换空气过滤器

    D. 对风机的电机加注润滑油

5. 脉动真空蒸汽灭菌柜操作时，密封门打不开的原因是（　　）

    A. 内室有正压或负压　　　　　　　　　　B. 密封胶条没有回抽

    C. 启动电容坏　　　　　　　　　　　　　D. 门电机坏或传动系统坏

三、思考题

1. 什么是湿热灭菌法？常用湿热灭菌设备有哪些？

2. 脉动真空灭菌柜操作时有哪些安全注意事项？

书网融合……

重点小结

微课

习题

项目九 制药用水设备运维技术

>> 学习目标 ///

知识目标：通过本项目的学习，应能掌握二级反渗透制备纯水及多效蒸馏水机制备注射用水设备的特点；熟悉纯化水及注射用水的生产工艺；了解制药用水的四种基本类型，反渗透膜的分类，蒸馏水机的分类。

能力目标：具备解决反渗透制备纯化水及多效蒸馏水机制备注射用水过程中常见故障的处理能力。

素质目标：通过本项目的学习，树立药品生产从业者坚守岗位，精益求精；追求卓越，不断创新；持之以恒，追求完美的职业精神。

>> 情境导入 ///

情境：某药厂员工小王接到一个制备纯化水的任务，由于设备检修，已经一个月没有运行，需要对设备进行清洗和运行。

思考：1. 如何对多介质过滤器、活性炭过滤器进行清洗？

2. 如何对二级反渗透设备进行清洗和维护？

3. 如何运行设备并制备出合格的纯化水？

任务一 概 述

PPT

水是制剂生产中使用最广泛、用量最大的原料之一。制药生产中使用各种水用于不同剂型药品作为溶剂、包装容器洗涤水等，这些水统称为工艺用水（以下简称制药用水）。制药用水根据使用的范围不同，分为饮用水、纯化水、注射用水及灭菌注射用水。

一、制药用水的类型及制水方法

（一）制药用水的类型

我国制药用水在 GMP（2010 年修订）通则中有相关要求，规定制药用水应适合其用途，并符合《中华人民共和国药典》的质量标准及相关要求。

1. 饮用水 通常有自来水和天然水，为达到饮用标准的水。饮用水可作为药材净制时的漂洗、制药用具的粗洗用水。除另有规定外，也可作为中药材的提取溶剂。饮用水的质量必须符合 GB 5749—2022《生活饮用水卫生标准》的要求。

2. 纯化水 为饮用水经蒸馏法、离子交换法、反渗透法或其他适宜的方法制备的制药用水。不含任何附加剂，其质量应符合纯化水项下的规定。纯化水可作为配制普通药物制剂用的溶剂或试验用水；可作为中药注射剂、滴眼剂等灭菌制剂所用饮片的提取溶剂；口服、外用制剂配制用溶剂或稀释剂；非灭菌制剂用器具的精洗用水。也用作非灭菌制剂所用饮片的提取溶剂。纯化水不得用于注射剂的配制与稀释。纯化水的质量必须符合《中华人民共和国药典》中纯化水的要求，其检查项目包括酸碱度、硝酸盐与亚硝酸盐、氨、电导率、总有机碳、易氧化物、不挥发物及重金属、微生物限度检查。

3. 注射用水 为纯化水经蒸馏所得的水，应符合细菌内毒素试验要求。注射用水必须在防止细菌内毒素产生的设计条件下生产、贮藏及分装。其质量应符合注射用水项下的规定。注射用水可作为配制注射剂用的溶剂或稀释剂及注射用容器的精洗；也可作为滴眼剂配制的溶剂。一般应在制备后12小时内使用。注射用水规定 pH 为 5.0～7.0，氨浓度不大于 0.00002%，内毒素小于 0.25EU/ml，其他检查项目与纯化水相同。灭菌注射用水除进行氯化物、硫酸盐和钙盐、二氧化碳、易氧化物等项目检查外，其他还应符合注射剂项下规定。为纯化水经蒸馏所得的水，应符合细菌内毒素试验要求。

4. 灭菌注射用水 为注射用水按照注射剂生产工艺制备所得。不含任何添加剂。主要用于注射用灭菌粉末的溶剂或注射剂的稀释剂。其质量应符合灭菌注射用水项下的规定。

（二）制水方法

饮用水先经过多介质（石英砂）过滤器、活性炭吸附过滤等预处理后，采用蒸馏法、离子交换法、连续电除盐法（EDI）、反渗透法及超滤法等生产纯化水。它们既可单独使用，也可联合应用。注射用水是指纯化水再经蒸馏而制得，再蒸的目的是去除热原。注射用水主要采用重蒸馏法制备，所用设备有塔式蒸馏水器、气压式蒸馏水器、多效蒸馏水器等。此外，反渗透法也可用于制备注射用水，主要生产工艺如图 9-1 所示。

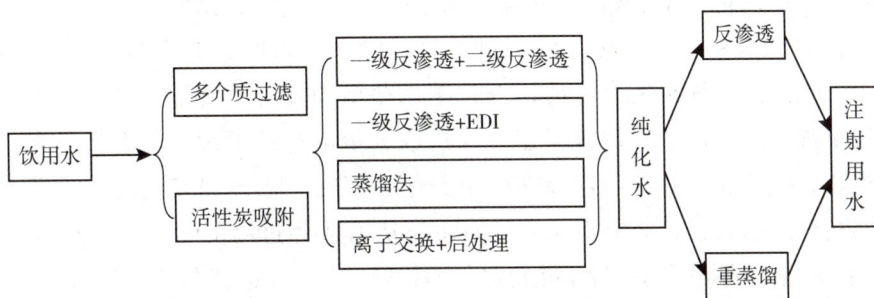

图 9-1 制药用水生产工艺

二、制药用水设备的类型

（一）前期预处理设备

前处理工艺又称预处理工艺，其目的是改善被处理水的质量，防止水中污染物对后续制水设备造成污染，延长设备的使用寿命，降低设备运行成本制水的方法，是水净化系统重要部分。主要包括原水箱、原水泵、多介质过滤器、活性炭过滤器、软水器、阻垢加药系统、保安过滤器、换热器等。

1. 原水贮罐 应设置高、低水位电磁感应液位计，动态检测水箱液位。

2. 原水泵 可采用普通的离心泵，泵应设置高过热保护器、压力控制器，以提高泵的寿命。为防止出现故障，泵还应设有自动报警系统。

3. 药箱、计量泵 若原水水质浊度较高，通常运用精密计量泵进行自动加药。加药箱的材质亦多为非金属材料如（PE），计量泵的定量加药应与源水泵运转同步进行。

4. 机械过滤器 如图 9-2 所示，机械过滤器有石英砂过滤器与锰砂过滤器，机械过滤器罐体可采用玻璃钢内衬 PE 胆的非金属罐体。石英砂过滤器主要用于去除水中的悬浮杂质，内装过滤介质为精制的石英砂；锰砂过滤器采用 1.6～3.2mm 粒径的锰砂装填，除具有石英砂过滤器的作用外，对水中含有的铁离子有一定的脱除能力。水流自上而下通过逐渐精细的介质层，目的是去除大颗粒悬浮物，满足深层净化的水质要求。滤料经过反洗可多次使用，使用寿命长。可分为手动型和全自动型。按罐体材质可分为玻璃钢罐、碳钢罐、不锈钢罐，罐内壁可做内涂环氧涂层或衬胶防腐。

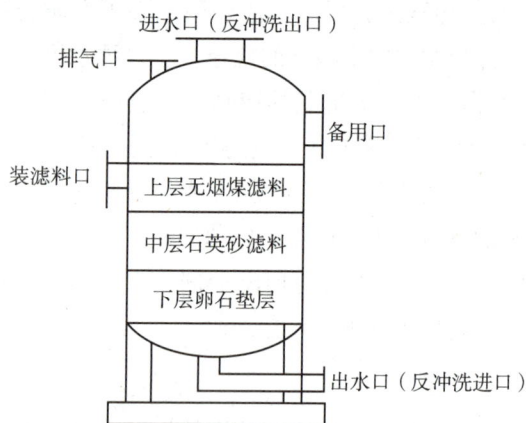

图 9 - 2　机械过滤器

5. 活性炭过滤器　是一种内装填粗石英砂垫层及优质活性炭的压力容器。介质是活性炭，是通过吸附作用去除水中的游离氯、色度、微生物、有机物以及部分重金属等有害物质，以防止它们对反渗透膜系统造成影响。过滤介质通常为颗粒活性炭（如椰壳、褐煤或无烟煤）构成的固定层。活性炭过滤器为有机物集中地，为防污染除要求能反冲外，还需定期用蒸汽消毒。活性炭过滤器滤粒为 5mm 的颗粒活性炭。

6. 水质软化器　是除去水中钙、镁离子的设备。水系统中利用钠型阳离子树脂将水中的 Ca^{2+}、Mg^{2+} 置换。一般有两个罐组成，当一号罐设备失效时，该失效罐自动退出运行，紧接着二号罐开始运行，同时启动一号罐再生程序，再生结束后该罐备用，以投入下一周期运行。整个系统可采用全自动控制。硬度 200 以下可以不加软水器，需加阻垢加药装置。水质软化器通常由盛装树脂的容器、树脂、阀或调节器以及控制系统组成。

7. 精滤器　精滤在水系统中又称为保安过滤，是原水进入反渗透膜前最后一道处理工艺，其作用是防止上一道过滤工序可能存在的泄漏，用来截留预处理系统漏过的少量机械杂质，防止这些颗粒经高压泵加速后可能击穿反渗膜组件，造成大量漏盐的情况。精密过滤器由壳体、上帽盖和数根滤芯组成，壳体和上帽盖由连接螺栓及胶垫连接在一起。保安过滤器采用新型聚丙烯为滤材，根据不同精度过滤孔径，截留不同粒径的微粒从而达到过滤的目的。滤材可分为线绕滤芯、熔喷滤芯、烧结滤管等，滤材不同，过滤孔径也各不相同，是介于砂滤与超滤之间的一种过滤，孔径一般在 $0.01 \sim 120 \mu m$。

8. 换热器（板式、列管）　主要是对活性炭过滤器进行巴氏消毒。活性炭过滤器是有机物、微生物、热原物质集中的地方，活性炭吸附了有机物、悬浮粒子，不仅富集了微生物，而且造成了微生物生长的有利条件。巴氏消毒的程序一般为 80℃ 下 2 小时，由热交换器将水加热至 80℃ 以上，然后用泵进行局部循环，在 80℃ 以上热水作用下微生物被杀菌，已吸附有机物及细菌内毒素被解吸附。在消毒程序结束时再进行反冲，不仅有效地消除了微生物的污染，而且起到了将活性炭再生的作用。

（二）纯化水制备设备

1. 反渗透制水　如图 9 - 3 所示，反渗透也是一种膜分离技术，反渗透膜是用特殊材料和加工方法制成的、具有半透膜性能的薄膜。只能通过溶剂，而不能透过溶质的膜称为理想半透膜。反渗透膜能够在外界压力作用下使水溶液中的某些组分选择性透过，从而达到净化、脱盐或淡化的目的。反渗透是对含盐水施以外界推动力克服渗透压而使水分子通过膜的逆向渗透过程，它对水中无机盐类物质的去除率达 97% 以上，对 SiO_2 去除率达 99.5%，对胶体物质及大分子有机物等的去除率达 95%。以高分子分离膜为代表的膜分离技术是一种新型的流体分离单元操作技术。

典型的反渗透系统的主要设备如下。

（1）一、二级高压泵　作为反渗透系统动力源的高压泵，配置高、低压保护、过热保护，以防止泵的损坏。

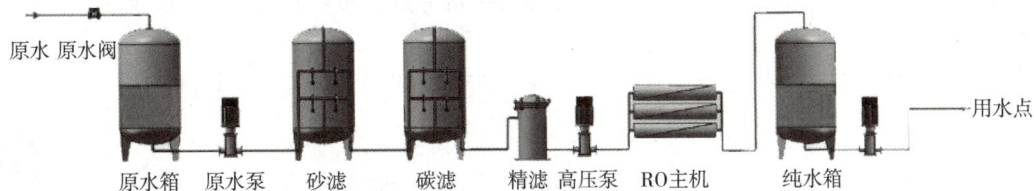

图 9 - 3　反渗透制水装置

（2）反渗透主机　主要部分是反渗透膜组件，其结构因膜的形式而异，一般有管式、框式、卷式和中空纤维式四种，均可用于纯化水的制取。

（3）紫外线杀菌器　为了防止管道中的滞留水及容器管道内壁滋生细菌而影响供水质量，在反渗透处理单元进出口的供水管道末端均应设置大功率的紫外线杀菌器，以保护反渗透处理单元免受水系统可能产生的微生物污染，杜绝或延缓管道系统内微生物细胞的滋生。

2. 离子交换柱　采用离子交换技术除去水中离子态杂质是目前应用最为普遍的方法。通过这种方法可以制得软化水、脱碱软化水、除盐水及超纯水，因此它在水处理领域中得到了广泛的应用。

离子交换是用一种称为离子交换剂的物质来进行的。离子交换剂遇到水溶液时，能够从水溶液中吸着某种（类）离子，而把本身所具有的另外一种相同电荷符号的离子等摩尔量地交换到水溶液中去；由于离子交换剂交换容量有限，当交换完毕后，需用带有本身离子的再生剂再生，以恢复其交换功能。

离子交换技术是随着离子交换树脂技术的发展而逐渐发展起来的。离子交换系统包括阳离子和阴离子树脂及相关的容器、阀门、连接管道、仪表及再生装置等。

3. 连续电除盐（electro eionization，EDI）　如图 9 - 4 所示，EDI是在电渗析技术基础上发展起来的，利用选择性膜和离子交换树脂组成填充床可以连续生产高纯水的技术。最常见的 EDI 设备由一系列模块并联组装而成。每个模块有一定的产水量，一般每小时几吨。由于 EDI 设备能连续运行，决定模块数量时就不需要考虑备用。最常见的模块为板框式，基本采用原有板框式普通电渗析器式样，再在其淡水室填充离子交换树脂及离子交换膜。EDI 作为电除离子技术通常作为精脱盐用（一级除盐后的混床功能）。EDI 系统设备主要包括反渗透产水箱、EDI 给水泵、EDI 装置及相关的阀门、连接管道、仪表及控制系统等。

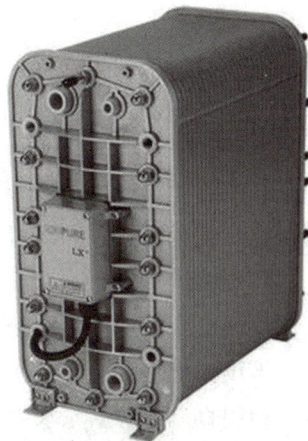

图 9 - 4　EDI 装置

（三）蒸馏水制备设备

称为蒸馏水器，常用的有单蒸馏水器和重蒸馏水器。重蒸馏水器中常用的有塔式蒸馏水器、气压式蒸馏水器和多效蒸馏水器等。

■ **知识链接**

水处理技术发展进程

第一阶段：预处理过滤器→阳床→阴床→混合床。

第二阶段：预处理过滤器→反渗透→混合床。

第三阶段：预处理过滤器→反渗透→EDI。

由于混合床需要周期性的再生，且再生过程中会消耗大量的化学药品（酸碱）和水，并造成一定的环境问题，因此需要开发无酸碱超纯水系统。于是，将膜、树脂和电化学原理相结合的 EDI 技术成为水处理技术的一场革命。其离子交换树脂的再生使用电能，而不再需要酸碱，更能满足当今世界的环保要求。

任务二　纯化水设备运行与维护 🄴微课

PPT

一、纯化水设备的类型

（一）纯水制备工艺

纯化水是指用蒸馏法、离子交换法、反渗透法或其他适宜方法制得的供药用的水，不含任何附加剂。其制备工艺流程如图 9-5 所示。

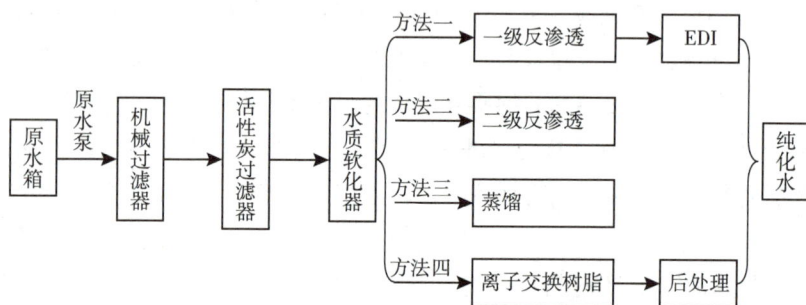

图 9-5　纯化水的生产工艺

（二）纯水制备设备

在实际生产中可采用蒸馏水器和离子交换器、连续电除盐设备、反渗透装置及超滤器等生产设备制备生产纯化水。它们既可单独使用，也可联合应用。

1. 连续电除盐器　EDI 是利用混合离子交换树脂吸附给水中的阴阳离子，同时这些被吸附的离子又在直流电压的作用下，分别透过阴阳离子交换膜而被去除的过程。

该设备把传统的电渗析技术（ED）和离子交换技术（IE）有机地结合起来，是一种无须使用酸碱，利用直流电源从原水中连续去除离子，连续制取高品质纯水的过程。EDI 技术主要用于反渗透（RO）产水的深度除盐，是传统混床工艺的最佳取代技术。

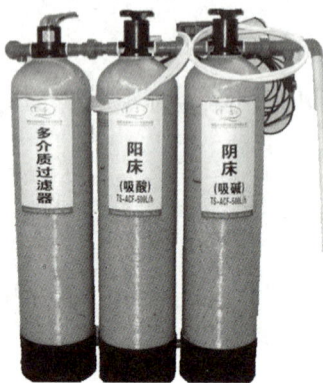

2. 离子交换树脂装置　如图 9-6 所示，离子交换法是利用离子交换树脂除去水中阴、阳离子制备纯化水的方法，也可除去部分细菌和热原。本法的特点为设备简单、成本低、水的化学纯度高，但树脂的再生需要耗费大量的酸碱。离子交换法是利用阴、阳离子交换树脂上的极性基团与水中阴、阳离子进行交换，达到纯化水的目的。制剂生产中树脂柱的组合形式包括单床、复合床、混合床与联合床。单床为柱内仅放单一的阴或阳离子交换树脂；复合床为一阳树脂柱与一阴树脂柱串联而成；混合床为阴、阳离子交换树脂按照一定比例装入同一树脂柱内；联合床为复合床与混合床串联而成，生产中多采用此种形式。离子交换树脂柱有阳床、阴床、混合床三种。

图 9-6　离子交换树脂装置

3. 反渗透装置　反渗透技术是依靠大于渗透压的压力作用，通过膜的毛细管作用完成过滤过程，因和自然渗透方向相反，故称反渗透。作用原理是扩散和筛分，是纯化水系统核心设备。反渗透技术处理工艺包括前处理工艺、膜组件连接工艺和后处理工艺三部分组成。它主要负责脱除水中的可溶性盐分、胶体、有机物及微生物等，它可以去除水中的 97% 以上的离子，还能有效去除总有机碳（TOC）及内毒素，TOC 去除率达到 90%。

反渗透膜组件采用芳香族聚酰胺复合膜，孔径很小，大都小于等于 10×10^{-10}（10 埃），它具有极高的脱盐能力。反渗透系统包括高压泵、反渗透膜组、清洗系统及控制仪表。

二、反渗透制水装置

反渗透是利用反渗透膜选择性的只能透过溶剂（通常是水）而截留离子物质的性质，以膜两侧静压力差为推动力，克服溶剂的渗透压，是溶剂通过反渗透膜而实现对液体混合物进行分离的过程。由于此法采用物理方法过滤，具有设备运行成本低、设备维护方便、水质质量有保证等特点，现已成为制药企业首选的制备纯化水的核心设备。

（一）膜分离技术

膜分离技术是 20 世纪 60 年代以后发展起来的高新技术，目前已成为一种重要的分离手段。与传统的分离方法相比，膜分离具有以下特点。

（1）膜分离通常是一个高效的分离过程。例如，在按物质颗粒大小分离的领域，以重力为基础的分离技术最小极限是微米，而膜分离却可以做到对相对分子质量为几千甚至几百的物质进行分离（相应的颗粒大小为纳米，nm）。

（2）膜分离过程的能耗（功耗）通常比较低。大多数膜分离过程都不发生相的变化。对比之下，蒸发、蒸馏、萃取、吸收、吸附等分离过程，都伴随着从液相或吸附相至气相的变化，而相变化的潜热是很大的。另外，很多膜分离过程通常是在室温附近的温度下进行的，被分离物料加热或冷却的消耗很小。

（3）多数膜分离过程的工作温度在室温附近，特别适用于对热过敏物质的处理。膜分离在食品加工、医药工业、生物技术等领域有其独特的适用性。例如，在抗生素的生产中，一般用减压蒸馏法除水，很难完全避免设备的局部过热现象，在局部过热地区抗生素受热后被破坏，产生有毒物质，它是引起抗生素针剂副作用的重要原因。用膜分离去水，可以在室温甚至更低的温度下进行，确保不发生局部过热现象，大大提高了药品使用的安全性。

（4）膜分离设备本身没有运动的部件，工作温度又在室温附近，所以很少需要维护，可靠度很高。它的操作十分简便，而且从开动到得到产品的时间很短，可以在频繁的启、停下工作。

（5）膜分离过程的规模和处理能力可在很大范围内变化，而它的效率、设备单价、运行费用等都变化不大。

（6）膜分离由于分离效率高，通常设备的体积比较小，占地较少。

膜分离技术在制药领域中的应用已经非常广泛，如在原料药生产、制药工艺和原材料的回收利用等方面，可根据不同应用范围，采用膜电解、电渗析、透析、微滤、超滤或反渗透技术，达到分离的目的。

膜分离技术在医药生物工程领域中的应用，主要包括医用纯水及注射用水的制备；大输液的生产试制；在生化制药方面的应用；中药注射剂及口服液的制备；中药有效成分提取；人工肾、血液透析及腹水的超滤、培养基的除菌等。

（二）膜器件的基本类型

各种膜分离装置主要由膜器件、泵、过滤器、阀、仪表及管路等构成。其中膜器件是一种将膜以某种形式组装在一个基本单元设备内，然后在外界驱动力作用下实现对混合物中各组分分离的器件，它又被称为膜组件或简称膜分离器。在膜分离的工业装置中，根据生产规模的需要，一般可设置数个至数千个膜器件。除选择适用的膜外，膜器件的类型选择、设计和制作的好坏，将直接影响过程最终的分离效果。

膜器件通常是由膜元件和外壳（容器）组成。在一个膜器件中，有的只装一个元件，但也有装多个元件的。

工业上常用的膜器件型式主要有板框式、圆管式、螺旋卷式、中空纤维式和毛细管式等5种类型（图9－7至图9－12）。其主要特征见表9－1。

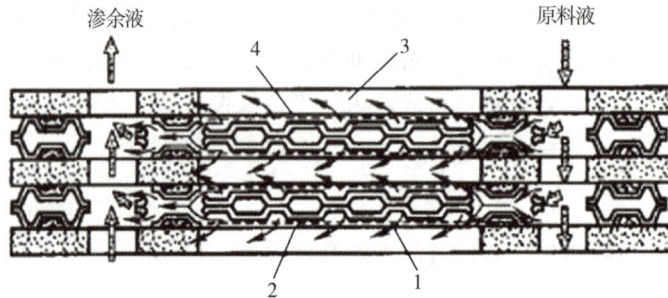

图9－7　板框式膜器件

1—透过液；2—湍流促进器；3—刚性多孔支持板；4—膜

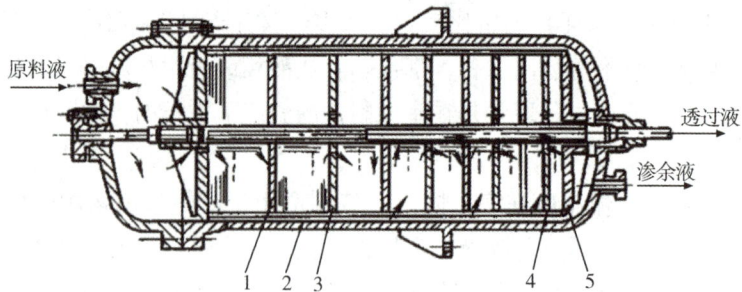

图9－8　耐压容器式板框式膜器件

1—开口隔板；2—水套；3—封闭隔板；4—周边密封；5—基板

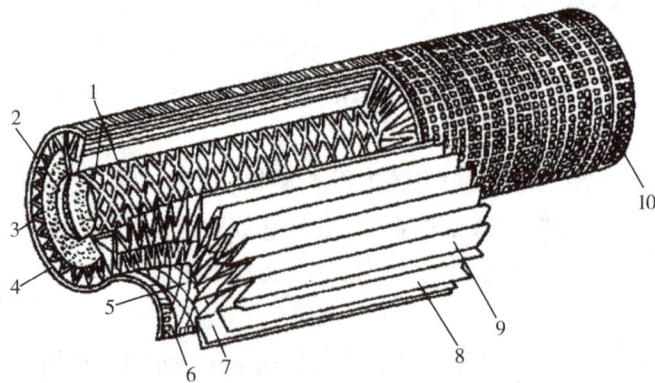

图9－9　折叠型筒式过滤膜器件的滤芯

1—轴芯；2—O形密封圈；3—垫圈；4，10—固定材；5—网；6—护罩；7—外层材；8—膜；9—内层材

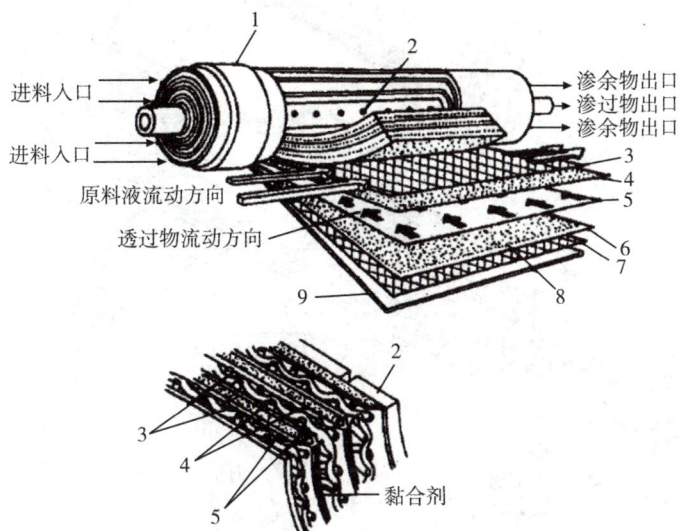

图 9 - 10　螺旋卷式膜器件

1—密封圈（原料液）；2—渗过物收集管；3，7—进料分隔板；

4，6—膜；5—渗过物分隔板；8—膜袋的黏合；9—外壳

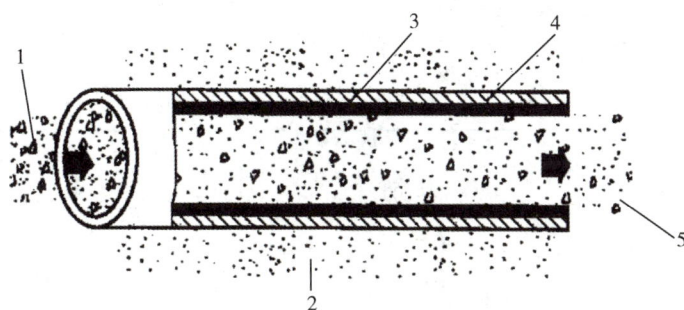

图 9 - 11　圆管式膜器件

1—原料液；2—渗过液；3—膜；4—刚性支撑管；5—渗余液

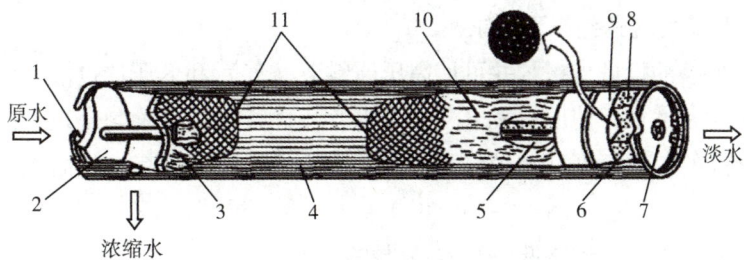

（a）中空纤维膜弯成 U 形

1，6—O 形密封环；2，7—端板；3，10—中空纤维膜；4—外壳；

5—原水分布管；8—支撑管；9—环氧树脂管板；11—流动网格

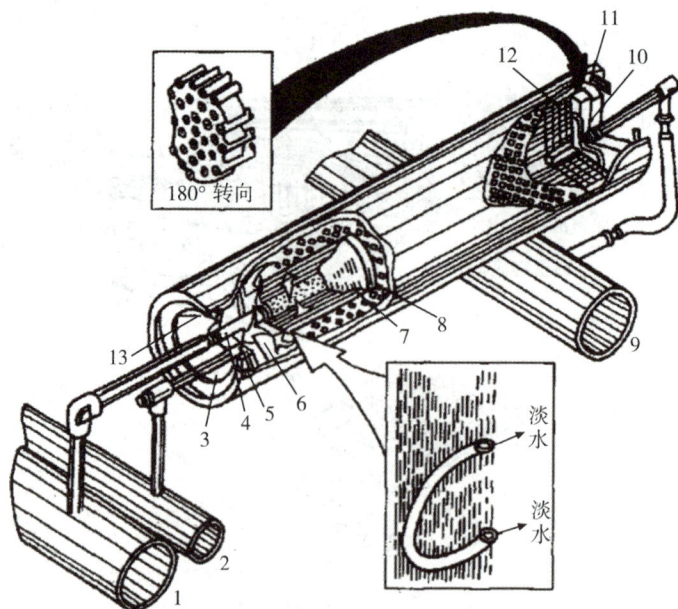

（b）中空纤维膜做成直管束

1—供水管；2—浓缩水管；3，10—端板；4—中心管；5—O形密封环；

6—隔板；7—多孔分散管；8—中空纤维膜；9—透过水管；

11—多孔支撑板；12—环氧树脂管板；13—箍环

图9-12 中空纤维式膜器件

表9-1 各种类型膜器件的主要特征

膜器件类型	板框式	圆管式	螺旋卷式	中空纤维式	毛细管式
生产成本/（$/m²）①	100～300	50～200	30～100	5～20	20～100
装填密度	低	低	适中	高	适中
抗污染能力	好	很好	适中	很差	好
产生压降	适中	低	适中	高	适中
适合高压操作	可以，有一定困难	可以，有一定困难	适合	适合	不适合
限于专门类型的膜	非	非	非	是	是

注：①以聚砜为标准聚合物的估计价格。

一种性能良好的膜器件应达到以下要求。

（1）对膜能提供足够的机械支撑，并可使高压原料液（气）和低压透过液（气）严格分开。

（2）在能耗最小的条件下，使原料液（气）在膜面上的流动状态均匀合理，以减少浓差极化。

（3）具有尽可能高的装填密度（单位体积的膜器件中填充较多的有效膜面积），并使膜的安装和更换方便。

（4）装置牢固、安全可靠、价格低廉和容易维护。

（三）膜

膜器件的基本要素主要包括：膜、膜的支撑体或连接物，与膜器件中流体分布有关的流道、膜的密封，外壳或外套以及外接口等。

膜是构成膜器件、膜分离系统乃至膜分离过程的核心要素。膜的分离性质主要用选择性和透过性来描述。选择性是指不同物质在两相中的浓度变化比；透过性是指单位推动力下，物质在单位时间内透过单位面积膜的量。好的膜必须具备高选择性、大透量、高强度、在分离器中可有较高的填充率、能长时间在分离条件下稳定操作（如耐温、耐化学性）等条件。

膜分离过程的实质是小分子物质透过膜，而大分子物质或固体粒子被阻挡。因此，膜必须是半透膜。膜分离的推动力可以是多种多样的，一般有浓度差、压力差、电位差等。

膜可以是均相的，也可以是非均相的。常见的有下列几种或其组合形式：无孔固体、多孔固体、多孔固体中充满流体（液体或气体）、液体。

膜的材料可以是天然的，也可以是合成的；可以是无机的，也可以是有机的。常用的制膜材料主要有纤维素、聚砜、聚酰胺、聚酰亚胺、聚酯、聚烯烃、含硅聚合物和甲壳素类等有机物，以及金属、陶瓷等无机物。

（四）反渗透装置

反渗透（RO）是20世纪后期迅速发展起来的膜法水处理方式，它是苦咸水处理、海水淡化、除盐水、纯水、高纯水等制备的最有效方法之一，可有效去除水中的细微杂质、有机物、重金属离子、病毒、细菌等有害物质，现已广泛用于军事、医疗、工业、民用等各个领域。

1. 反渗透技术（reverse osmosis，RO）　是利用压力差为动力的膜分离过滤技术，其孔径小至纳米级（$1nm = 10^{-9}m$），在一定的压力下，水分子可以通过RO膜，而源水中的无机盐、重金属离子、有机物、胶体、细菌、病毒等杂质无法透过RO膜，从而使可以透过的纯水和无法透过的浓缩水严格区分开来，从而达到水净化的目的。

反渗透水处理的特点如下。

（1）反渗透是在常温下，采用无相变的物理方法进行，有效成分损失极少。

（2）依靠水的压力作为动力，其能耗在众多处理方法中最低。

（3）化学药剂量少。无须酸、碱再生处理。

（4）无化学废液及废酸、碱排放，无酸碱中和处理过程，无环境污染。

（5）系统简单、操作方便，产水水质稳定，两级反渗透可取得高质量的纯水。

（6）适应于较大范围的原水水质，即适用于苦咸水、海水乃至污水的处理，也适用于低含盐量的淡水处理。

（7）设备占地面积少，需要的空间也小。

（8）运行维护和设备维修工作量少。

用于RO预处理比较普遍的是中空纤维和卷式，这主要是考虑到投资、能耗、耐污染以及在冲洗和化学清洗等情况下的通量恢复性能。

2. 二级反渗透制水工艺　工艺流程：自来水→原水箱→原水泵→多介质过滤器→活性炭过滤器→软化器→保安过滤器→一级高压泵→一级RO装置→中间水箱→二级高压泵→二级RO装置→纯化水箱→纯化水泵→臭氧发生器→紫外线杀菌器→微滤器→纯化水输送分配系统→使用点循环回流。

制水工艺主要由以下四个部分组成。

（1）预处理系统　包括原水箱、原水泵、多介质过滤、活性炭过滤器，以去除原水中机械杂质、悬浮物、胶体、有机物、游离氯、硬度等，保护反渗透膜不被破坏，防止在反渗透膜表面结垢，使之达到反渗透的进水要求。

（2）主处理（反渗透系统）　保安过滤器、一级高压泵、一级反渗透膜组件、中间水箱、二级高压泵、二级反渗透膜组件、纯化水箱，主要是利用反渗透的原理将经预处理后的水通过反渗透膜，使水分成高含盐量的浓水及很低含盐量的纯化水，并将水中的大部分细菌及热原除去，满足制药用水的需要。

（3）后处理　由纯水泵、臭氧发生器、气液混器、紫外线灭菌器、微孔过滤器组成。

（4）纯化水输送系统　循环管道，主要是将纯化水供给用水点使用，并使系统形成大循环，保证各用水点的水质能达到制药用水要求。

作为成品的纯化水是洁净卫生的流体，其质量的优劣将直接影响药物的内在质量，因此必须重视纯化水在使用过程的输送分配环节。按 GMP 规范中的要求，为防止微生物的污染，应采取一些必要的防患措施。

几种纯化水制备工艺流程对比见表 9 - 2。

表 9 - 2　几种纯化水制备工艺流程比较

工艺流程名称	纯化水电阻（MΩ·cm）	投入成本	耗能	再生用化学试剂	应用范围
离子交换	约 10	中等	较少	有	洗涤用水
一次蒸馏冷凝法	0.29 ~ 1.13	较大	多	无	洗涤用水
电渗析法	1 ~ 10	中等	多	有	洗涤用水
一级 RO + 离子交换	≤10	中等	少	少	洗涤用水
二级 RO	≥15	中等	少	无	工艺洗涤用水
一级 RO + EDI	10 - 17	中等	少	无	洗涤用水
二级 RO + EDI	15 ~ 18	中等	少	无	工艺配料

三、反渗透装置的运行

1. 启动前准备工作

（1）开机前，观察预处理水箱是否清洁，水源是否充足，原水供压是否正常。总电源是否合上，使用的电器是否接通。

（2）按工艺检查所有阀门，以确定阀门处于正确状态。将预处理出水阀打开，RO 设备上进水调节阀、浓水调节阀打开，使之处于一适当的开度；将回流调节阀关闭；注意保持产水管路通畅无节流，产水排放或接入产水箱。

（3）观察预处理供水正常，出水符合反渗透进水要求。注意：在将预处理水通入反渗透膜之前，预处理必须进行充分的冲洗、清洗，调节预处理使出的水不得将污染物带入 RO 膜。

2. 启动

（1）先启动加压泵，等压力上升到 0.15MPa 以上，再启动高压泵，等反渗透膜在进行充分的低压冲洗后，可正常运行。即可调节操作阀门到正常操作压力。极慢调节进水调节阀、浓水调节阀、回流调节阀，使反渗透系统的操作压力缓慢上升。注意：压力上升速度不得超过 0.07MPa/s。在三个阀门调节过程中，应主要以调节浓水调节阀和回流调节阀为主，进水调节阀可保持在 85% ~ 100% 的阀门开度。直到产水量达到设定值。

（2）让系统运行 1 小时，记录系统运行各操作参数和水质数值，并做相应的分析。

（3）观察产水水质是否符合出水要求，将产水收入产水箱。

（4）当反渗透设备调节成功后，进入了稳定运行阶段，进水调节阀和回流调节阀在系统运行合理的情况下，可以不必每次调节。

（5）本设备具有压力保护功能。当原水供压不足，压力控制器自动停止设备运行，当压力恢复后，按系统自动启动设备。当发生上述情况时，应立即调整设备。

（6）建立设备运行记录

3. 停车　反渗透设备一旦起动，理论上应以一稳定的状态操作下去，尽量减少设备开/关的次数，开启与关机越平稳越好。因此，必须执行一定的关机程序。

（1）缓慢打开浓水调节阀，注意：压力下降速度不得超过 0.07MPa/s。至反渗透压力在 0.2～0.5MPa，进行膜低压冲洗。低压冲洗一般可进行 3～5 分钟。当预处理供压供水时，可将高压泵关闭，由预处理进行低压冲洗。

（2）将高压泵选择开关置于"关"的位置。

（3）关闭原水泵，关闭预处理。

（4）防止关机时，由于浓水排放口低而引起虹吸抽空膜内水位。

（5）关闭反渗透保安过滤器进口阀。

（6）检查各仪表读数是否归零。

四、反渗透装置的预防性维护

1. 多介质（石英砂）过滤器的预防性维护

（1）滤料清洗　装料后按反洗方式清洗滤料：打开上排阀，再打开反洗阀进水，过程一般需几小时，直至出水澄清，清洗时必须密切注意排水中不得有大量正常颗粒的滤料出现，否则，应立即关小进气阀以防止滤料冲出。

（2）正洗和运行　滤料清洗干净后，打开下排阀，进入正洗状态，正洗时进水控制在滤速 6～8m³/h，时间为 15～30 分钟。当出水水质达到要求后，打开出水阀，关闭下排阀进行正常运行。

（3）反洗　过滤器工作一段时间后，由于大量悬浮物的截留使过滤器进出水压差逐渐增大，当此压差≥0.08MPa 时，必须对过滤器进行反洗，打开上排阀，再关闭出水阀、进水阀，然后打开反洗阀进水，反洗强度与滤料清洗时完全相同，时间约为 10 分钟。

2. 活性炭过滤器的预防性维护

（1）活性炭预处理　颗粒活性炭进过滤器前应先在清水中浸泡，冲洗去除污物，即可装入过滤器，用 5% HCl 及 4% NaOH 溶液交替动态处理一次，处理后淋洗到中性。

（2）反洗　活性炭过滤器工作一段时间后，由于悬浮物的截留使其进出水压差逐渐增大，当此压差≥0.08MPa 时，必须对其进行反洗；打开上排阀，关闭进水阀、出水阀，缓打开反洗阀进水，由于活性炭密度小，故进水量控制在 10m³/h，反洗时必须密切注意排水中不得有大量颗粒活性炭出现，否则应立即关闭反洗阀。

（3）正洗　刚经过反洗投入使用的活性炭出水必须排放，关闭反洗阀，再打开下排阀、进水阀，然后关闭上排阀，正洗流速可控制在 6～8m³/h，时间约为 15 分钟，待出水合格后，打开出水阀，关闭下排阀，即进入正常运行。

（4）更换活性炭　活性炭一般用来吸附余氯、有机物等，当经过一段时间后（一般设计中假设使用寿命为 1 年左右），活性炭吸附量达到饱和（可以出水质判断），此时应更换活性炭，方法是打开上部手孔和下部手孔，对活性炭进行全部更换。

3. 保安过滤器滤芯的预防性维护　保安过滤器滤芯应经常清洗，原则上 5～7 天清洗一次，具体清洗步骤如下。

（1）拧下外壳，取出滤芯。

（2）用清水冲洗滤芯外部。

（3）将滤芯置于纯水中浸泡 30 分钟后，用纯水冲洗干净。

（4）重新装入即可。

（5）如清洗后达仍不到指标，则应更换，原则上要 1～2 个月更换一次。

4. 反渗透膜的预防性维护　若前处理适当，进入 RO 膜的水质符合要求，且按操作方法使用设

备，则膜的寿命可达 2~3 年。无论预处理多么完善，在长期运行过程中，在膜上总是会日益积累水中存在的各种污染物，从而使装置性能（脱盐率和产水量）下降和组件进、出口压力升高，需定期进行化学清洗。

（1）不是因为温度和压力的因素而引起的产量逐渐减少 15% 时，则说明反渗透膜需要进行化学清洗。

（2）产水水质逐渐下降，超过原指标 15% 时（排除原水变化的因素），则说明反渗透膜需要进行化学清洗。

（3）产水量和脱盐率比初期投运时或上一次清洗后降低 2.5%~10% 时（排除原水变化的因素），则说明反渗透膜需要进行化学清洗。

（4）装置各段的压力差值为初期投运时或上一次清洗后的 1~2 倍时，则说明反渗透膜需要进行化学清洗；化学清洗必须由专业人员或在专业人员指导下进行。

五、反渗透装置的常见故障及处理

反渗透装置常见故障及处理见表 9-3。

表 9-3　反渗透装置常见故障及处理

故障	原因	处理方法
开关打开，但设备不启动	1. 电器线路故障，如保险丝坏，电线脱落 2. 热保护元件保护后未复位 3. 水路欠压	1. 检查保险丝，检查各处接线 2. 热保护元件复位 3. 检查水路，确保供水压力
设备启动，进水电磁阀未打开	1. 接线脱落 2. 电磁阀内部故障	1. 检查线路 2. 拆卸电磁阀，修理或更换
泵运转，但是达不到额定压力和流量	1. 泵反转 2. 保安过滤器滤芯堵塞 3. 泵内有空气 4. 冲洗电磁阀打开	1. 重新接线 2. 清洗或更换滤芯 3. 排除泵内空气 4. 待冲洗完毕后调整压力
系统压力升高时，泵噪音大	1. 原水流量不够 2. 原水水流不稳，有过流现象	1. 检查原水泵和管路 2. 检查原水泵和管路，检查管路是否有泄漏
冲洗后电磁阀未关闭	1. 电磁阀控制元件和线路故障 2. 电磁阀机械故障	1. 检查或更换元件和线路 2. 拆卸电磁阀，修复或更换
欠压停机	1. 原水供应不足 2. 保安过滤器滤芯堵塞 3. 压力调整不当，自动冲洗时造成欠压	1. 检查原水泵和前处理系统是否在工作 2. 清洗，更换滤芯 3. 调整系统压力到最佳状态，使滤后压力维持在 0.15MPa 以上
浓水压力达不到额定值	1. 管道泄漏 2. 冲洗电磁阀未全部关闭	1. 检查，修复管路 2. 检查，更换冲洗电磁阀
压力足够，但压力表显示不到位	1. 压力软管内异物堵塞 2. 软管内有空气 3. 压力表故障	1. 检查，疏通管路 2. 排除空气 3. 更换压力表
膜前后段压差过大	膜污染，堵塞	按技术要求进行化学清洗
水质变差	1. 膜污染，结垢 2. 膜接头密封老化失效 3. 膜穿孔	1. 按技术要求进行化学清洗 2. 更换 O 型密封圈 3. 更换膜
产量下降	1. 膜污染，结垢 2. 水温变化	1. 按技术要求进行化学清洗

任务三　注射用水设备运行与维护

PPT

注射用水指符合《中华人民共和国药典》注射用水项下规定的水。注射用水为蒸馏水或去离子水经蒸馏所得的水，故又称重蒸馏水。注射用水是指纯化水经蒸馏所得的水，一般应在制备后 12 小时内使用。注射用水的储存可采用 80℃以上保温、70℃以上保温循环或 4℃以下存放。注射用水系统是由水处理设备、存储设备、分配泵及管网等组成的。其制备工艺流程如图 9-13 所示。

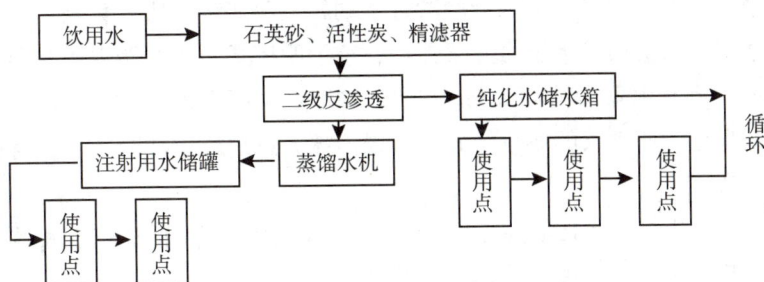

图 9-13　注射用水的制备工艺流程图

注射用水和纯化水的区别：在质量要求上，注射用水的质量要求更严格，除一般纯化水的检查项目，如氯化物、硫酸盐、钙盐、硝酸盐与亚硝酸盐、二氧化碳、易氧化物、不挥发物及重金属等均应符合规定外，还必须检查 pH、铵盐、细菌、内毒素，而且微生物限度比纯化水严格；在应用上，纯化水可作为配制普通药物制剂用的溶剂或试验用水，不得用于注射剂的配制，注射用水可作为配制注射剂用的溶剂。

一、蒸馏水器的类型

目前医药工业及医疗卫生等部门所用的蒸馏水，都是用不同形式的蒸馏水器制备的。把饮用水加热至沸腾使之汽化，再把蒸汽冷凝所得的液体，称为蒸馏水。水在汽化过程中，易挥发性物质汽化逸出，原来溶于水中的大多数杂质和热原都不挥发，仍留在残液中。因而饮用水经过蒸馏，可除去其中的不挥发性有机物质及无机物质，包括悬浮体、胶体、细菌、病毒及热原等杂质，从而得到纯净蒸馏水。

蒸馏水器主要由蒸发锅、除沫装置和冷凝器三部分构成。各种类型蒸馏水器的结构应达到下述基本要求：①采用耐腐蚀材料制成，如不锈钢；②内部结构要求光滑，不得有死角，应能放尽内部的存水；③在二次蒸汽的通道上，装设除沫装置，以防止雾沫被二次蒸汽夹带进入成品水中，影响水质；④蒸发锅内部从水面到冷凝器的距离应适当，若距离过短，锅内水沸腾所产生的雾沫易被带入冷凝器中，影响成品水的质量；若距离过长，则导致二次蒸汽中途冷凝，形成回流现象；⑤必须配置排气装置，以除去水中所夹带的 CO_2、NH_3 等气体；⑥冷凝器应具有较大的冷凝面积，且易于拆洗。

蒸馏水器的加热方法，主要是水蒸气加热。在无汽源的情况下，可以采用电加热。

制备蒸馏水的设备称为蒸馏水器。常用的有单蒸馏水器和重蒸馏水器。重蒸馏水器中常用的有塔式蒸馏水器、气压式蒸馏水器和多效蒸馏水器等。

1. 塔式蒸馏水机　如图 9-14 所示，塔式蒸馏水器的操作方法：首先在蒸发锅内加入适量的洁净水，然后开启加热蒸汽阀门。加热蒸汽首先经过汽水分离器（滤汽筒），将蒸汽中夹带的水滴、油滴和杂质除去，而后进入蒸发锅内的加热蛇管，使锅内的水沸腾汽化。加热蒸汽放出潜热后冷凝为冷凝水（回汽水），冷凝水进入废气排出器塔式蒸馏水器（也叫集气塔式补水器）内，将不凝性气体及 CO_2、NH_3 等排出，又流回蒸锅中，以补充锅内蒸发的水分。过量的回汽水由溢流管排出，用溢流管控制锅内的水位。蒸发锅内所产生的二次蒸汽，通过隔沫装置（中性硬质玻璃环）及折流式除沫器后，进入 U 形管冷凝器被冷凝成蒸馏水，落在折流式除沫器上，然后由出口流至冷却器，经进一步冷却降温后排出，即成品蒸馏水。

操作时，蒸发锅内的水量不宜过多，加热蒸汽的压力也不宜过大，以免雾滴窜入冷凝器内而影响蒸馏水的质量。

塔式蒸馏水器的补充水源系锅炉蒸汽经冷凝后的一次蒸馏水，再经蒸馏而得注射用水，偶有铵盐和热原未被除净的情况发生，加以蒸馏水器冷凝管系钢管镀锡或银，质量较差，一般使用半年后，金属离子脱落而造成注射用水被微量重金属元素污染，这说明塔式蒸馏水器生产的蒸馏水产品不能长期处于稳定状态，且塔式蒸馏水器需消耗大量能量和冷却水，体积偏大，从节能观点出发也是不经济的。其主要特点是产量大、所得水的质量较好，但要消耗大量的能量和冷却水，且体积大、拆洗和维修较困难，故已趋淘汰。

2. 气压式蒸馏水机 如图 9-15 所示，气压式蒸馏水器又称热压式蒸馏水器。主要由蒸发冷凝器及压气机所构成，另外还有附属设备换热器、泵等。

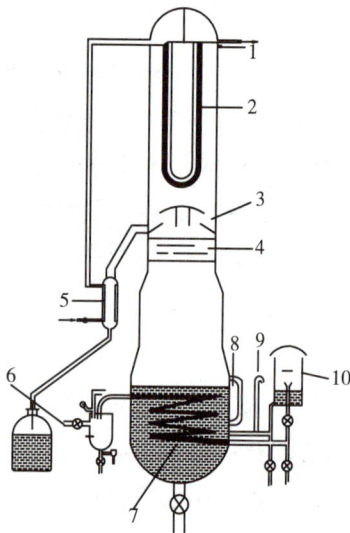

图 9-14 塔式蒸馏水器结构示意图

1—排气孔；2—U 形管第一冷凝器；3—收集器；4—隔沫装置；
5—第二冷却器；6—汽水分离器；7—加热蛇管；
8—水位管；9—溢流管；10—废气排出器

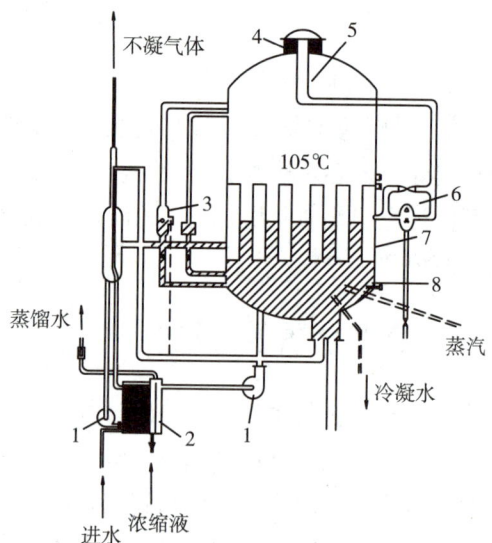

图 9-15 气压式蒸馏水器结构示意图

1—泵；2—换热器；3—液位控制器；4—除雾器；
5—蒸发室；6—压气机；7—冷凝器；

气压式蒸馏水器的工作原理：将原水加热使其沸腾汽化，产生二次蒸汽，把二次蒸汽压缩，其压力、温度同时升高，再使压缩的蒸汽冷凝，其冷凝液就是所制备的蒸馏水，蒸汽冷凝所放出的潜热作为加热原水的热源使用。

气压式蒸馏水器生产蒸馏水的优点：不需要冷凝水，通过换热器可回收余热加热原水，从而降低了能耗，节约了能源开支；二次蒸汽经过压缩、净化、冷凝等过程后，在高温下已停留约 45 分钟，可以保证蒸馏水无菌、无热原，所生产的蒸馏水一次就能达到药品生产质量管理规范的要求；气压式蒸馏水器运转正常后即可实现自动控制，产水量大，能满足各种类型的制药生产的需要。但其缺点是有传动和易磨损部件，维修量大，而且调节系统复杂，启动较慢（约 45 分钟），有噪音，占地大。

3. 多效蒸馏水机　是由多个蒸馏水器串联（有垂直和水平串联两种）而成，通过多效蒸发、冷凝的办法，分段截留去除各种杂质，可制得高质量的蒸馏水，热量得到充分利用，大大节省蒸汽和冷凝水，是一种经济适用的方法。

二、多效蒸馏水机

多效蒸馏水机是目前应用最为广泛的注射用水制备系统的关键设备。多效蒸馏水机采用高温高压操作，确保稳定生产无热原注射用水。多效蒸馏水机所生产的蒸馏水，完全满足现行美国药典、欧洲药典、日本药典和中国药典中关于注射用水的要求。

1. 四效蒸馏水机　如图 9 – 16 所示为四效蒸馏水机流程，该蒸馏水机由四个蒸发器单体组成，内置发夹形换热器，采用降膜蒸发、螺旋板式汽水分离。进料水经冷凝器 5，并依次经各蒸发器内的发夹形换热器，最终被加热至 142℃进入蒸发器 1，外来的蒸汽（165℃）进入管间，将进料水蒸发，蒸汽冷凝后排出。进料水在蒸发器内约有 30% 被蒸发，其生成的纯蒸汽（141℃）作为热源进入蒸发器 2 内，其余进料水也进入蒸发器 2（131℃）。

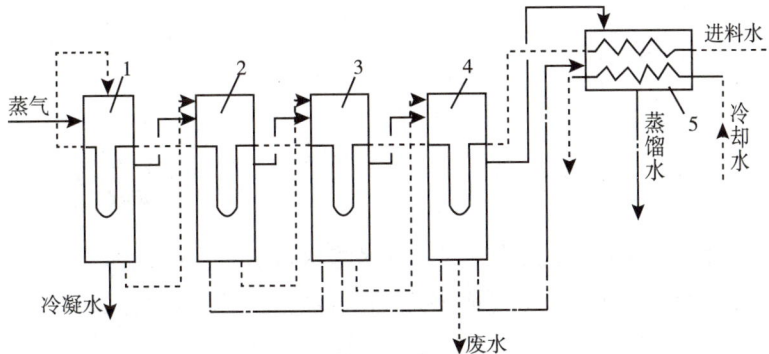

图 9 – 16　降膜四效蒸馏水机流程
1 ~ 4—蒸发器；5—冷凝器

在蒸发器 2 内，进料水再次被蒸发，所产生的纯蒸汽（130℃）作为热源进入蒸发器 3，而来自第一效的纯蒸汽全部冷凝为蒸馏水，为了利用显热，蒸馏水被导入下一个蒸发器。蒸发器 3 和蒸发器 4 均以同一原理依此类推。最后从蒸发器 4 出来的蒸馏水及二次蒸汽全部被引入冷凝器，被进料水和冷却水所冷凝、冷却。进料水经蒸发后，所聚集的含有杂质的浓缩水从最后蒸发器底部排出。另外，冷凝器顶部也排出不凝性气体。蒸馏水出口温度为 97 ~ 99℃。

该四效蒸馏水机工艺过程也可简单表示如下。

（1）水预热和进料　去离子水→冷凝器→四效发夹形换热器→三效发夹形换热器→二效发夹形换热器→一效发夹形换热器→一效列管→二效列管→三效列管→四效列管→废水放掉。

（2）加热蒸汽的流程　锅炉→饱和水蒸气→一效列管间→排出器外。

（3）纯蒸汽的流程　一效→二效→三效→四效→冷凝器。

（4）蒸馏水的流程　二效→三效→四效→冷凝器冷却→蒸馏水贮罐。

2. 五效蒸馏水机　图 9 – 17 为五效蒸馏水机流程。该机由五个预热器、五个蒸发器和一个冷凝器组成。该多效蒸馏水机的预热器外置，呈独立工作状态，各蒸发器间水平串联，每个蒸发器均采用列管式降膜蒸发，二次蒸汽夹带的雾沫和液滴通过丝网除沫器进行分离。除一效蒸发器利用外来蒸汽加热外，其余各效均利用相邻前效的纯蒸汽为热源，五效的纯蒸汽及各预热器、蒸发器产生的蒸馏水都送入冷凝器内冷凝、冷却，同时将进料水预热。

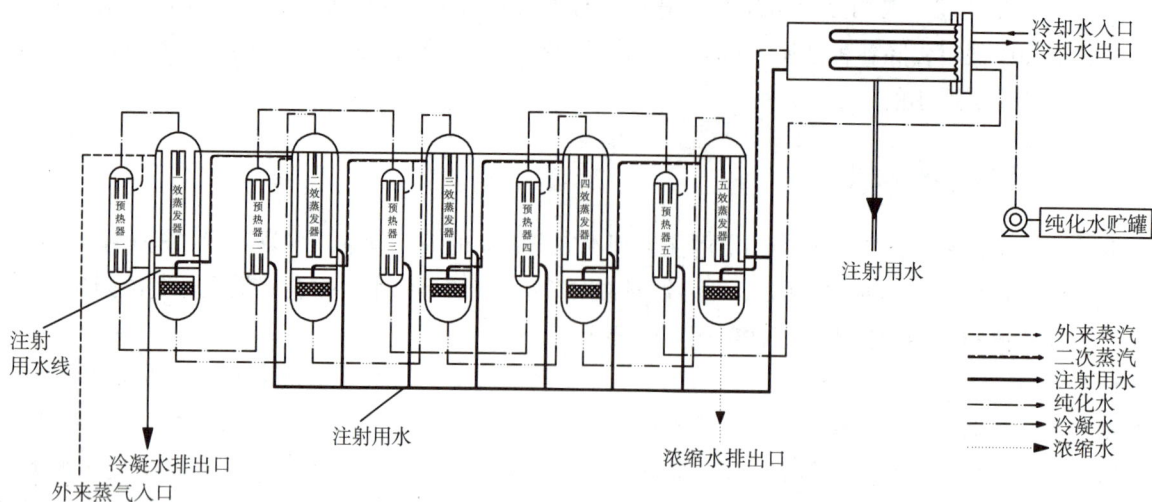

图 9-17 五效蒸馏水机流程

三、多效蒸馏水机的运行

1. 启动

（1）准备 开电源开关，开主进汽阀，开冷凝水排放阀和浓缩水排放阀。开此管路排污阀，当污水排尽后，关排污阀。

（2）预热 手动慢慢打开蒸馏水机进汽阀，对蒸馏水机进行预热，约 1 分钟后，调节蒸汽压力达到 0.3MPa，预热 15 分钟后，开大蒸汽手阀使蒸馏水机的蒸汽压力达到 0.4MPa 以上，压缩空气大于 0.5MPa 送入。

（3）进纯化水 启动纯化水进水水泵，缓慢打开进料水调节阀，先以微量进水（约总进水量20%），随着蒸汽压力加大，并逐渐增加水的流量。调节进纯化水量约为 0.8 吨/小时。当蒸馏水出水温度达到 95℃时，进一步开纯化水进水阀，调进水量至设计生产能力。

（4）开冷却水 开进冷却水阀门，要根据出水温度适当调节冷却水进水量，保持出水温度为93~98℃。

2. 设备运行

（1）蒸馏水机的出水在管道中的切换 当蒸馏水机的各项工作参数均在设定范围内，如蒸汽压力达到 0.3MPa、蒸汽温度约 143℃、出水温度为 93~98℃、出水电导率符合注射用水内控标准，即可手动或自动关闭不合格水排放气动阀，使蒸馏水从排放管道切换到合格蒸馏水管道，进行正常产水。

（2）蒸馏水机的控制状态和液位的调整 手动调节进汽、进水量。工作不正常时，声光报警会及时提醒。蒸馏水机运行过程中要经常观察一效的视镜。如发现液位超过视镜要减小进纯化水阀，调整液位下降。

（3）贮水罐内水温和液位的设定 当蒸馏水贮罐中水位上升到液位下限时，开贮罐的电源开关，设定贮罐的保温为 80~85℃，罐中的水不足或溢水，报警会自动反应水量情况，平时液位仪会自动数字显示贮水罐液位

（4）及时记录和检测 每 2 小时记录一次蒸汽压力、出水温度和电导率等。每 2 小时检测一次出水的 pH 和氨。

3. 停车

（1）关闭蒸汽进汽阀门。

（2）关闭进料水阀开关。

（3）关闭进料水泵开关。

（4）关闭合格水阀开关。

（5）待出水温度小于85℃时，关闭冷却水泵开关。

（6）打开各塔排空阀，关闭最后一塔排污阀。

四、多效蒸馏水机的预防性维护

1. 日常预防性维护

（1）检查管道卡盘连接处。

（2）检查换热器与管道法兰连接处。

（3）蒸发器液位密封。

（4）检查蒸汽调节阀。

（5）检查空压管路。

（6）随时检查管道有无跑、冒、滴、漏，及时排除故障。

2. 定期预防性维护

（1）每月检查触摸屏通讯、PLC通讯、开关电源、水泵、交流接触器、热继电器、接线端子、调节器、电导仪、线路、指示灯、按钮开关、压力控制器、温度变送器。

（2）每3个月检查疏水阀。

（3）每半年校验压力表，每年检定安全阀、减压阀。

3. 定期整机清洗

（1）清理现场。

（2）坚固设备管路密封，防止泄露溶液。

（3）清洗纯蒸汽侧

1）将蒸馏水机末效浓缩水管路与溶液泵出口连接（安装阀门）。

2）拆除原料水泵在进水口与溶液池之间连接管路。

3）溶液泵与溶液池相连接。

4）调试溶液泵的转向，确保正转。

5）按照溶液类型配制溶液。

6）循环清洗。

7）用清水冲洗至pH为5~8。

（4）清洗工业蒸汽侧

1）将蒸馏水机工业蒸汽凝结水管与溶液泵相连（安装阀门）。

2）将工业蒸汽入口与溶液池相连接。

3）调试溶液泵的转向，确保正转。

4）确保溶液由凝结水管进入蒸馏水机。

5）按照溶液类型配置溶液。

6）循环清洗。

7）用清水冲洗至pH为5~8。

五、多效蒸馏水机的常见故障及处理

多效蒸馏水机常见故障及处理见表9-4。

表9-4 多效蒸馏水机常见故障及处理

故障	原因	处理方法
安全阀密封面渗漏	1. 密封面间有污杂物 2. 密封面损坏	1. 将污杂物清除干净 2. 重新修整或更换
安全阀灵敏度不高	弹簧疲劳	更换新弹簧
电机启动不起来	1. 熔丝烧断，开关有一相在分开状态或电源电压过低 2. 线路有一相断线 3. 由于负载过大联锁保护断开	1. 检查电源电压和开关熔丝的工作情况，排除故障 2. 检查有无断线，排除故障 3. 检查自动保护装置，排除故障
电动执行机构卡轧	1. 限位块和滑轮之间空隙太小或垂直度调整不好 2. 减速器轴有弯曲现象	1. 松开限位块调整空隙和垂直度至用手拨动手轮使螺母上下移动时无卡轧为止 2. 校正轴至直
反馈螺旋电位器线性度变坏，滑点有跳跃现象	1. 电位器限位，滑点损坏 2. 电线接头松动	1. 更换电位器 2. 重新接线，紧固接线头

····· 目标检测

答案解析

一、单选题

1. 纯化水制备系统中活性炭的主要作用是（ ）

　A. 脱盐

　B. 去除水中的游离氯、色度、微生物、有机物以及部分重金属等有害物质

　C. 除去大颗粒悬浮物

　D. 截留预处理系统漏过的少量机械杂质

2. 连续电除盐简称（ ）

　A. RO　　　　　　B. VR　　　　　　C. OR　　　　　　D. EDI

3. 膜污染，结垢可以造成反渗透膜水质变差，制备纯水产量（ ）

　A. 不能判断　　　B. 增加　　　　　C. 不变　　　　　D. 下降

4. 多效蒸馏水机的水源是（ ）

　A. 饮用水　　　　B. 纯化水　　　　C. 注射用水　　　D. 灭菌用注射用水

5. 多效蒸馏水机的预防性维护需（ ）校验压力表、每年检定安全阀、减压阀

　A. 每日　　　　　B. 每月　　　　　C. 每季度　　　　D. 每半年

二、多选题

1. 下列为生产注射用水设备的是（ ）

　A. 塔式蒸馏水机　　B. 气压式蒸馏水机　　C. 多效蒸馏水机　　D. 万能蒸馏水器

2. 下列属于反渗透制水后处理部分的是（ ）

　A. 原水泵　　　　　B. 纯水泵　　　　　C. 臭氧发生器　　　D. 紫外线灭菌器

3. 反渗透高压泵运转，但是达不到额定压力和流量的原因可能是（ ）

　A. 泵反转　　　　　　　　　　　　　B. 保安过滤器滤芯堵塞

　C. 泵内有空气　　　　　　　　　　　D. 冲洗电磁阀关闭

4. 注射用水的储存方式有（　）

    A. 80℃以上保温　　　　　　　　　B. 65℃以上保温循环

    C. 4℃以下存放　　　　　　　　　　D. 70℃以上保温

5. 多效蒸馏水机的日常预防性维护包括（　）

    A. 检查管道卡盘连接处　　　　　　B. 检查换热器与管道法兰连接处

    C. 蒸发器位密封　　　　　　　　　D. 检查蒸汽调节阀

三、思考题

1. 饮用水、纯化水、注射用水的用途分别有哪些?

2. 怎样对精砂过滤器、活性炭过滤器进行清洁和活化?

书网融合……

重点小结　　　　　　微课　　　　　　习题

项目十　制冷与净化空调系统运维技术

学习目标

知识目标：通过本项目的学习，应掌握蒸汽压缩式制冷系统和净化空调系统的组成、原理、运行与维护；熟悉蒸汽压缩式制冷系统和空气净化设备；了解制冷方法。

能力目标：具备螺杆式压缩制冷装置和集中式净化空调系统运行与维护的能力。

素质目标：通过本项目的学习，树立药品生产从业者精益求精、追求卓越的工匠精神，践行制药绿色可持续发展理念。

情境导入

情境：某制药厂新员工小王在操作集中式净化空调系统时，发现温度高于设定值。

思考：1. 小王需要做哪些检查来确定故障原因？

2. 温度传感器出现故障应如何处理？

3. 冷源出现问题应如何处理？

任务一　概　述

制药企业对药品的生产环境，如温湿度、压差、风量、空气洁净度等级等有着非常严格的要求。净化空调系统的重要作用就是维持药品洁净生产区内恒温恒湿，并控制空气中的悬浮粒子及浮游微生物数量，使室内生产环境的洁净度等级满足生产工艺的要求，最大限度地减少生产环境对药品的污染。

一、净化空调系统的应用

净化空调系统的主体一般包括新（回）风段、初效段、一次表冷段、加热加湿段、风机段、二次表冷段、中效段、送风段（图 10-1）。此外，还有连接到各个房间的管道和终端的高效过滤器。

室外新风进入空调系统，经过初效过滤器进行初次净化过滤，然后到达一次表冷段，表冷段通过冷冻水对风的温度、湿度进行调节，之后风进入加热加湿段，此功能段的作用是通过蒸汽调节风的温湿度（通常表冷段与加热加湿段不同时工作，表冷段用于夏天处理热空气，而加热加湿段用于冬天处理冷空气）。此后风经过风机段，为输送空气提供动力，之后进入二次表冷段对温湿度进行再次的调节。接着风会经过中效过滤段，进行更细的过滤，最后进入送风段的送风管道。各个生产车间根据洁净级别的不同，在终端风口的位置安装不同级别的高效过滤器，风在经过高效过滤器的过滤后送入各房间。然后经过房间的回风口出来，经回风管道和室外新风结合组成新风，再次进入如上的循环，以达到空气净化的目的。

二、制冷方法

制冷是研究人工制取低温的原理、设备及其应用的科学技术。所谓人工制取低温，具体内容是利

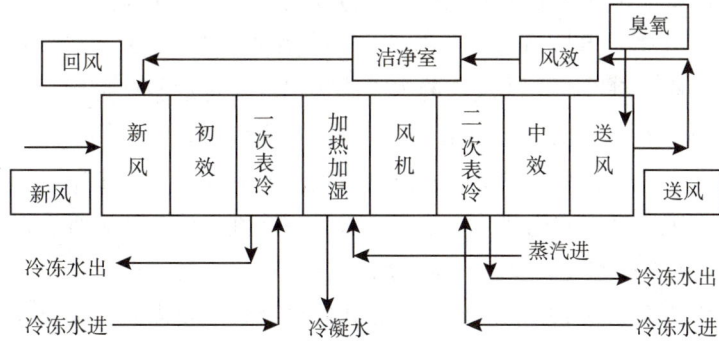

图 10 – 1 净化空调系统原理示意图

用制冷设备，消耗一定的外界能量，使热量从温度较低的被冷却物体转向温度较高的周围介质，从而得到所需要的低温。

制冷按冷冻温度范围，可分为深度冷冻和普通冷冻两种。深度冷冻简称深冷，其冷冻温度范围在 -120℃以下，主要应用于气体液化、超导、宇航等领域；普通冷冻简称冷冻，其冷冻范围在 -120 ~ 5℃，主要应用于冷藏冷冻、化学制药生产和生化制品的生产。在制药工业中，有些反应条件处在 0℃左右的低温，如制备氢化可的松的碘代反应，半合成青霉素的分步反应等；有些药品需在低温下析出，如氯霉素、异烟肼等；有些药品需在低温下贮存，如一些疫苗和血清等。为此，很多制药厂都设有冷冻站，向全厂供应冷量，即使是小型药厂也多有单机的制冷装置。

制冷可分为液体汽化制冷和非液体汽化制冷。属于液体汽化制冷的方法有蒸汽压缩式、吸收式、蒸汽喷射式和吸附式制冷。而气体膨胀式制冷、涡流管式制冷和热电制冷则属非液体汽化制冷。下面仅就应用较多的几种方法做简单介绍。

1. 蒸汽压缩式制冷 人工制冷的本质在于人为地将热量从低温物体传向高温物体，换言之，是从低温物体吸收其热量，再将热量向高温物体释放出去。今有两物体，其温度分别为 t_1 和 t_2，且 $t_2 > t_1$，如图 10 – 2 所示。再找一合适的液体物质（又称制冷剂），它在物体所在环境的压力下，t_1 恰为该制冷剂的沸点，使其由液体状态汽化形成蒸汽，而汽化所需的汽化潜热热量只能来自 t_1 物体，这样就实现了从较低温度的物体吸收热量；然后将气态的制冷剂进行压缩，使其压力提高，物体的沸点随压力的增大而提高，将制冷剂压力增大到沸点高于 t_2 的程度，再让高压的制冷剂蒸汽进入温度为 t_2 的环境，将热量释放给温度为 t_2 的物体，而自身也被冷凝成液体。这样就实现了向高温物体放出热量。制冷剂本身此时呈高压液体状态，通过节流阀使其降压后再进入 t_1 物体环境，再从低温物体吸收热量本身被汽化。如此通过制冷剂的状态变化，即从低温低压气态到高温高压气态，再到高温高压液态，再到低温低压液态，最后又到低温低压气态的循环变化，实现了由低温物体吸收热量（制冷）向高温物体释放热量的目的。低温物体所处的环境由于是制冷剂汽化的场合，故称其为蒸发器，也就是吸收热量放出冷量的设备；高温物体所处的环境因是制冷剂冷凝的场合，故称其为冷凝器。这样就由蒸发器、压缩机、冷凝器、节流阀四个设备组成了蒸汽压缩制冷系统。蒸汽压缩制冷设备是目前制药生产中应用最广泛的一种制冷装备。

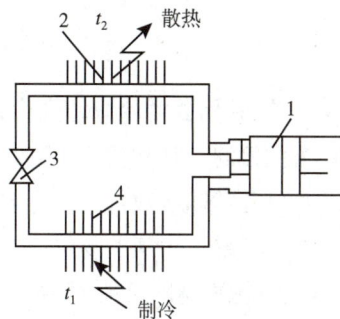

图 10 – 2 蒸汽压缩式制冷系统
1—压缩机；2—冷凝器；
3—节流阀；4—蒸发器

2. 吸收式制冷 属于液体汽化制冷，与蒸汽压缩式制冷的相同点：利用液态制冷剂在低压低温下汽化，以达到制冷的目的。其不同点：蒸汽压缩式制冷是靠消耗机械能使热量从低温物体向高温物体转移，而吸收式制冷则靠消耗热能来完成这一非自动的过程。在实现这一过程中，蒸汽压缩式制冷的工质为单一组分，如 R717、R22 等。而吸收式制冷使用的工质为沸点相差较大的两种物质组成的溶液，其中沸点低的物质为制冷剂，沸点高的为吸收剂，故又称这两种物质为工质对，工质对的种类很多，但目前研究成熟且有大量实际应用的只有两种，一是氨吸收式制冷机，其工质对为氨－水溶液，其中氨为制冷剂，水为吸收剂，最低蒸发温度可达 －60 ~ －55℃，多用于生产过程的冷源；另一种是溴化锂吸收机，其工质对为溴化锂－水溶液，水为制冷剂，溴化锂为吸收剂，它的制冷温度只是在 0 ~ 10℃，因此只能用于空调或制取制药生产用的冷盐水。

吸收式制冷的工作原理如图 10 - 3 所示。吸收式制冷装置主要由四个换热器组成，即蒸发器、冷凝器、发生器和吸收器。它们与其他零件组成左、右两个循环回路。左半部为制冷剂循环，它由蒸发器、冷凝器和膨胀（节流）阀组成。工质在其中的状态变化过程如下：高压气态制冷剂在冷凝器中向冷却水放热，本身被凝结为液态后，经节流装置减压降温，进入蒸发器。在蒸发器内，液态制冷剂被汽化而成为低压的制冷剂蒸汽，同时吸取被冷却介质的热量产生制冷效应。右半部为吸收剂循环，主要由吸收器、溶液泵和发生器组成。在吸收器中，液态的吸收剂从蒸发器吸收低压气态制冷剂形成了两组分溶液；经溶液泵将其升压后进入发生器。在发生器中该溶液被加热至沸腾，溶液中沸点低的制冷剂从溶液中解吸出来而汽化形成高压气态制冷剂，然后去冷凝器液化，而吸收剂再次返回吸收器吸收低压气态制冷剂。在氨吸收制冷中，因在大气压下，氨的沸点是 －3℃，水的沸点是 100℃，因此氨是制冷剂，水是吸收剂。在溴化锂吸收制冷中，大气压下的溴化锂沸点是 1256℃，远高于水的 100℃，因此溴化锂是吸收剂，水是制冷剂，因水的冰点是 0℃，故溴化锂吸收制冷的温度需在 0℃ 以上，只适用于空调或制取制药工艺冷却水。

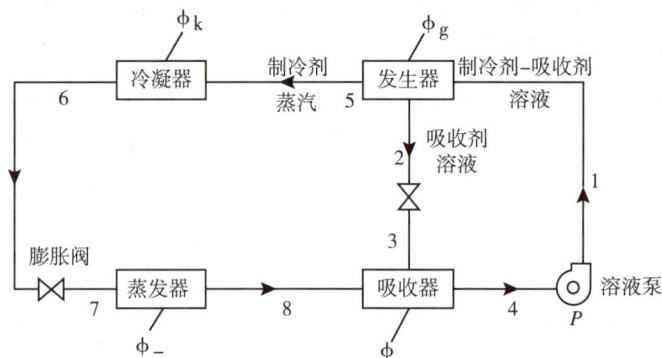

图 10 - 3　吸收式制冷的工作原理

3. 蒸汽喷射式制冷　蒸汽喷射式制冷机与吸收式制冷机一样，也是通过消耗热能来实现热量从低温传向高温的目的。但吸收式制冷机的工质一个是制冷剂，另一个是吸收剂，二者组成溶液为循环工质，而蒸气喷射式制冷机吸收剂与制冷剂是一种物质，通常都是用水（也可用氨和氟利昂）作为工质，其优点在于无毒、无味、价廉、易得、汽化潜热大；但同样有真空度要求高，只能制取 0℃ 以上的低温等缺点。

蒸汽喷射式制冷机如图 10 - 4 所示，是由蒸气喷射器、冷凝器、蒸发器、节流阀和凝结水泵组成。其工作过程如下：锅炉送来的高压蒸汽（0.4 ~ 0.7MPa）在喷嘴出处具有很高的速度（超音速，可达 1000 ~ 2000m/s），在吸入室形成高真空，而将蒸发器内的低压冷蒸汽抽吸进来。在此低压下，蒸发器内的一部分水会吸收另一部分水的热量而蒸发，未蒸发的水温自然会降低，这样就实现了制冷。蒸发器内被冷却的水用冷水泵输送到使用冷量的地方（如冷盐水换热器），在那里吸热升温后又返回蒸发器中继续蒸发冷却；在蒸汽喷射器 2 的出口处，从锅炉房和蒸发室出来的水蒸气混合后，在喷射器扩压室中降低压力，然后进入冷凝器 3 形成冷凝水，该水又分为两路，一路作为锅炉给水，另一路经节流阀 5 进入蒸发器。

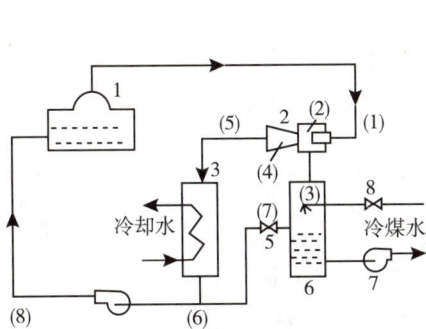

图 10-4 蒸汽喷射式制冷机

1—锅炉；2—蒸汽喷射器；3—冷凝器；4—凝结水泵；

5—节流阀；6—蒸发器；7—冷媒水泵；8—节流阀

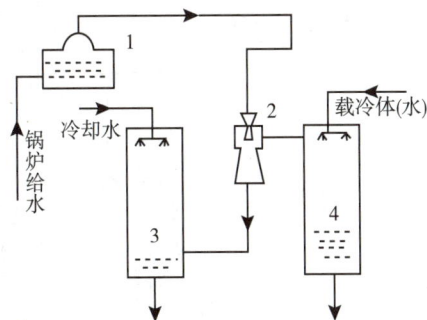

图 10-5 蒸汽喷射式制冷的开式循环原理

1—锅炉；2—喷射器；3—冷凝器；4—蒸发器

图 10-4 所示为制冷系统的闭式循环，而实际上常使用开式循环来进行制冷，其原理如图 10-5 所示，由喷射器出口喷出的蒸汽（或其他蒸气）在直接冷凝器中冷凝成水（或其他溶剂）后，不返回锅炉和蒸发器，锅炉与蒸发器的再用水另行补给。

任务二 蒸汽压缩式制冷系统运行与维护

由于吸收式制冷系统和喷射式制冷系统因通常用水作冷冻剂，而不能获得 0℃ 以下的低温，且耗气、耗水量大，应用受到限制；蒸汽压缩式制冷系统可以实现 $-90\sim10℃$ 甚至更低温度的制冷，应用最为广泛。

一、蒸汽压缩式制冷原理

蒸气压缩式制冷系统通常由压缩机、冷凝器、节流机构和蒸发器四个主要设备组成。冷冻剂蒸汽在压缩机中进行绝热压缩后，到冷凝器中冷凝成液体，再经节流阀膨胀后，到蒸发器中蒸发成低温气体进行制冷，释放冷量后的冷冻剂蒸汽再回到压缩机进入下一个制冷循环。冷冻装置中常用的制冷剂是氨、烃类和氟利昂。图 10-6 为螺杆式制冷设备系统示意图。

二、蒸汽压缩式制冷设备的类型

蒸汽压缩式制冷系统通常由压缩机、冷凝器、节流机构和蒸发器四个主要设备组成。

（一）制冷压缩机

压缩机是制冷系统中的关键设备，制冷压缩机的形式很多，按照工作原理，可分为容积型制冷压缩机和速度型制冷压缩机。

1. 容积型制冷压缩机 是靠改变工作腔的容积，将吸入的气体进行压缩。常用的容积型制冷压缩机有往复活塞式制冷压缩机和回转式制冷压缩机。回转式制冷压缩机又可分为滚动转子式制冷压缩机、涡旋式制冷压缩机和螺杆式制冷压缩机。

2. 速度型制冷压缩机 气体压强的增加是靠气体的动能转化为气体的静压能而得，它分为离心式和轴流式两种。

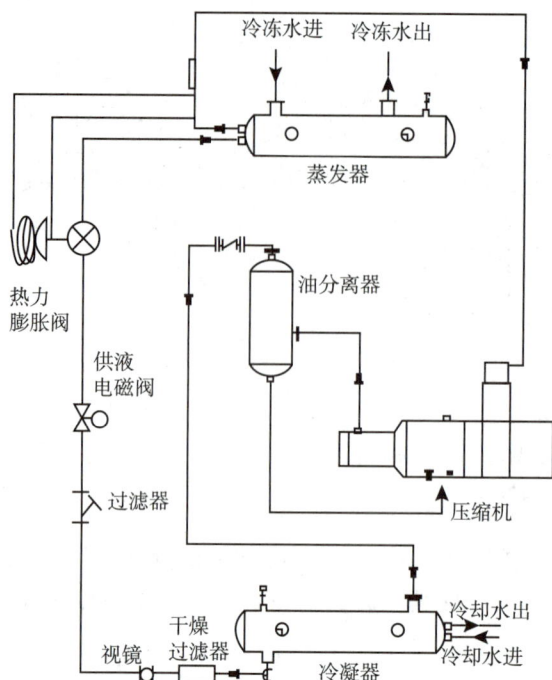

图 10 - 6　螺杆式制冷设备系统示意图

（1）活塞式制冷压缩机　其分类方法有很多。

1）按压缩机汽缸分布形式分类　可以分为直立式、卧式、V 形、W 形、S 形（扇形）、Y 形（星形）。

2）按压缩机的级数分类　可分为单级和多级压缩机。

3）按结构分类　可分为顺流式和逆流式活塞压缩机。

顺流式活塞压缩机的活塞为一圆筒形，内腔与进气管相通，进气阀设在活塞顶部，活塞下移时低压气体由活塞顶部进气阀进入汽缸；活塞向上移动时，缸内气体被压缩，自汽缸盖上的排气阀排出。由于这种结构使活塞的质量和长度都会加大，故影响压缩机转速的提高，使应用范围受到限制 [图 10 - 7（a）]。

逆流式活塞压缩机的进气阀与排气阀均设置在顶部的汽缸盖上 [图 10 - 7（b）]，活塞的质量和尺寸都可减小，有利于提高压缩机的转速。一般转速可达 1000 ~ 1500r/min。在工业制冷中常有应用。

4）按使用的制冷剂不同分类　可分为氟利昂、氨等制冷压缩机。

5）按压缩机的曲轴、汽缸、电机的封闭形式分类　可分为开放式、半封闭式和封闭式。

活塞式制冷压缩机的型号由汽缸数、制冷剂代号、汽缸布置形式、汽缸直径与封闭形式代号组成，见表 10 - 1。

表 10 - 1　活塞式制冷压缩机型号表示法

压缩机型号	汽缸数/个	制冷剂	汽缸布置形式	汽缸直径	结构形式
8AS12.5	8	氨（A）	S 形（扇形）	12.5	开启式
6FW7B	6	氟利昂（F）	W 形	7	半封闭（B）
3FY5Q	3	氟利昂（F）	Y 形（星形）	5	全封闭（Q）

（2）螺杆式制冷压缩机　属于容积型旋转式压缩机，与活塞式制冷压缩机相比，螺杆式制冷压缩机转速高，连续排气，脉动性比活塞式压缩机小，对湿压缩不敏感，阴、阳转子在啮合压缩过程中不直接接触，磨损小，易于操作和维修，且外形尺寸小、重量轻，因而在制药生产中应用广泛。

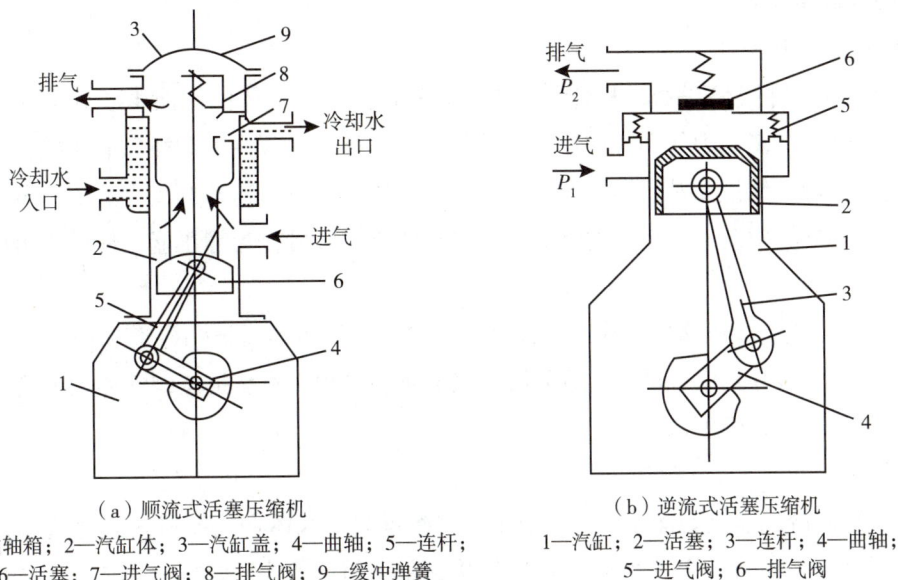

（a）顺流式活塞压缩机

1—曲轴箱；2—汽缸体；3—汽缸盖；4—曲轴；5—连杆；
6—活塞；7—进气阀；8—排气阀；9—缓冲弹簧

（b）逆流式活塞压缩机

1—汽缸；2—活塞；3—连杆；4—曲轴；
5—进气阀；6—排气阀

图 10 - 7　不同结构的活塞式制冷压缩机

螺杆式制冷压缩机有单螺杆与双螺杆之分，目前常使用的是双螺杆制冷压缩机（图 10 - 8）。

1）结构　双螺杆制冷压缩机主要部件由一对相互啮合、旋向相反、具有螺旋的转子组成。齿形凸出的称阳转子，齿形凹进的称阴转子，阴、阳转子的齿数不同，一般情况下，阳、转子 4 个齿，阴转子 6 个齿。

2）工作过程

Ⅰ. 吸气过程　当转子旋转至端面的齿槽与吸气口相通时，曲蒸发器来的制冷剂蒸汽经孔口进入齿槽，蒸汽充满该螺旋形齿槽未与阳转子接触的空间，继续旋转至一定角度时，该齿槽空间与吸入孔断开，吸气过程结束［图 10 - 9（a）］。

Ⅱ. 压缩过程　如图 10 - 9（b）所示，转子继续转动时，被机体、吸气端座、排气端座和转子齿面所封闭于齿槽内的气体，由于阴、阳转子相互啮合而被压向排气端，在此过程中蒸汽压强逐渐升高。

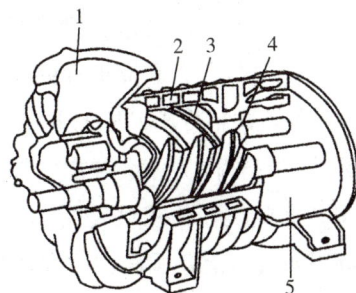

图 10 - 8　双螺杆制冷压缩机

1—吸气口；2—机壳；3—阴转子；
4—阳转子；5—排气口

Ⅲ. 排气过程　如图 10 - 9（c）所示，当转子继续转动到齿槽空间与排气端座上的排气孔相通时，蒸汽被压出，从排气口排出，完成排气过程。

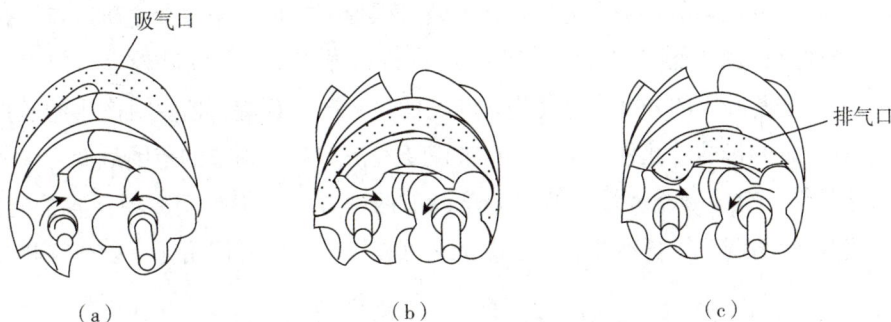

（a）　　　　　　　　　　（b）　　　　　　　　　　（c）

图 10 - 9　双螺杆制冷压缩机的工作原理

3. 离心式制冷压缩机

（1）结构与工作原理

1）单级离心式制冷压缩机　构造与离心水泵相似，低压气体由侧面中心处进入叶轮中心，通过叶轮高速旋转产生的离心力作用，使流向叶轮外缘的气体获得较高的动能和静压能，为提高压缩机出口压力，还在叶轮外缘设一扩压器，使叶轮流出的气体先通过通道渐渐增大的扩压器再进入蜗壳，使气体在扩压器和蜗壳中流速有较大的降低，而将动能进一步转化为静压能，最后排出压缩机的是压力较高的气体。

2）多级离心式制冷压缩机　构造是在单级压缩机的扩压器后设一弯道和回流器，将第一级增压后的气体引入第二级叶轮中心进口，重复第一级的压缩过程，直至被压缩气体从最后一级扩压器流出后进入蜗壳扩压至压缩机出口。

（2）特点

1）离心式制冷压缩机的优点　①体积小，制冷量大：气体在压缩机内高速流动，流量很大，因此单机制冷量很大，目前可达28000kW。②结构简单：与活塞式压缩机相比结构相对简单，没有加工精度高的曲柄、连杆、汽缸以及进排气阀等。③可靠性高：没有易损的阀片、活塞环等零件，故检修期长，一般在一年以上。④便于安排多种蒸发温度：利用多级压缩中间可抽气的压缩机，可将不同压强蒸发器出来的气体加到相应吸入压强的中间级去。⑤制冷剂不被油污染：因为在离心式制冷压缩过程中，蒸汽不与叶轮轴承润滑油接触。⑥运转平稳：因机器做旋转运动，没有往复运动产生的惯性力，同时进气排气不是周期性的而是连续的，故工作平稳。

2）离心式制冷压缩机的缺点　①制冷量不能太小：因机器高速旋转，流量若太小，流道截面积就要很小，液体阻力就会增加，效率就会降低。②单级压缩比不能很高：当压缩比比较大时，需要级数很多，影响机器的密封效果。③在结构上需增加一增速器：离心式制冷压缩机的转速很高，一般都在3000r/min以上，所增加的增速器的制造工艺要求很高。④离心式压缩机在制冷剂气体温度、压力、流量发生变化时，易产生"喘振"。"喘振"的本质是进入离心机的流量不足以使离心机产生足够的排气压力，导致冷凝器压力大于压缩机排气压力，制冷剂气体由冷凝器向压缩机倒流。"喘振"会使离心机叶轮产生强烈振动，导致压缩机损坏。

（3）离心式制冷压缩机的制冷量的调节　可通过改变压缩机的特性和改变管路特性两种途径来适应制冷量的变化。

1）改变压缩机特性　有转速调节、进口节流调节和进口导流叶片调节三种方法。①主轴转速调节：是通过可变速电机来实现的，此种方法经济性能最好，且在制冷量调节范围为50%～100%内可实现无级调节。②进口节流调节：是在进口管路上装一碟形阀，以此来改变主机进口压强，此法操作方便，缺点是经济性差，调节范围在40%～100%。③进口导流叶片：在叶轮进口前设置多个轴向或径向导流叶片，调节这些叶片的开度，可使进入叶轮的气流产生预旋，使主机产生的压强和流量有所变化而达到调节制冷量的目的。此种方法比进口节流要经济得多，调节的范围最低可以达到10%。

2）改变管路特性　有冷凝器水量调节和旁路调节两种方法。①改变冷凝器容量的方法不经济，一般不使用。②利用旁路调节尽管不经济，但由于它可在极小冷量时使用，所以往往和其他调节方法配合使用。

三种常用制冷压缩机主要性能特点见表10－2。

表 10 - 2　三种制冷压缩机的主要性能特点

机型	优点	缺点
活塞式制冷压缩机	1. 出现最早，运行可靠，使用广泛 2. 冷量范围大，热效率高，单位冷量耗电少 3. 加工比较容易，造价比较低廉	1. 压缩机体积大，耗金属多，占地面积大 2. 结构复杂，易损部件多，维护费用高 3. 单机产冷量不能太大 4. 能量无级调节比较困难
螺杆式制冷压缩机	1. 结构简单，体积小，重量轻 2. 易损部件少；振动小 3. 容积效率高，对湿压缩不敏感 4. 能实现无级调节	1. 单位冷量耗电比活塞式稍高 2. 喷油冷却螺杆式压缩机润滑油系统复杂、庞大，耗油高 3. 噪声高，螺杆的加工精度要求高
离心式制冷压缩机	1. 单机制冷能力大（国外空调用离心式制冷机单机制冷量达到 28000kW） 2. 结构紧凑，重量轻，占地面积小，没有磨损部件，维护费用低 3. 运行平稳，振动小，噪声较低 4. 能经济地进行无级调节和合理地使用能源	1. 转速高，所以对材质、加工精度和制造质量均要求严格 2. 小型离心式制冷机热效率低于活塞式制冷机 3. 低负荷运行易产生喘振

4. 制冷压缩机的应用和发展趋势　表 10 - 3 是各类压缩机制冷范围和应用场合。

表 10 - 3　各类压缩机制冷范围及应用场合

机型	制冷量	应用场合
活塞式制冷压缩机	制冷量不超过 0.5kW	一般为全封闭式，主要应用于家用电冰箱、冷冻柜
	单机制冷量范围 3～100kW 可多机头并联使用，因此可提供制冷量范围 3～1000kW	半封闭活塞式制冷压缩机用途广泛，可多工况使用，既可用于制冷工况，又可以适用于空调工况。但在大制冷量需求场合已逐渐被螺杆式压缩机替代
涡旋式制冷压缩机	涡旋式压缩机制冷量范围为 0.75～15kW，并且多数在 3～5kW，多应用在小型家用空调、商用空调系统中	单位冷量耗电比活塞式稍高；喷油冷却螺杆式压缩机润滑油系统复杂、庞大，耗油高；噪声高，螺杆的加工精度要求高
螺杆式制冷压缩机	螺杆式压缩机单机制冷量在 30～1500kW	可用于冷库、人造冰场、冷水机组中
离心式制冷压缩机	制冷量在 1000kW 以上	多用于大制冷量的场合，如大型酒店、宾馆、商场等

　　目前，将变频技术与制冷压缩机相结合是制冷设备发展和应用的主流，如变频螺杆压缩机和变频离心压缩机都已得到广泛应用。变频制冷压缩机具有启动电流小、综合能效比高的优点。

　　近十多年来，磁悬浮技术开始应用于变频离心压缩机。磁悬浮制冷压缩机（图 10 - 10）摒弃了传统的机械轴承，改为磁悬浮轴承；摒弃了复杂的变速传动机构，改为由同步永磁电机直接驱动；可以 20%～100% 负荷无级调节运行。因此，磁悬浮变频离心压缩机具有无油运行、启动电流小、综合能效比高、噪音低、节电节能等优点。磁悬浮制冷压缩机技术发展迅速，现已有比较成熟的应用，并可预见其将来前景广阔。

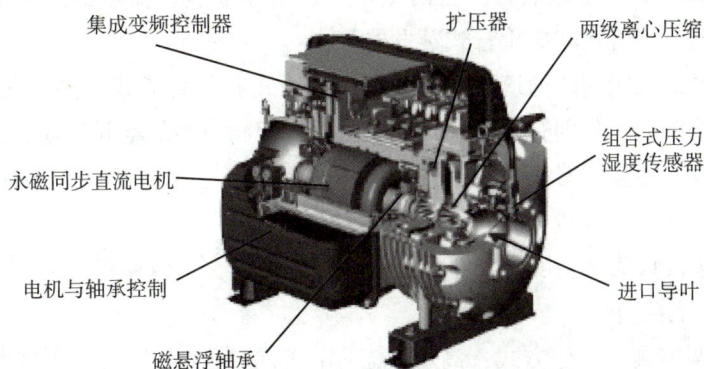

图 10 - 10　磁悬浮变频离心式压缩机

（二）冷凝器与蒸发器

冷凝器与蒸发器是蒸汽压缩式制冷系统四个主要设备中的两个，而且同属换热器。制冷换热器与其他传热过程的换热器相比有如下特点。

（1）制冷换热设备的工作压强和温度的变化范围较小。

（2）冷热流体间的温差较小，若想达到要求的传热速率就必须强化传热过程，提高传热系数和加大传热面积，如氨制冷设备中，冷凝器与蒸发器的重量可占制冷装置总重的90%。

（3）制冷换热器要与制冷压缩机相匹配，一般换热过程的热交换器是以传热系数、流动阻力、单位传热面积的体积和材料耗量等参数来评价的，而对制冷热交换器来说，首先要确定换热器对制冷压缩机特性的影响。例如需更换一台冷凝器的冷却风扇时，不但要知道风扇本身的功率和全风压、风量的变化，而且必须考虑风量的变化是否使冷凝温度的变化，导致压缩机的压缩比、所耗功率及效率的变化。

（三）节流机构

节流机构是组成蒸汽压缩式制冷系统中四个主要设备之一。它的主要作用是对高压液体制冷剂进行节流降压，以保证冷凝器与蒸发器之间的压力差，既保证了高压气态制冷剂在冷凝器中放出热量而凝成液体，又能使低压液态制冷剂吸收热量，蒸发成气体。此外，还能调节供蒸发器制冷剂的流量，以满足蒸发器热负荷的变化。节流机构有效地调节控制进入蒸发器的液态制冷剂的流量是非常重要的，如果节流机构向蒸发器的供液量过大，使部分制冷剂尚未汽化就随同气态制冷剂进入压缩机，而压缩机温度较高，这部分液态制冷剂会迅速汽化膨胀，严重者会造成液击事故。反之，如节流机构向蒸发器供液量过小，则液态制冷剂在向蒸发器流动的途中就已蒸发，冷量散失给管道周围的环境而不能给蒸发器中的载冷剂，致使制冷系统的制冷量降低，制冷系数减小。

常用的节流机构有手动节流阀、浮球调节阀、热力膨胀阀、自动膨胀阀、毛细管和电子膨胀阀等。

1. 手动节流阀　结构与普通的截止阀相似，其不同之处在于密封圈结构是由针状锥体或带V形缺口的锥体取代截止阀的平面圆环；另一个区别在于阀杆上的旋进，旋退螺纹改为细牙螺纹，这样在同样旋转手轮一圈时，使阀门的开启度变化更小，保证了节流阀良好的调节性能。

手动节流阀是一种较原始的节流装置，操作人员需不断调节阀门的开度，以适应负荷的变化，确保离开蒸发器的气态制冷剂有一合理的较小的过热度。如操作不当，就会导致运转工况失常。通常手动节流阀的开启度为手轮转1/8～1/4圈，最多不超过1圈，开启过大起不到节流作用，开启过小则使制冷剂蒸汽过热太多，影响制冷量和制冷系数，故目前手动节流阀已多为自动控制阀所取代，仅是作为自动膨胀阀的旁路阀，以备检修自动膨胀阀时作辅助性的节流机构。

2. 浮球调节阀　属于自动节流装置。它的工作依据是保证蒸发器液面的一定高度，因此适用于满液式蒸发器，如管式、立管式和螺旋管式蒸发器等。

浮球调节阀按制冷剂在阀内的通道形式，可分为直通式和非直通式两种，图10-11为二者的结构。从图中可看出浮球室上下分别有连接管与蒸发器的气相和液相的空间连通，这样浮球室的液面与蒸发器的液面高度相等，随蒸发器液面的上升（下降）浮球也上升（下降），通过杠杆传动系统的作用，调节针阀孔的开度减小（或增大），针阀的供液量减小。

当蒸发器的液面达设计最大高度时，浮球相应升起的高度，足以使针阀关闭而停止供液，这样就能始终保证蒸发器的正常工作。

（1）直通式浮球调节阀　工作方式：高压液态制冷剂首先进入节流阀孔节流后，即进入浮球室变成低压液态制冷剂和少部分气态制冷剂，液态制冷剂通过液体连接管，气态制冷剂则通过气体连接管分别进入蒸发器，如图 10 – 11（a）所示。

（2）非直通式浮球调节阀　工作方式：高压液态制冷剂进入节流阀孔后，不进入浮球室，而是由阀的出口进入蒸发器。浮球室另引气液连接管与蒸发器相通，如图 10 – 11（b）所示。它的管路系统如图 10 – 11（c）所示。

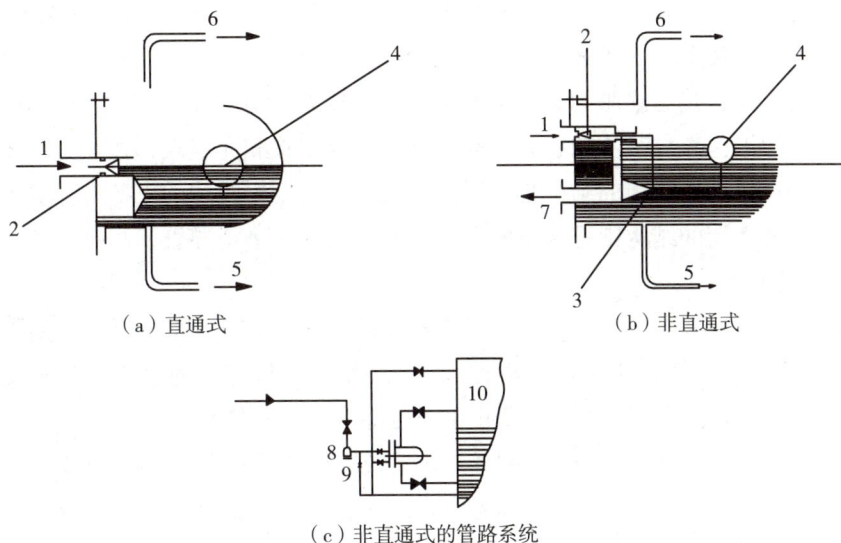

（a）直通式　　　　　　　　　　　　　　　　（b）非直通式

（c）非直通式的管路系统

图 10 – 11　浮球调节阀的管路系统

1—液体进口；2—针阀；3—支点；4—浮球；5—液体连接管；6—气体连接管；

7—液体出口；8—过滤器；9—手动节流阀；10—蒸发器或中间冷却器

直通式浮球调节阀构造简单，价格便宜，安装方便；但浮球室液面波动大。浮球传给针阀密封件的冲击力大，故阀门寿命低。非直通式浮球调节阀的阀门结构与浮球室不为一体，节流后的制冷剂不直接流入浮球室，故浮球室液面平稳，阀门密封件不受冲击载荷，但其构造复杂，安装不便。

3. 热力膨胀阀　以氟利昂为制冷剂的制冷设备一般都用热力膨胀阀来调节制冷剂流量，同时也起到节流的作用。热力膨胀阀的结构如图 10 – 12 所示，主要是由阀芯、阀体、膜片、导压毛细管、感温包、调节螺钉、弹簧、进出口接管组成。感温包安在蒸发器出气口附近。导压毛细管是连接阀门顶端气室与感温包的管子。

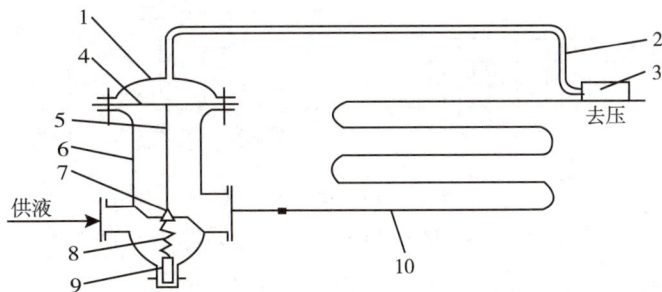

图 10 – 12　热力膨胀阀的结构示意图

1—阀盖；2—导压毛细管；3—感温包；4—膜片；5—阀杆；6—阀体；

7—阀芯；8—弹簧；9—调节螺钉；10—蒸发器

热力膨胀阀的工作依据是以蒸发器出口制冷剂蒸汽的过热度变化为信息源，来调节阀的开度，以确保合适的供液量。其工作原理建立在金属弹性膜片受力平衡的基础上。阀门工作时，图 10 – 12 所示的膜片 4 受到感温包内工质（感温包充满与系统制冷剂相同的液体）的压强所形成向下的压力，在膜片的另一侧受到制冷剂的压力和弹簧作用力，此二力方向向上，膜片上固定着阀杆，当膜片受以上三力的合力作用向上向下鼓起时，带动阀杆上下移动，使阀孔开度变化，以调节蒸发器的供液量。当膜片受三力的合力为零时，阀孔开度保持不变，当蒸发器出口蒸汽的过热度增大时，膜片上方的压强形成的压力大于下方二力的合力，膜片则会向下鼓出，阀杆向下运动将阀针顶开，使阀孔开度加大，供液量增大。反之，当蒸发器出口蒸汽过热度减小，则膜片向上的作用合力大于向下的压力时，阀杆向上运动，使阀孔开度关小，供液量也就会减少。

根据工作条件的不同，热力膨胀阀具有不同的形式：按力平衡元件的不同，热力膨胀阀可分为膜片式和波纹管式；按感温包充注工质的状态不同，可分为充液式和充气式；按热力膨胀阀的结构，可分为内平衡式和外平衡式。内平衡的结构是阀后的蒸汽直接作用于膜片的下部与弹簧力一起平衡感温包饱和蒸汽的压力。外平衡的结构则是从蒸发器出口处另引一根平衡导管，将该点的压强引入膜片下方气室，如图 10-13 所示。

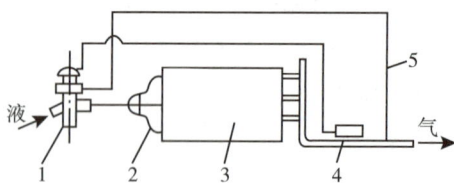

图 10-13　外平衡式热力膨胀阀
1—热力膨胀阀；2—分液器；3—蒸发器；
4—感温包；5—平衡导管

热力膨胀阀在工作中，由于种种原因会产生一些故障，最常见的故障是堵塞不通。表现为蒸发压强下降，高压排出温度降低。引起堵塞的原因有几种：①是热力膨胀阀感温包系统充注工质泄漏，由于膜片、毛细管和感温包等处破裂，均会使工质泄漏，膜片上方压强下降，压力降低，阀杆则会上升，将阀针压在阀孔上；②热力膨胀阀产生冰塞或油堵塞，它的表现同样是压缩机的吸气压强下降，阀体结霜消失。出现这种情况时将膨胀阀拆开，在阀孔四周发现有黏性油状物即可确定为油堵塞，发现有冰粒可确定为冰塞。产生油堵塞的原因主要是冷冻机油凝固点温度太高，应该更换冷冻机油牌号；产生冰塞的原因是制冷剂中含有水分，应在制冷系统中装一干燥器，干燥器中最好是用变色颗粒硅胶为干燥剂，效果较好。

4. 自动膨胀阀　又称自动调节阀，结构如图 10-14 所示。在阀盖与阀体之间设一起到缓冲和隔离作用的膜片，膜片下方连一阀杆，阀杆下方是针状阀芯。膜片上方通过弹簧与调节螺钉贴紧。

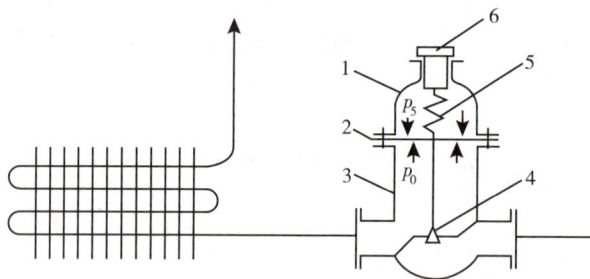

图 10-14　自动膨胀阀
1—阀盖；2—膜片；3—阀体；4—阀芯；5—弹簧；6—调节螺钉

在膨胀阀正常工作时，阀体内来自蒸发器的压强 p_0 产生向上的力与弹簧向下的作用力相等，调整好调节螺钉，并保证阀孔开度满足蒸发器正常供液的需求。如果蒸发器液态制冷剂不足，蒸发压强降低，膜片下方压强产生向上的作用力就会小于弹簧的作用力，此时阀孔开度增大，则会增加蒸发器的供液量，这使得蒸发器的压强也会相应提高，使膜片上下的作用力再趋平衡，以保证蒸发器正常的供液量和相应的正常工作压强。

自动膨胀阀比热力膨胀阀结构简单，工作可靠；不足是调节性能相对较差，因此不适宜用在蒸发温度需要变化的场合。

5. 毛细管　在一些小型制冷装置如家用电冰箱和空调机上，常用一根内径约为2.5mm，长度不到1m的细紫铜管来使制冷剂节流降温，这根管就是最简单的节流装置——毛细管。

毛细管的工作原理：根据流体在毛细管中流动时，要克服沿程阻力而自身产生压强降低，管径越细，管线越长，产生的压强降低越大。毛细管具体安装位置如图10-15所示。毛细管的内径与长度一旦选定，它所产生的压降和控制的流量则予确定，为此对其长度要精心计算并通过实验确定。毛细管的通道面积在工作中不能调节，因此只能适用一种工况，不能用于需要调节蒸发器压强和温度的场合。毛细管在停机后不能闭合，故无须使用贮液器，在制冷系统中，要适当充注制冷剂。充注太多，则使多余的制冷剂停滞在冷凝器内，使冷凝器压强升高。反之充注过少，则会使蒸发器供热面积不能充分吸收热量，制冷量会降低。

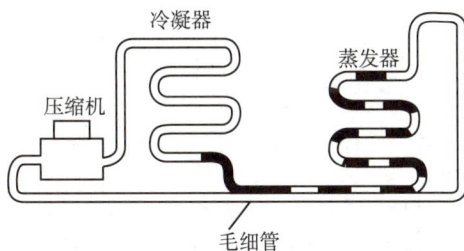

图 10-15　毛细管在制冷系统的位置

与膨胀阀、节流阀相比，毛细管具有结构紧凑、制造安装方便、工作可靠等优点。缺点是不能适应工况变化的场合，因此在实际应用中毛细管多用于工况稳定、泄露很小的封闭式制冷压缩机的制冷系统。

6. 电子膨胀阀　随着机电一体化技术的发展，电子膨胀阀（图10-16）也越来越广泛地替代热力膨胀阀被应用于制冷设备中。

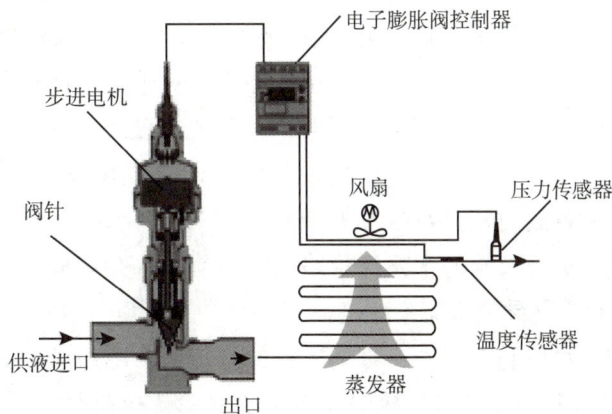

图 10-16　电子膨胀阀控制示意图

根据驱动方式，电子膨胀阀分为电磁式和电动式。电磁式电子膨胀阀是依靠电磁线圈的磁力驱动针阀；而电动式电子膨胀阀是依靠步进电机来驱动针阀。

通常，电子膨胀阀节流装置由控制器、压力变送器、温度传感器和电子膨胀阀四部分构成。以电动式电子膨胀阀为例，在工作中，控制器根据安装于蒸发器出口的温度传感器和压力变送器所反馈的电信号，输出相应的电压信号给电子膨胀阀上的步进电机，使得步进电机带动阀针上升或下降，从而控制阀孔开度的大小。

电子膨胀阀具有调节范围宽，动作响应快，调节精细、稳定等优点，适用于负荷变化大的工况，也是制冷系统智能化应用中重要的部件。

三、螺杆式压缩制冷装置的运行

以螺杆式冷水机组制冷系统（制冷剂为 R134a）为例，如图 10 – 17 所示，整个制冷系统由冷却塔、冷却水泵、制冷机组、冷冻水泵、用冷设备组成。其中，螺杆式冷水机组由冷凝器、蒸发器、节流阀、螺杆式压缩机构成；冷却塔和冷却水水泵及管道构成冷水机组的冷却水循环系统，与冷凝器相接，专用于对冷凝器内高温高压的气态制冷剂进行冷却，使之冷凝成为液态；冷冻水水泵及管道构成冷冻水循环系统，一端与冷水机组蒸发器相连接，另一端与用冷设备相连接，将冷冻水送到蒸发器内，被制冷到设定的温度后，再送至用冷设备进行热交换。

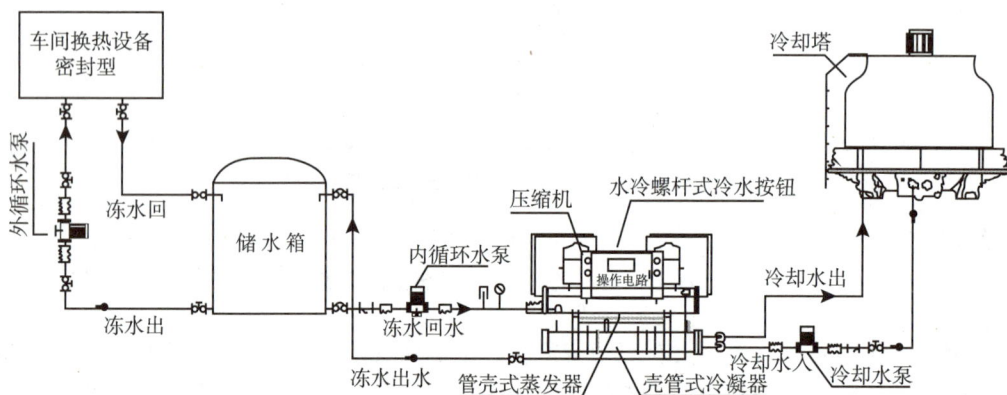

图 10 – 17　螺杆式冷水机组制冷系统流程示意图

1. 启动前准备工作

（1）首次操作设备前，应阅读、学习设备使用说明书，充分了解设备原理和使用注意事项，并在专业人员陪同和指导下方能进行设备操作。检查制冷装置的各设备、管路，准备好所需的各种工具。

（2）确认压缩机视镜油位在规定的上、下限位线之内。对于长期停机的制冷设备，启动前应提前 24 小时给设备通电，对机组冷冻油进行充分预热。检查制冷装置中安装的安全保护装置，如高低压保护装置、冷水和冷却水断水流量开关、安全阀等设备，如有损坏应及时更换。

（3）检查制冷装置中的各阀门是否处在正常的开启状态，特别是排气截止阀，切勿关闭。

（4）对于因长期停机而进行放水的水系统管路，应提前补水并充分循环，并检查管路最高点的排气装置，避免管路内封存空气导致水流不稳定。

（5）开启前检查冷却塔水位是否适中，否则应补加冷却水。冷却塔加满水才能启动冷却泵。应确认冷却塔已开启。确认冷却水系统各阀门处在开启状态，确认冷却水泵已启动，水压正常。打开冷凝器的冷却水阀门和蒸发器的冷水阀门，检查冷凝器、蒸发器水路是否通畅，水泵能否正常工作，确认水压正常。

（6）启动前应注意观察机组的供电电压是否正常。

2. 启动

（1）确认以上各项条件满足要求后即可启动制冷设备。打开控制电源，在触摸屏上点击启动按钮，压缩机开始自动运行。

（2）观察压缩机排气压力和吸气压力，其差值应在压缩机规定范围内。若冷却水的水温过低，会导致压缩机排气压力较小，吸排气压差也相应变小，低于规定值压缩机会保护停机。此时应将冷却水阀门关小，减少冷却水的流量，提升压缩机排气压力。

（3）注意压缩机启动和运行噪音、振动是否正常。

（4）检查压缩机吸气过热度应在5~8℃范围内，超出范围应调整热力膨胀阀。

（5）设备运行过程中，若冷冻水出水温度高于设定温度，压缩机会自动加载，直至100%负荷；若冷冻水出水温度低于设定温度，压缩机会自动减载。一般来说，螺杆式压缩机减载至30%时出水温度仍低于设定温度并超出规定范围，压缩机将自动停机，当出水温度高于设定值时，压缩机再自动重新启动。

（6）运行中观察压缩机排气压力、吸气压力、出水温度、电流电压、油位、油温等，发现问题及时处理。

（7）压缩机运行以后，观察油温应在45~65℃范围内。

（8）正常运转时，每小时做一次记录，发现问题及时处理。

3. 停车　螺杆式制冷压缩机的停机分为正常停机、紧急停机、自动停机等停机方式。

（1）正常停机　操作方法如下。

1）在触摸屏上点击停机按钮，压缩机停机。

2）关闭控制电源。

3）关闭冷却水和冷冻水水泵。

4）关闭总电源。

（2）紧急停机　螺杆式制冷压缩机在正常运行过程中，如发现异常现象，为保护机组安全，应快速按下配电柜上的急停按钮，实施紧急停机。

机组紧急停机后，应及时查明故障原因，排除故障后，可将急停按钮复位，再按正常启动方法重新启动机组。

（3）自动停机　螺杆式制冷压缩机在运行过程中，若机组的压力、温度值超过规定范围时，机组控制系统中的保护装置会发挥作用，自动停止压缩机工作，其机组的电气控制板上相应的故障指示灯会点亮，以指示发生故障的部位。应对机组进行检查，待排除故障后才可以按正常的启动程序进行重新启动运行。

4. 安全操作注意事项

（1）压缩机运行中应注意观察吸排气压力、吸排气温度、油温和油压，并定时记录。要求仪表是准确的。

（2）压缩机运转过程中由于某项安全保护动作自动停机，一定要查明故障原因方可重新开机，绝不允许通过改变它们的设定值或屏蔽故障的方法再次开机。

（3）突然停电造成主机停机时，应注意供电恢复时对机组控制系统进行复位，重新开启设备。

（4）如果在气温较低的季节长期停机，开机前要先开油加热器加热润滑油，油温要保证在25℃以上。

（5）机组长期停机，应每隔10天左右检查制冷剂压力情况，发现压力降低及时检查漏点，有条件的话每2~3个月开动一次压缩机，每次1小时，使润滑油充分浸润设备各个部位，有利于设备密封。

四、螺杆式压缩制冷装置的预防性维护

1. 日常预防性维护

（1）机组的表面清洁。

（2）检查电源三相电压是否正常在380V。

（3）检查油加热器通电下是否正常工作（待机时油温保证在 25~30℃）。

（4）检查机体各部有无漏水、渗油现象。

（5）检查温控探头是否正常。

（6）检查机组运行中各参数是否在标准值（具体参数详见主机说明书）。

（7）检查机组运行中能量调节机构的动作是否灵活（加载、卸载电磁阀、滑阀机构）。

（8）检查机组正常运行时的声音是否正常。

（9）检查机组正常运行时的温度是否正常（包括主电机、压缩机、排气温度、油温等）。

2. 每月预防性维护

（1）检查主要空调设备相关电气、自控部分是否正常。

（2）测量主电机绝缘电阻，检查其是否符合机组规定的数值。

（3）检查主电机与压缩机间密封是否正常。

（4）检查各安全保护装置的整定位是否符合规定要求。

（5）检查水流保护开关动作是否正常，动作失灵要及时修理或更换。

（6）检查蒸发器部分保温层的情况，破损要及时修补或更换。

3. 每季度预防性维护

（1）执行日常预防性维护、每月预防性维护的内容。

（2）清洗蒸发器、冷凝器的管道和盖板水垢（水质处理部分）。

（3）根据使用情况更换油过滤芯。

（4）根据使用情况更换干燥过滤器。

（5）根据油质情况更换新冷冻油。

（6）机组表面除锈刷漆。

（7）校正压力传感器。

（8）添加或更换电控冷冻液。

4. 每年预防性维护

（1）执行每季度预防性维护的内容。

（2）检查控制回路及控制设备安全仪表。

（3）马达绝缘检查及轴承检查更换（轴承 40000 小时更换一次）。

（4）配电动力系统及设备绝缘安全检查。

（5）整体机组清洁防锈处理。

五、螺杆式压缩制冷装置的常见故障及处理

螺杆式压缩制冷装置常见故障及处理见表 10-4。

表 10-4　螺杆式压缩制冷装置常见故障及处理

故障	原因	处理方法
制冷量不足	1. 膨胀阀开得过小或堵塞 2. 吸气过滤器不通畅、堵塞 3. 蒸发器内积存润滑油 4. 制冷剂泄漏 5. 蒸发器结霜过厚 6. 冷凝器冷却水量不足或冷却水温过高 7. 机器磨损严重，造成间隙过大 8. 喷油量不足，密封能力减弱 9. 吸气管路阻力损失过大	1. 调节阀门开度，清洗 2. 进行清洗或更换滤芯 3. 检查油分、回油装置 4. 检修堵漏 5. 定期除霜 6. 加大冷却水量或设法降低冷却水温度 7. 调整或更换零件 8. 检查油路系统 9. 检查吸气截止阀或止回阀

续表

故障	原因	处理方法
压缩机运转声音异常	1. 联轴器松动 2. 联轴器没有对中 3. 压缩机内有异物 4. 轴承磨损或损坏	1. 紧固 2. 联轴器找正 3. 检查吸气过滤网 4. 更换
压缩机机体温度过高	1. 部件磨损或摩擦部位局部发热 2. 吸气温度过高 3. 油温过高 4. 排气压力过高 5. 喷油量不足 6. 压缩比过大	1. 停机检查 2. 调整膨胀阀和吸气过热度，降低吸气温度 3. 检查油冷却装置和喷液冷却装置，降低油温 4. 检查高压系统及冷却水系统 5. 检查油路系统 6. 降低压缩比
轴封渗漏	1. 轴封中动环和静环的磨损不均匀，摩擦面出现较大缝隙 2. 弹簧弹性降低或断裂 3. O形密封圈变形或损伤 4. 油中制冷剂液体过多	1. 检修动环和静环 2. 更换 3. 更换 4. 开机前预热，运行中出现这种情况，应检查冷却水温度或负荷是否过低
启动负荷大，压缩机不能启动	1. 能量调节未至零 2. 控制电路故障 3. 阴、阳转子卡住 4. 电源断电或电压过低 5. 压缩机排气端压力过高 6. 机体内充满润滑油或液体制冷剂 7. 运动部件严重磨损、烧伤	1. 能量调节至零 2. 检查、修理、更换 3. 拆卸、修理更换 4. 排除电路故障 5. 通过旁通阀使高压气体流到低压系统，检查冷却水系统 6. 排放多余的润滑油，或开机前预热润滑油 7. 拆卸检修或更换零部件
机组振动过大	1. 联轴器同心度不好 2. 轴承磨损 3. 润滑不良 4. 管道水力冲击 5. 机组与管路频率接近发生共振 6. 防振垫不良 7. 机组地脚螺栓未紧固 8. 吸入过多的制冷剂液体 9. 吸气腔真空度过高	1. 重新对中 2. 检修更换轴承 3. 检查油温、油位 4. 调整水路流量，检查水系统内是否存在大量空气，或调整水压 5. 改变管道固有频率 6. 更换防振垫 7. 旋紧地脚螺栓 8. 关闭供液阀，执行收液操作 9. 开吸气阀、检查吸气过滤器
排气温度或油温升高	1. 压缩比过大 2. 吸气过热度太高 3. 测量的温度不正确 4. 喷液油冷却系统喷液量不足 5. 水冷油冷却器冷却水温度过高、水量不足、换热管结垢 6. 油过滤器堵塞 7. 机器内部有不正常摩擦	1. 降低压缩比 2. 检查吸气过热度是否在限定值内 3. 检查传感器设置、位置和线路 4. 检查、修理 5. 降低冷却水温、增大水量、清洗换热管 6. 检查、修理 7. 拆检机器
排气压力过高	1. 冷凝器供水不足 2. 冷却水流量不足，达不到额定水流量 3. 冷凝器结垢或堵塞 4. 制冷剂充注过多 5. 制冷剂内混有空气、氮气等不凝结气体	1. 加大冷却水量或设法降低冷却水温度 2. 管道高处安装排气阀进行排气；选用合适的过滤器并定期清理过滤网；选用较大水泵，与系统配套 3. 进行清洗除垢 4. 排放制冷剂直至正常 5. 排掉，重新抽真空、充注制冷剂
吸气压力低	1. 制冷剂充注不足 2. 系统有漏点 3. 供液阀未正确打开	1. 补充制冷剂 2. 检漏 3. 检查供液阀确认
压缩机油位低	1. 跑油，积存于蒸发器 2. 油系统存在漏点 3. 制冷剂损失带走润滑油	1. 检查油分、回油装置 2. 检漏，补充润滑油 3. 补充润滑油

任务三　空气净化设备运行与维护 🖲微课

一、净化空调系统

净化空调系统用来对特定空间内的空气的温度、湿度、气流速度、洁净度以及空气组成进行控制和调节，一般包括冷热源、空气净化设备、空气输送设备、控制与调节装置四部分。

净化空调系统中，用于空气温、湿度控制的冷源是由制冷设备进行制冷处理的冷冻水，热源是电加热或由锅炉提供的热蒸汽。冷冻水和热蒸汽一般通过表面冷却器和加热盘管来与被调控的空气进行冷量或热量交换。

为了能够提供洁净的空气，净化空调系统中还需用到空气净化设备。空气净化设备主要是指空气过滤器，制药厂空调系统一般设置初、中、高效过滤器进行三级过滤处理。

空气输送设备用于将合格的空气送至特定的空间，包括风机、风管等。

控制与调节装置主要指自控系统和阀门等。如自控系统可通过调节风机的转速、风阀的开度来调节送风的压力、流量，层流罩中通过使用均流膜可以改善送风流形。

（一）净化空调系统的分类

净化空调系统一般可分为集中式和分散式两种类型。

1. 集中式净化空调系统　是净化空调设备（如加热器、冷却器、加湿器、初中效过滤器、风机等）集中设置在空调机房内，用风管将洁净空气送给各个洁净室。

集中式净化空调系统分为单风机系统和双风机系统、风机串联系统和风机并联系统。单风机系统的最大优点是空调机房占用面积小，但相对双风机系统而言，其风机的压头大，噪声、振动大，采用双风机可分担系统的阻力。此外，在药厂等生物洁净室，洁净室需定期进行灭菌消毒，采用双风机系统在新风、排风管路设计合理时，调整相应的阀门，使系统按直流系统运行，便可迅速带走洁净室内残留的刺激性气体，图 10 – 18 所示为双风机净化空调系统。

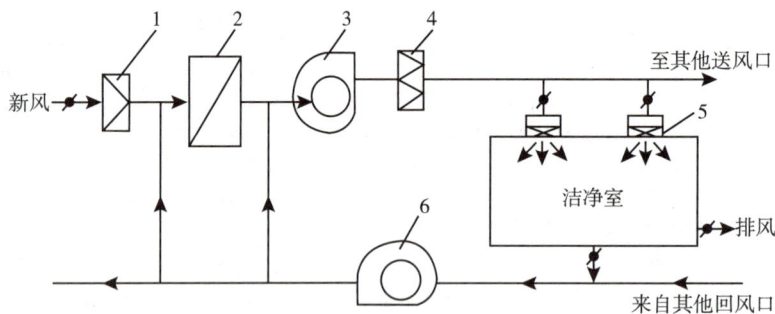

图 10 – 18　双风机净化空调系统示意图

1—初效过滤器；2—温湿度处理室；3—送风机；4—中效过滤器；5—高效过滤器；6—回风机

集中净化空调系统适合于工艺设备高大、数量很多，且室内要求相同洁净度的场所。但是这种方式投资大、运行管理复杂、建设周期长。

2. 分散式净化空调系统　是在一般的空调环境或低级别净化环境中，设置净化设备或净化空调设备，如净化单元、空气自净器、层流罩、洁净工作台等。分散式净化空调系统适合于生产批量较小或利用原有厂房进行技术改造的场所。

目前，应用最广泛的是全室净化与局部净化相结合的净化处理方式，这是洁净技术发展中产生的净化方式，它既能保证室内具有一定洁净度，又能在局部区域实现高洁净度环境，从而达到既满足生产对高洁净度环境的要求，又节约能源的双重目的。

3. 一次回风系统和二次回风系统 根据新风、回风处理方式不同，净化空调系统又分一次回风系统、二次回风系统、全送全排系统。

处理空气过程中，室内回风和室外新风混合后，经过表冷器冷却降湿，直接送入空调房间或者加热后再送入空调房间，此部分回风称为一次回风，如图 10-19 所示。

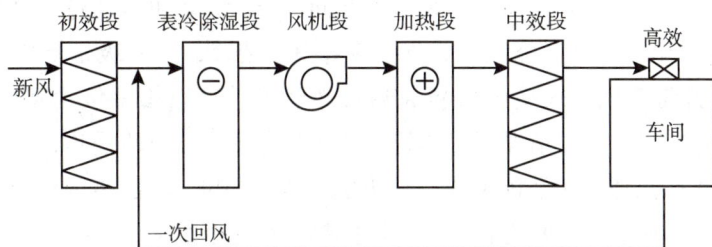

图 10-19 一次回风空气处理系统

室内回风在降温除湿设备后与新风混合，此部分回风称为二次回风，如图 10-20 所示。二次回风的优点是夏季可以代替再热器，冬季可部分代替再热器，缺点是要求冷源的温度低。

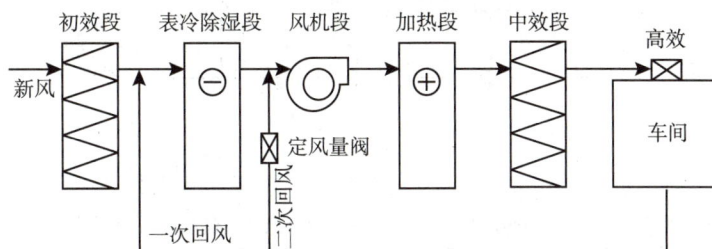

图 10-20 二次回风空气处理系统

（二）温湿度要求和空气洁净等级

净化空调应能根据要求提供合适的温度和湿度的送风，满足制药生产工艺要求和车间生产人员工作舒适要求。如无菌灌装间的温度范围是 18~26℃，相对湿度范围是 45%~65%。

制药生产对于空气洁净度也有着非常严格的要求。2010 年版 GMP 对无菌药品生产所需的洁净区分为四个级别。A级：高风险操作区，如灌装区。B级：A级洁净区所处的背景区。C级和D级：无菌药品生产过程中重要程度较低的洁净区。相对应的各级别洁净区的空气悬浮粒子的标准见表 10-5。

表 10-5 洁净室（区）空气洁净级别要求

洁净度级别	悬浮粒子最大允许数/m³			
	静态		动态	
	≥0.5μm	≥5.0μm	≥0.5μm	≥5.0μm
A 级	3520	20	3520	20
B 级	3520	29	352000	2900
C 级	352000	2900	3520000	29000
D 级	3520000	29000	不作规定	不格规定

（三）净化空调系统的现状及发展方向

我国的净化空调系统、高效过滤器等设备设计和制造技术已逐步成熟，能够满足国内洁净度等级要求，但洁净技术和应用起步较晚，和世界上先进的技术标准仍有距离，另外，还存在着能源浪费、安全性差等不足。

近年来，净化空调系统的一些新的技术开始得到应用，如高效过滤器采用液封技术，提高了过滤器密封可靠性；通过板热管装置、全热交换器，使排风与新风之间互相进行热量交换的节能技术开始得到应用。

1. 热管技术　是通过热管换热装置把排出的冷空气（或热空气）与送入的新风进行热交换，从而降低或升高新风的温度。即使新风口与排风口不在同一位置，也可以通过"热管"来完成热交换。

如图 10-21 所示的全送全排系统设置了两级热管换热装置，第一级是新风与排风通过热管进行换热，第二级是表冷器前新风与表冷器后新风通过热管换热。以第一级为例，在新风温度高（如32℃）、排风温度低（如22℃）的情况下，热管内的导热介质在新风段受热，吸收新风的热量后蒸发汽化，汽化的导热介质被循环泵送至排风端，被低温的排风冷却，放出热量冷凝成液体，又被循环泵送至新风端换热，这样周而复始不断与新风、排风换热，在这个过程中，新风获得排风的冷量温度降低被送入系统，排风获得新风的热量温度升高后被排放，避免了排风中冷量的浪费。

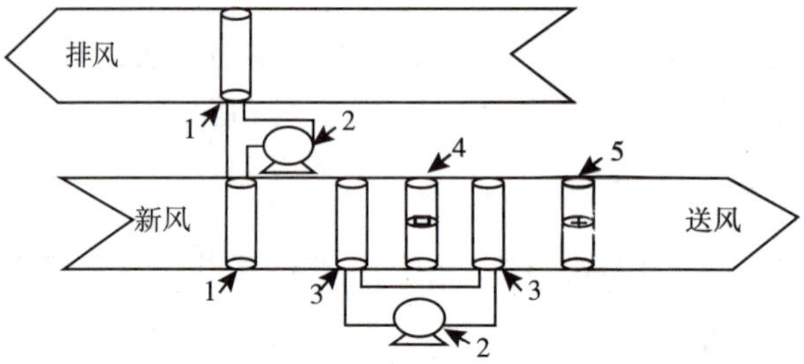

图 10-21　全送全排系统的热管热回收示意图

1—排风热回收系统盘管；2—热回收泵；3—送风表冷水热回收盘管；4—表冷器；5. 加热盘管

2. 全热交换器　与热管装置只能交换热量（显热）不同，全热交换器既可以交换热量，也可以交换湿度。板翅式全热交换器主要内部结构为一个板翅式换热器，其隔板和板翅是一种特殊材料的薄纸，具有良好的传热和透湿性，能透过水蒸气而不透气。当进、排气的两侧存在湿差和水蒸气压力差时，会产生热湿交换从而实现全热回收。图 10-22 为全热交换示意图。

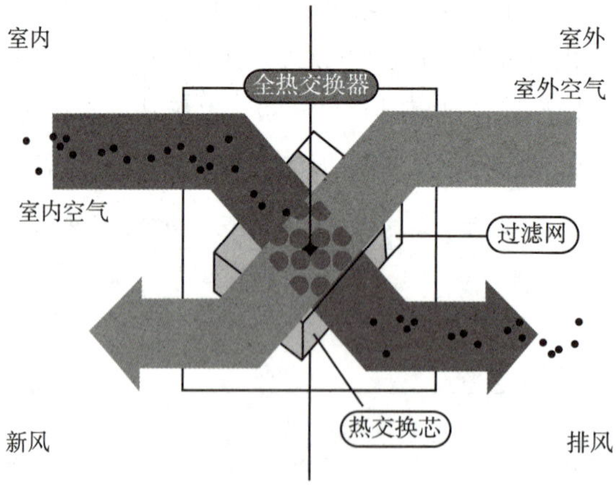

图 10-22　全热交换示意图

未来净化空调将向更安全、更节能和环保的方向发展，空气全热交换技术将获得普遍应用，悬浮粒子及除菌过滤技术将取得进一步提高。

二、空气净化设备的类型

（一）空气过滤器

空气过滤器是空气净化技术的主要设备，也是创造空气洁净环境不可缺少的设备。

空气过滤器按过滤效率可分为初效、中效、高效三类空气过滤器，见表10–6。

表10–6　空气过滤器类型及应用场合

分类	过滤介质的形式	初阻力/kPa	对0.3μm尘粒滞留/%	使用场合
初效	粗、中孔泡沫塑料，无纺布平板式或袋式	0.4	<20	对于大于10μm尘粒预过滤，主要通过新风
中效	中、细孔泡沫塑料，无纺布平板式或袋式	1.33	20~90	用于高效过滤之前起保护作用，过滤1μm以上尘粒
亚高效		2	90~99.9	
高效	超细玻璃纤维纸，滤纸折叠式，一次性使用	3.33	≥99.97	用于过滤1μm的尘粒和微生物

（二）层流罩

层流罩是垂直单向流的局部洁净送风装置，局部区域的空气洁净度可达A级，洁净度的高低取决于高效过滤器的性能。层流罩按结构分为有风机和无风机、前回风型和后回风型；按安装方式分为立（柱）式和吊装式。图10–23所示为有风机层流（单向流）罩示意图，其基本组成有外壳、预过滤器、风机、高效过滤器、均流膜、静压箱和配套电器、自控装置、照明装置等，它的进风一般取自洁净厂房内。无风机层流罩，主要由高效过滤器和箱体组成，其进风取自净化空调系统。层流罩可单体使用，也可多个单体拼装组成洁净隧道或局部洁净工作区，以适应产品生产的需要。

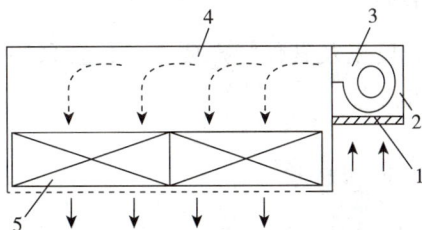

图10–23　有风机层流罩结构示意图

1—预过滤器；2—负压箱；3—风机；4—静压箱；5—高效过滤器

（三）洁净工作台

洁净工作台是一种设置在洁净室内或一般室内，可根据产品生产要求或其他用途的要求，在操作台上保持高洁净度的局部净化设备。

从气流形式对洁净工作台进行分类，通常分为水平单向流和垂直单向流；从气流在循环角度上，分为直流式和循环式；按用途分类，可分为通用型和专用型等。

如图10–24所示，普通型洁净工作台结构主要由预过滤器、高效过滤器、风机机组、静压箱、外壳、台面、照明装置和配套的电器元器件组成。洁净工作台内产生的污染物不会排向室内，这类工作台虽使用广泛，但不宜用于要求操作者不能遮挡作业面的场所。在实际使用中，根据用途的不同，可按使用单位的要求，设计、制作各种类型的专用洁净工作台，如化学处理用洁净工作台、实验室用洁净工作台，此类工作台通常采用垂直单向流方式，工作台内设有给水（纯水或自来水）、排风装置等；贮存保管用洁净工作台，通常应根据贮存物品性质、隔板形式等分别采用垂直单向流或水平单向流以及是否需设排风装置等；还有灭菌操作洁净工作台、带温度控制的洁净工作台等。

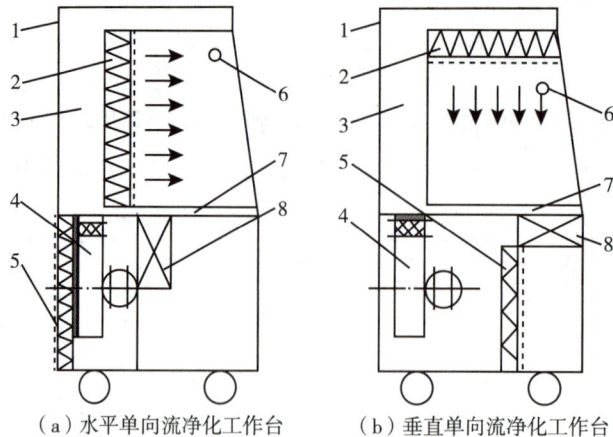

（a）水平单向流净化工作台　　　（b）垂直单向流净化工作台

图 10 – 24　普通型洁净工作台结构示意图

1—外壳；2—高效过滤器；3—静压箱；4—风机机组；5—预过滤器；

6—日光灯；7—台面板；8—电器元件

不论何种洁净工作台以及其用途的不同，都应具备以下基本的功能要求。

（1）用足够的送风量、合适的气流流型，选择可靠的过滤装置，确保所需的空气洁净度等级。

（2）工作台内操作面上的气流分布应均匀、可调。

（3）有排风装置时，应选用必要的排气处理装置或技术措施，达到对室内外的环境不污染或允许的排放要求。

（4）噪声低、振动小，满足相关标准、规范的要求。

（5）操作面相关表面光滑、平整、无凹凸、防止积尘。

（6）工作台内的过滤器拆装方便。

（7）工作台的工作和空气洁净度以及其他特殊要求等，宜采用自动控制进行操作，至少应装设必要的显示仪表显示工作台的工作状态。

三、集中式净化空调系统的运行

1. 启动前准备工作

（1）空调系统开机前应检查风机各传动件之间是否润滑，是否转动灵活，皮带松紧度是否适宜，各检修门是否已关好，电压是否正常。

（2）确认防火阀在开启位置。

（3）各检修门应气密，不能有气泄漏，以免影响气体循环效果。

（4）检查风量调节阀是否转动灵活，锁紧装置是否可靠。

（5）检查压力表、温度表、压差计是否处于正常状态。

（6）检查初、中、高效过滤器气流与箭头的指示方向是否一致。

2. 启动

（1）打开电源总开关，运行加压风机，看风机转向，听运行声音是否正常。

（2）开启冷（热）媒供应系统，并调至正常。

（3）通过控制面板查看空调系统压差、温湿度、空调系统运行等信息。

（4）连续送风 24 小时以上，静态下测控制区尘埃粒子数是否达到洁净级别要求。

3. 停机

（1）关闭冷（热）媒供应阀门。

（2）关闭空调系统。

（3）关闭加压风机。

4. 安全操作注意事项

（1）机组运行中注意电流、电压是否正常。

（2）特别注意风机轴承和电机的任何振动、异常声响或过热现象。

（3）定时查询控制区温度、湿度，如果超标应及时调整。

（4）停机检修时，要断开系统控制电源并悬挂"禁止开启"警示牌。

（5）设备运转时不得打开空调系统检修门，切勿将手伸进设备内处理故障。

（6）发生事故应立即停车并上报设备管理人员。

四、集中式净化空调系统的预防性维护

1. 日常预防性维护

（1）检查各个阀门有无异常，是否存在打不开或关不严现象，检查各仪表显示是否在合格范围，检查管道系统是否有"跑、冒、滴、漏"现象，如发现异常要及时进行维修更换。

（2）检查各个电器接线有无松脱、磨损、漏电，检查控制柜散热风扇、变频器冷却风扇运行是否正常，是否有高温、异响现象，及时对控制柜内各电器件进行除尘处理。

（3）检查空调系统是否需要添加润滑油，检查风机皮带是否有磨损龟裂现象，是否需要更换风机皮带。

（4）对空调箱各个部位进行清洗。

（5）检查仪表、安全阀是否在校验有效期内，确保仪表、安全阀的时效性。

（6）定期清洁蒸汽系统疏水阀，保证疏水阀能够将蒸汽系统中的凝结水、空气尽快排出，同时最大限度地防止蒸汽的泄漏。

（7）定期清洁空调系统冷冻水过滤器，确保空调表冷器内冷冻水的流畅性。

（8）定期清洁空调系统蒸汽过滤器，使蒸汽过滤器能够有效去除蒸汽管路中的杂质，提高后端蒸汽自控阀门的使用寿命。

（9）检查空调系统蒸汽的供气压力是否正常，定期对减压阀进行维保，确保蒸汽减压阀能够正常工作，蒸汽供气压力正常。

（10）冬季温度低，为防止表冷器冻裂，要提前将空调系统表冷器内的冷冻水排空，并使用压缩空气对表冷器进行反复的吹扫，直至表冷器下端排水口干燥没有水滴流出为止，吹扫时要注意表冷器内压缩空气的压力控制在 0.4MPa 以下，防止压力过高使表冷器盘管胀破。

（11）春季空调系统供冷前，要对空调系统的供冷管路进行清洗，以防止空调系统供冷管路内结垢堵塞冷冻水滤网。

（12）定期清洁空调新风滤网，保证新风的流畅性，提高初中效过滤器的使用寿命。

2. 每季度预防性维护

（1）清理空调机组表面污垢，保持工作场所清洁。

（2）检查空气全部风门，关闭锁紧，表冷器、冷凝水阀门是否打开。

（3）检查各个按钮、指示灯，各个按钮开关应可靠，指示灯应正常工作。

（4）检查各种水管、制冷管道及配件工作是否正常，有无漏水、冒汽现象，及时发现，及时

保修。

（5）检查空运转检查各部位是否正常。

（6）检查工控柜电路，确保线路连接可靠，不得有漏电现象发生。测试真空泵电机绝缘电阻在 0.5MΩ 以上。

（7）下班后清扫擦拭机器外观及工作地周围，清除死角。部件归位，认真填写相关记录。

（8）检查风机和电机轴承，并加润滑油。

（9）检查风机与电机皮带是否一条直线上；风机动平衡是否良好。

（10）检查补水箱，检查浮球有无故障，检查管路出气嘴是否堵塞，是否需要清洗。

（11）检查初、中、高效过滤器的终阻力值，初效过滤器每季度清洗一次。

（12）用压缩空气清洁吹刷换热器片翅片的积灰。

3. 每年预防性维护

（1）进行每季度预防性维护的全部作业。

（2）检查、调整、清洗各传动部位，紧固松动部位，更换个别易损件。

（3）检查各个线路，应工作正常，无异常。

（4）要用化学方法清洗换热器水管内部，去除水垢。

（5）初效过滤器每年更换，或终阻力大于30Pa应清洗或更换初效过滤器；中效过滤器每一年更换，或终阻力大于50Pa应更换中效过滤袋；高效过滤器每年更换一次。

保养方法：初效过滤器每月清洁一次，中效过滤器每3个月清洁一次，先从过滤器上小心拆下过滤布，放入桶中用饮用水清洗两次，每次30分钟；在布上放中性洗涤剂，用毛刷刷去污垢，用饮用水清洗3次，每次15分钟；用纯化水清洗过滤布2次，每次15分钟，自然晾干。

五、集中式净化空调系统的常见故障及处理

净化空调系统常见故障及处理见表10-7。

表10-7　净化空调系统常见故障及处理

故障	原因	处理方法
送风量不足	1. 新风滤网或过滤器堵塞 2. 系统漏风 3. 风机达不到设计能力，或叶轮转向不对、皮带打滑 4. 风阀故障 5. 电网波动，恢复供电后风机不能自动恢复运行 6. 变频器过热保护，或变频器故障 7. 表面冷却器翅片堵塞 8. 风速传感器故障 9. 防火阀关闭 10. 洁净区回风口遮盖	1. 清洗新风滤网或更换过滤器 2. 堵漏 3. 检查、排除 4. 检查风阀开度 5. 更换具有自启动功能的变频器 6. 检查更换变频器风扇，或检修、更换变频器 7. 清洁翅片 8. 检查或更换风速传感器 9. 检查加热阀 10. 检查洁净区回风口
噪音大	1. 风机叶轮轴承损坏 2. 风管阀门、风口风速过大，产生气流噪音 3. 管道消音异常	1. 更换 2. 调节、降速 3. 检查回风或送风管道消音
压差异常	1. 排风滤网或回风滤网堵塞导致房间压差低 2. 房门未正常关闭，或房门扫地条密封差导致房间压差低 3. 压差表接管堵塞、折管或脱落导致显示不准，或压差表指示零值漂移 4. 排风机组故障 5. 新风滤网或初效过滤器脏堵	1. 清洁排风滤网、回风滤网 2. 关闭房门，或更换、调整扫地条 3. 检查压差表接管，对压差表进行调零或更换 4. 检查、检修或更换排风机组 5. 检查初效及滤网

续表

故障	原因	处理方法
机组停机	1. 供电故障 2. 控制线路故障 3. 风机过载跳闸 4. 消防联锁保护 5. 风机皮带断裂，风机轴承故障电机过载	1. 检查机组供电 2. 排除、检查 3. 系统风量超过额定风量，检查系统调节阀 4. 检查相关的防火阀等联锁保护 5. 更换风机皮带，检修更换风机轴承
不能制冷	1. 风机正常运转，压缩机不运转 2. 风机不转动 3. 风机、压缩机均正常，但不制冷	1. 检查压缩机及其控制 2. 检查风机及其控制 3. 膨胀阀脏堵，清洗、更换，或供液阀未正确开启
空调内积水	1. 蒸汽加热器损坏泄漏 2. 水封堵塞，冷凝水无法排出 3. 加湿器堵塞 4. 表冷器破损漏水 5. 新风管路破损，新风百叶破损	1. 检修 2. 清洗疏通 3. 检修疏水阀 4. 检查冷冻水压力 5. 检修新风管路，更换新风百叶
温度高于设定值	1. 冷水管道堵塞 2. 压力低 3. 系统执行器损坏 4. 冷源异常 5. 自控阀控制异常 6. 风机故障 7. 温度传感器故障 8. 加热盘管温度过高或泄漏 9. 空调箱密封不严	1. 检查清理 2. 检查冷凝机组及冷水泵 3. 检修、更换 4. 检查冷冻水供应温度和压力，检查水管路阀门，检查制冷机组 5. 检查自控阀及自控装置 6. 检查风机及其控制 7. 检查温度传感器探头及温度变送器 8. 检查加热盘管，检查供蒸汽自控阀 9. 更换密封条
温度低于设定温度	1. 蒸汽管道堵塞 2. 蒸汽压力低 3. 执行器损坏 4. 风机故障 5. 温度传感器故障 6. 蒸汽中冷凝水过多	1. 检查清理 2. 检查蒸汽供应系统 3. 检修、更换 4. 检查风机及其控制 5. 检查温度传感器探头及温度变送器 6. 检查疏水阀，检查疏水管路是否堵塞

知识链接

新型 VHP 消毒灭菌技术

在生物医药洁净室及其他洁净行业的洁净空间灭菌过程中，传统方法往往耗时较长、验证难度较大，并具有一定的破坏性。

VHP（vaporized hydrogen peroxide）即汽化过氧化氢，主要原理是生成游离的氢氧基，用于进攻细胞成分，包括脂类、蛋白质和 DNA，成为许多生物制药企业伸手拥抱的全新消毒选择。

对比其他诸如甲醛、臭氧消毒等方式，VHP 消毒方式无论是从消毒的效果、消毒后的残留物、消毒时间、适用场合，还是在实际消毒过程中，对作业人员的伤害性都有其显而易见的优势。

目标检测

答案解析

一、单选题

1. 净化空调系统中，用到的过滤器类型是（　）

A. 初效过滤器　　　　　　　　　　B. 中效过滤器

C. 高效过滤器　　　　　　　　　　D. 初效和中效过滤器

2. 目前，在制药生产中应用最广泛的制冷压缩机是（ ）

    A. 活塞式   B. 螺杆式   C. 离心式   D. 涡旋式

3. 制冷设备发展与应用的主流技术是（ ）

    A. 变频   B. 定频   C. 磁悬浮   D. 直流电机

4. 净化空调系统开机运行（ ）小时以上开始检测空气洁净等级

    A. 10   B. 12   C. 24   D. 48

5. 初效过滤器一般清洁的时间为（ ）

    A. 一周   B. 半个月   C. 一个月   D. 三个月

二、多选题

1. 蒸汽压缩式制冷系统由（ ）组成

    A. 蒸发器   B. 压缩机   C. 冷凝器   D. 节流机构

2. 冷冻装置中常用的制冷剂有（ ）

    A. 水   B. 氨、烃类   C. 冰   D. 氟利昂

3. 吸收式制冷装置主要由（ ）组成

    A. 蒸发器   B. 冷凝器   C. 发生器   D. 吸收器

4. 螺杆制冷压缩机运行时应注意观察（ ）

    A. 吸、排气压力   B. 出水温度   C. 电流电压   D. 油位、油温

5. 螺杆式压缩制冷装置每日预防性维护内容包括（ ）

    A. 油加热器通电下是否工作正常

    B. 电压是否正常

    C. 有无漏水、渗油

    D. 运行中能量调节机构、温度、声音是否正常

三、思考题

1. 无菌灌装洁净室药品生产过程中对于悬浮粒子的数量有着严格要求。试分析有哪些措施可以提高无菌室洁净度。

2. 在净化空调全送全排新风系统中，在表冷段前后加装热管回收装置，是怎样节省能源的？

书网融合……

重点小结   微课   习题

参考文献

［1］ 张绪峤. 药物制剂设备与车间工艺设计［M］. 北京：中国医药科技出版社，2000.

［2］ 张寿山. 制药厂生产车间新技术新工艺流程与操作技能应用、质量控制及设备运行维护实用全书［M］. 北京：中国医药科技出版社，2005.

［3］ 马秉骞. 化工设备使用与维护［M］. 北京：高等教育出版社，2007.

［4］ 李淑芬. 高等制药分离工程［M］. 3 版. 北京：化学出版社，2008.

［5］ 邓修. 中药制药工程与技术［M］. 上海. 华东理工大学出版社，2008.

［6］ 唐燕辉. 药物制剂工程与技术［M］. 北京：清华大学出版社，2009.

［7］ 罗合春. 生物制药工程技术与设备［M］. 北京：化学工业出版社，2017.

［8］ 邓才彬. 王泽. 药物制剂设备［M］. 3 版. 北京：人民卫生出版社，2017.

［9］ 姜爱霞. 吴建明. 制药过程原理与设备［M］. 2 版. 北京：中国医药科技出版社，2017.

［10］ 涂光备. 制药工业的洁净与空调［M］. 2 版. 北京：中国建筑工业出版社，2017.

［11］ 朱国民. 药物制剂设备［M］. 北京：化学工业出版社，2018.

［12］ 杨成德. 制药设备使用与维护［M］. 北京：化学工业出版社，2018.